医療・福祉と人権
地域からの発信

[編著]
医療・福祉問題研究会
莇　昭三・井上英夫・
河野すみ子・伍賀一道・
信耕久美子・横山壽一

旬報社

はしがき

　医療・福祉問題研究会は、1986年9月、石川県の医療・福祉関係の研究者、関連施設に従事する医師、看護師、保健師、社会福祉士等の専門家および地方自治体等の関連する職域の公務員の方々等を中心に発足した研究会である（本研究会発足の契機と趣意は会誌『医療・福祉研究』創刊号を参照）。

　2016年に、当会は発足30年を迎えた。これを記念して当会が発行してきた『医療・福祉研究』のなかから、とくに「地域における医療・福祉と人権」に関わる研究、論考を中心に14篇を選別するとともに、今回、新たに書き起こした論考を織り交ぜて単行本として出版することとした。
　つまりこの本は、これまでの30年間の研究・論文等から、現在の日本の保健・医療・福祉関連の問題点を明らかにし、新たな知見を加えて、今後のあるべき方向を提言する「出版」である。

　振り返ると、この研究会の発足のまえ、1973年には老人医療費「無料化」が実現し、健康保険本人は10割給付が原則であった。当時、日本の健康達成度の総合評価は世界第一位であり、しかも医療費総額は先進5か国で最も少なく、対国内総生産比は先進国のなかでも平均以下であった。
　しかし、1983年に老人保健法が成立し、老人医療費「無料化」制度が廃止された。この時期を契機に、たとえば、国民健康保険料の滞納を理由に保険証が交付されず、死亡するという事件（金沢、1987年）や、生活保護を拒否された病気の母親の餓死事件（札幌、1987年）などの痛ましい事件が頻発し始めた。これらの痛ましい庶民の犠牲にもかかわらず、厚生省は病床規制を目的に「基準病床数」を各県に通知（1986年1月）し、「行き場のない病身、障害の高齢者」を「医療・福祉」から追い出し、放置するなどして、国の医療費負担の削減政策を強行しはじめたのであった。
　その後、政府は、1997年に介護保険法の制定、2005年に医療制度改革大

綱の制定、2008年に後期高齢者医療制度の制定など、その新自由主義的な医療・社会保障改悪政策を急速に進めたのである。

さらに、第二次安倍政権下では、人権としての社会保障が、自助・互助・共助の「美名」のもとで、厳しい危機に直面しはじめる。2013年8月に「社会保障制度改革国民会議」の報告書がだされ、今や日本の医療、福祉の崩壊は留まるどころか、「崖っぷち」の危機に立たされている。

とくに最近は、医療・福祉の「地域性」を口実に、政府は自治体にそれらの施策を「まるなげ」する姿勢を強めている。その政策は「福祉」を「ビジネスチャンス」ととらえて、「福祉の民営化・営利化」を進めるものである。したがって、これからの「医療・福祉」の地域でのあり方に関して、医師、看護師、保健師、福祉関係者等と研究者および地域の行政担当者との共同研究が、あらためて求められているのである。

この本がこれからの「地域」での住民の立場、高齢者、障害のある人、有病者の立場からの「医療・福祉」研究と運動の参考となることを期待している。

本書の構成は以下のとおりである。

第1部「医療・福祉の実態」では、医療・福祉の現場と地域をとりまく問題に焦点を当てている。研究会では、保健・医療・福祉の領域で生じているさまざまな問題について、地域の視点に立って共同で実態調査を行ない、問題点を明らかにし、解決策を提示するように努めてきた。何よりも地域の現実に目を向け、住民がかかえている厳しい現実を直視することを大切にしている。なかでも珠洲実態調査は、能登半島の北端に位置する「日置地区」を対象に、過疎地域の医療・福祉問題の解明を目的に、あしかけ4年かけて実施したもので、研究会の趣旨を象徴する取組みであった。過疎地域の人々が日々直面している医療・福祉をめぐる困難さを経年的に追跡し、この困難が過疎化促進の重要な要因となっていることを明らかにした。

地域における医療・福祉にかかわる問題は、政府の政策とそれに対峙する国民の運動とのせめぎあいによって規定されているところが大きい。研究会では、地域を越えて全国にわたる医療と福祉をめぐる厳しい現実と政策的対

抗、解決に向けた課題について明らかにするように努めてきた。第2部「医療・福祉改革をめぐる対抗と課題」では、社会保障の削減が進められる昨今における諸制度が抱えるさまざまな歪み、医療・福祉制度改革をめぐる各分野の課題を明らかにし、それをふまえて人権としての社会保障を守り発展させていくための対抗軸を示している。

　研究会の目的は「健康・医療・福祉を地域社会の中で学際的にとらえ、研究活動を行うこと」である（研究会申し合わせ）。参加メンバーは多彩で、当然ながら医療・福祉問題の細部についてはそれぞれ考え方を異にすることもあるが、研究会で大切にしているのは「人権」の視点から医療・福祉を捉えることで、これについては発足当初より研究会のなかで共有してきた。第3部「**人権としての医療・福祉研究の到達点－研究会活動の蓄積と成果①**」はこの視点に関わる論考を集めている。このうち江口英一氏、若月俊一氏、冴雄二氏の各論文は本研究会総会における記念講演に解題を付したものである。人権としての医療・福祉研究の到達点を概括し、現代、そして次代に通ずる医療・福祉のあり方を考えるうえで貴重である。

　研究会は地域の視点にたって調査研究し、その成果を地域から発信することを柱としつつも、同時に視野を世界に広げ、そこから学ぶという姿勢も大切にしている。ハンセン病や旧日本陸軍731部隊に関する海外調査に取り組んだ会員の調査結果を研究例会で取り上げ、会誌でも特集した。金沢大学の留学生が研究会に参加してくれたことも海外の医療・福祉問題に目を向けるうえで大きな支えとなった。第4部「**医療・福祉の国際研究－研究会活動の蓄積と成果②**」では、研究例会などで取り上げてきた世界の医療・福祉の課題についての特徴的な論文を紹介し、国際的な視野からの医療・福祉研究の意義と必要性を示している。

　最後の「**総括と展望**」では従来の医療・福祉研究の研究課題と方法を振り返り、法学の視点を中心に、これからの時代に向けた「人権としての医療・福祉研究」のあるべき姿を展望している。

（付記）第1部、第3部および第4部は『医療・福祉研究』に掲載した論文を再録（一部圧縮・修正あり）し、一部に解題を付している。第2部および「総括と展

望」は新たに書き下ろしたものである。

　また、障害者、老人、痴呆老人、精神分裂病などの表記については、障害のある人、固有のニーズをもつ人、高齢者、認知症のある人、統合失調症など人権保障にふさわしい呼称、表記が求められる時代を迎えている。本書でもできるだけその方向を追求しているが、他方、それぞれの論稿の歴史的背景も考慮している。単なる言葉狩りにならないためである。

（莇　昭三）

医療・福祉と人権――地域からの発信◇目次

はしがき……………………………………………………………莇　昭三　3

第1部　医療・福祉の実態　9

第1章　珠洲市日置地区住民の医療・福祉実態調査報告
　　　　………………………………………河野すみ子・信耕久美子　11

第2章　医療機関からみえる「無縁社会」………………伍賀道子　37

第3章　医療・福祉過疎地域の現状と地域包括ケアシステムの現実性
　　　　……………………………………………………井口克郎　47

第4章　高齢者の貧困と社会的孤立問題…………………河合克義　61

第2部　医療・福祉改革をめぐる対抗と課題　81

第1章　社会保障をめぐる対抗関係と人権としての社会保障の課題
　　　　……………………………………………………井上英夫　83

第2章　経済・財政一体改革における医療提供体制改革の現状と課題
　　　　……………………………………………………工藤浩司　97

第3章　安倍政権下における介護保険制度改革の問題点と対抗軸
　　　　……………………………………………………井口克郎　111

第4章　障害者福祉をめぐる対抗と課題…………………鈴木　靜　125

第5章　なぜ、子育ての第一義的責任が強調される？……垣内国光　135

第6章　年金の持続可能性と皆年金…………………………田中明彦　153

第7章　生活保護制度をめぐる対抗と課題…………………村田隆史　169

第8章　社会保障の財源問題をめぐる対抗と展望……横山壽一　179

第3部　人権としての医療・福祉研究の到達点
　　　　──研究会活動の蓄積と成果①　189

第1章　医療・福祉と貧困…………………………………江口英一　191

第2章　医療・福祉と人権…………………………………若月俊一　221

第3章　ハンセン病と人権…………………………………谺　雄二　239

第4章　「記住我們」―私たちを忘れないで！……………… 莇　昭三　253

　　第5章　21世紀における高齢者の人権 ………………………… 井上英夫　287

　　第6章　今日の貧困と格差を考える …………………………… 伍賀一道　305

　　第7章　経済改革と人権 ………………………………………… 横山壽一　323

第4部　医療・福祉の国際研究―研究会活動の蓄積と成果② 333

　　第1章　スウェーデンにおける利用者主体の社会福祉法制度
　　　　　　……………………………………………………………… 高田清恵　335

　　第2章　ノルウェー・ベルゲン市におけるハンセン病医療研究
　　　　　　……………………………………………………………… 鈴木　靜　353

　　第3章　高齢化社会と医療の社会化の将来 …………………… 査　建華　365

総括と展望　医療・福祉問題の研究課題と方法 ……………… 井上英夫　381

　　あとがき ………………………………………………………… 伍賀一道　395

第1部

医療・福祉の実態

第 1 章
珠洲市日置地区住民の医療・福祉実態調査報告

河野すみ子・信耕久美子

1．はじめに

　本稿は、私ども医療・福祉問題研究会が1989年8月25～27日に実施した珠洲市日置地区住民の医療・福祉にかんする聞き取り調査の報告である。
　珠洲市日置地区は、人口が951人、世帯数が310（1989年4月1日現在）であり、能登半島の最先端に位置している。交通事情が悪く、医療機関から遠く離れ、高齢化が進んでいる過疎地域である。
　研究会が珠洲市と日置地区を調査対象にした経緯は、次のとおりである。
　医療法の改正により、各都道府県が地域医療計画の策定を義務づけられた結果、「石川県保健医療計画」が1988年4月に発表された。この「石川県保健医療計画」の検討を契機として、研究会では、住民の立場にたった「保健医療計画」の提起が必要であり、とくに高齢化が進む過疎地域において住民の生命、健康、福祉を守り発展させることが重要な課題であるという認識に到達した。そこで、1988年以来、過疎地域で高齢化が進んでいる珠洲市の医療・福祉の実態調査を行なってきた。そして、1989年8月には珠洲市内で最も高齢化が進んでいる日置地区に属する中前田、横山、洲崎集落の全世帯を対象に住民の聞き取り調査を実施した。
　これらの調査結果は、第一次報告「過疎地域における医療・福祉—珠洲市日置地区医療・福祉実態調査報告—」として、金沢大学文学部日本海文化研究室紀要『日本海文化』16号（1990年3月）に発表した。同報告書では珠洲市の歴史、産業、住民の健康状態、医療・福祉行政とともに日置地区住民の聞き取り調査の概要と単純集計等の結果を簡単に紹介したので、本稿とあわ

表1　調査世帯の年齢別男女別人口　　（単位：人）

	男	女
0～9歳	7	6
10～19	22	12
20～29	5	7
30～39	9	11
40～49	10	16
50～59	15	18
60～69	23	23
70～79	14	11
80～89	5	12
	110	116

せて御覧いただければ幸いである。

　今回の日置地区住民の聞き取り調査報告は、この調査結果をふまえて、クロス集計をはじめとした詳しい集計を利用した調査結果である。聞き取り調査は、世帯調査と個人調査の2種類の調査表を用いて行なったので、まず、2では世帯調査の結果について検討し、3では個人調査結果の検討、4では調査結果の簡単なまとめを行なう。執筆は1・2は河野すみ子、3・4は信耕久美子が担当した。

2．世帯調査結果

　高齢化が進む医療の過疎地域においては、病気になった時の対応が問題になってくる。とりわけ、一人暮らし世帯では困難が多い。ここでは、世帯状況、世帯の所得、病気の時の対応、要介護者・入所者のいる世帯とともに、さまざまな困難をともなう単身高齢者世帯について検討する。

（1）世帯状況

　調査世帯の年齢構成と家族構成とともに、医療の過疎地域では車の運転の可否が重要なので、今回の調査ではとくに項目を設けて聞き取りをした。

表2　調査世帯の年齢（3区分）別人口　　　　　　　　　　（単位：人、%）

	総数	年少人口 （0～14歳）		生産年齢人口 （15～64歳）		老年人口 （65歳以上）	
			%		%		%
珠洲市	25,983	4,386	16.9	16,627	64.0	4,970	19.1
日置地区	951	145	15.2	556	58.5	250	26.3
調査世帯	226	34	15.0	127	56.2	65	28.8

注：珠洲市、日置地区は1989年4月1日現在。
出所：珠洲保健所『地域健康づくり事業報告』（1988年度版）より作成。

1）調査世帯の世帯員数と年齢構成

　世帯調査に回答した世帯数は69世帯であり、その世帯員数は男110人、女116人あわせて226人である（表1）。平均世帯人員は3.3人（珠洲市平均3.6人）となっている。

　年齢（3区分）別にみると、年少人口が34人、生産年齢人口が127人、老年人口が65人であり、老年人口比率は28.8％である（表2）。老年人口が高い割合を占めている。なお、今回調査対象にした中前田、横山、洲崎集落が属する日置地区は珠洲市内で最も老年人口比率が高く、また、珠洲市は県内の市レベルで最も老年人口比率が高い。

　つぎに、65歳以上の家族のいる世帯は50世帯であり、72.5％を占めている。これは珠洲市平均（48.7％）よりさらに高い（表3）。このように調査対象地域は高齢化が進んでおり、65歳以上の家族のいる世帯が多い地域である。

2）調査世帯の家族類型

　世帯を家族類型別にみると、「夫婦のみ世帯」が16世帯で最も多く、ついで「夫婦と子供と親の世帯」（3世代）が14世帯、「夫婦と子供の世帯」が13世帯である（表4）。

　16世帯の「夫婦のみ世帯」のうち、14世帯はいずれかが60歳以上の夫婦のみの世帯という高齢者夫婦世帯である。また、10世帯の「単独世帯」は、すべて60歳以上の者一人のみの世帯という単身高齢者世帯である。単身高齢者世帯については後述する。単身高齢者世帯と高齢者夫婦世帯をあわせた「高齢者世帯」[注]は24世帯（34.8％）であり、「高齢者世帯」が高い割合を

表3　65歳以上の家族のいる世帯数とその割合　　　（単位：世帯数、％）

	世帯数 (a)	65歳以上の家族のいる世帯数 (b)	(b)/(a)（％）
珠 洲 市	7,118	3,464	48.7
調 査 世 帯	69	50	72.5

注：珠洲市は『国勢調査』（1985年版）より作成。

表4　調査世帯と運転できる者のいない世帯の家族類型　（単位：世帯数）

	調査世帯数	運転できる者のいない世帯数
夫婦のみ世帯	16	11
夫 婦 と 親	9	4
夫 婦 と 子 供	13	2
夫婦と子供と親	14	0
4 世 代	1	0
祖 父 と 孫	1	1
片 親 と 子 供	1	1
単 独 世 帯	10	10
そ の 他	4	2
計	69	31

表5　調査世帯と運転できる者のいない世帯の年収（税込み）

	調査世帯数	運転できる者のいない世帯数
100万円未満	8	8
100～200万円	11	11
200～300万円	19	7
300～500万円	12	2
500～700万円	9	0
700～1000万円	2	1
1000万円以上	5	0
不　　　明	3	2
計	69	31

占めている。

3) 車の運転の可否

車の運転できる者のいる世帯は38世帯（55.1％）であり、いない世帯は31世帯である。運転できる者のいる世帯は「夫婦と子供」や「3世代・4世代」世帯が多いのにたいし、いない世帯は「単独世帯」や「夫婦のみ世帯」の高齢者世帯が多い（表4）。また、運転できる者のいる世帯は所得が多いのにたいし、年収200万円未満の世帯には運転できる者がいない（表5）。なお、年収200万円未満の世帯には「単独世帯」や「夫婦のみ世帯」の高齢者世帯が多く含まれている（表6）。

高齢者世帯は医療を必要とすることが多いのが一般的であり、この地域では多くの高齢者世帯には運転できる者がいないことより、医療の問題は単に道路をよくするだけの施策では解決しないと思われる。

表6　年収200万円未満世帯の家族類型

	世帯数
単独世帯	8
夫婦のみ	7
夫婦と親	1
夫婦と子供	1
祖父と孫	1
その他	1
計	19

表7　調査世帯の収入源（第1位）

	世帯数
農林・漁業収入	23
自営業収入（農林漁業収入を除く）	9
給与所得	18
出稼ぎ収入	4
年金	15
計	69

（2）世帯の所得

つぎに世帯の年収とその収入源について検討する。

1）世帯の年収

1世帯当たりの年収をみると、200～300万円未満が19世帯で最も多く、ついで300～500万円未満が12世帯、100～200万円未満が11世帯である。そのうち、年収300万円未満の世帯は38世帯であり、55.1％を占めている（表5）。なお、調査世帯はすべて持ち家であり、家賃支出はない。

2）世帯の収入源

世帯の収入源（第1位）をみると、農林・漁業収入が23世帯で最も多く、ついで給与所得が18世帯、年金が15世帯である（表7）。

農林・漁業収入が収入源第1位である23世帯についてみると、14世帯は300万円未満であるのにたいし、3世帯が1,000万円以上になっている（表8）。このような格差の要因については、経営規模や仕事上の地位の違いなど今後の調査課題であるが、働き手が多いことが高収入になっていると推測される。

つぎに、年金が収入源第1位である15世帯についてみると、100万円未満が8世帯で最も多く、過半数を占めている（表9）。これは年金水準が低いことを示している。なお、調査世帯には生活保護世帯はなく、珠洲市の生活保護世帯は97世帯、保護率5.29‰である。

表8 農林漁業収入が収入源第1位の世帯の年収

	世帯数
100 万 円 未 満	0
100 ～ 200 万 円	5
200 ～ 300 万 円	9
300 ～ 500 万 円	3
500 ～ 700 万 円	2
700 ～ 1000 万 円	0
1000 万 円 以 上	3
不　　　　明	1
計	23

表9 年金が収入源第1位の世帯の年収

	世帯数
100 万 円 未 満	8
100 ～ 200 万 円	2
200 ～ 300 万 円	2
300 ～ 500 万 円	2
500 ～ 700 万 円	1
計	15

表10 調査世帯と単身高齢者世帯の急病人がでた時の対応　　　（単位：世帯数）

	調査世帯	単身高齢者世帯
救 急 車 を 呼 ん だ	14	0
かかりつけの医者にきてもらった	4	2
家族の車で病院に運んだ	15	0
近所の人の車で病院に運んだ	3	0
そ　　　の　　　他	4	0
記　入　な　し	3	2
急病人はでたことがない	26	6

　ここでは、農林漁業がこの地域で大きな比重を占めていることや、低い年金で生活している高齢者の存在が注目される。

（3）病気の時の対応

　医療の過疎地域では病気の時の対応が問題になるので、今回の調査では家族に急病人が出た時の対応と問題点、入院患者の医療機関の選択理由について聞き取りをした。

1）急病人が出た時の対応

　「家族に急病人が出た」と回答した世帯数は43世帯である。その時の対応として「家族の車で病院に運んだ」が15件で最も多く、ついで「救急車を呼んだ」が14件である（表10）。ただし、設問では「ここ2年間で何回ぐらいですか」となっているが、今回の調査は救急時の医療の実態把握にあった

表11　入院患者について

入院患者	入院先	選んだ理由	期間	備考
60代女性	金沢方面の病院	息子の近くだから		胆石
60代男性	珠洲総合病院	知人の紹介		糖尿病
80代女性	珠洲市内の医院	紹介されたので	4年前より	身体の自由がきかない
70代男性	珠洲市内の医院	評判がよいので	5年前より	ぜんそく（？）
60代男性	前田医院	評判がよいので	2年前より	ぜんそく

ので、それ以前の回答も集計に含めており、必ずしもここ2年間とはなっていない。

「救急車を呼んだ」14件のうち、機械による負傷、転倒等の外傷が少なくとも5件あり、クモ膜下出血、心臓発作、胆石、子どものけいれんがそれぞれ1件ずつある。また、夫の死亡時について「となりの人にみてもらって救急車を呼んだが、救急車がきたときはすでに死亡していた。救急車は1時間以上たってからきた」という回答が1件ある。「救急車を呼んだ」14件のうち、発病時、運転できる者がいなかったと予測される世帯が12件ある。

「家族の車で病院に運んだ」15件のうち、親類の人が偶然来ていた1件以外、すべて運転できる者のいる世帯である。「かかりつけの医者にきてもらった」4件と「近所の人の車で病院に運んだ」3件は、いずれも運転できる者のいない世帯である。その他は「バスで1時間かけていった」2件、「タクシーでいった」1件、「自分の車でいった」1件となっている。

ここでは、救急車が到着するまでに、25分から1時間かかること、また、救急車で行っても病院での対応が遅いこと、救急車を呼んでも遅いので家族の車でいくと救急扱いにならずに順番を待たされたということが指摘されている。急病人がでた時、運転できる者のいる世帯といない世帯では対応が異なっているが、いずれの場合にも問題点が指摘されている。やはり、身近に信頼できる医療機関が必要であると思われる。

2）入院患者のいる世帯

家族が入院している世帯は5世帯あり、入院先は金沢方面の病院に1件、珠洲市総合病院に1件、珠洲市内の医院に2件、前田医院に1件である。その医療機関の選択理由は、「評判がよい」が2件、「紹介」が2件、「息子の

表12　要介護者のいる世帯状況

要介護者	必要な介護	介護者	家族類型	部屋数	要介護者の専用の部屋	備考
40代女性	排便排尿（少し）風呂・着替え・外出	親	夫婦と子供	10室以上	あるけれども不十分（トイレが遠い）	病院から来院するようにいわれているが遠くて通いにくい。発熱時、医院の往診を頼んだ。
70代男性	着替え	配偶者	夫婦と子供	6室	特に決まっていない	数年前の発病時、医院の往診を頼んだ。
80代男性	外出	配偶者	夫婦と親	6～9室	ある	
50代男性	排便排尿（少し）風呂・着替え・外出	配偶者	夫婦と子供	10室以上	あるけれども不十分	金沢方面の病院に通院中。能登線の階段をのぼるときつらい。

近く」が1件である（表11）。

（4）要介護者、入所者のいる世帯

　つぎに多くの困難をかかえている要介護者はどのような状況にあるのだろうか。要介護者、入所者のいる世帯の状況について検討する。

　1）要介護者のいる世帯

　要介護者のいる世帯は4世帯である。要介護者の年齢は40代、50代、70代、80代それぞれ1名ずつである。必要な介護は風呂、着替え、外出などの介護であり、脳卒中後遺症1名を含めて食事介護等の重度な要介護者はいない（表12）。

　介護者は親が1名、配偶者が3名であり、介護者の年齢は60代が2名、70代が2名である。また、いずれも福祉サービスを利用していない。

　要介護者の専用の部屋は、「ある」1件、「あるけれども不十分」2件、「特に決まっていない」1件である。「あるけれども不十分」のなかに、便所まで遠いという家の間取りの問題をあげている人もいる。また、「特に決

表13　単身高齢者の年齢別・男女別人口

	男	女
60～64歳	1	0
65～69	0	2
70～74	2	0
75～79	2	2
80～85	0	1
計	5	5

まっていない」1件は、子どもが施設入所している「夫婦と子供の世帯」なので、決める必要がないものと推測される。

　医療機関とのかかわりについて、「病院から来院するようにいわれているが、遠くて通いにくいので、発熱時に医院の往診を頼んだ」、「数年前の発病時に医院の往診を頼んだ」、「金沢方面の病院に通院中」がそれぞれ1名ずつある。

2）入所者のいる世帯

　入所者のいる世帯は3世帯である。入所先は金沢市内の施設に2件、県内（金沢市外）の施設に1件である。いずれも高齢者施設への入所ではない。

　入所者の年齢は20代と40代であり、これらの世帯では家族の働き手が少なくなっていると予測される。いずれも年収300万円未満の世帯である。

（5）単身高齢者世帯

　高齢化が進む医療の過疎地域における高齢者の状況を把握するために、さまざまな困難を伴う単身高齢者世帯（10世帯）について個人調査結果を含めて検討する。

1）男女別・年齢別人口

　単身高齢者を男女別・年齢別にみると、男5名、女5名であり、60～69歳が3名、70～79歳が6名、80～85歳が1名である（表13）。

2）年収と年金

　年収をみると、100万円未満が4名、100〜200万円が4名、300〜500万円が1名、不明が1名である。収入源（第1位）は、年金が6名、給与所得が2名、農漁業収入が1名、自営業（農漁業以外）が1名である。なお、仕送りを受けていたのは2名である。

　年金は10名すべてがうけており、その種類は国民年金が7名、共済年金が2名、農業者年金が1名である。月当たりの年金額は3万円以下が4名、3〜5万円が3名、5〜7万円が1名、10万円以上が2名である。「年金だけで生活費は足りるか」という設問にたいし、「全く足りない」が8名、「少し足りない」が1名、「十分足りる」が1名である。単身高齢者の多くが低い年金で生活しており、年金水準が低いことを示している。

3）健康状態と急病時の対応

　健康状態についてみると「健康」が7名、「持病がある」が3名である。通院状況は「時々通院」が3名、「定期通院」が3名、「医者にかからなかった」が3名、「入院した」が1名である。健康だと意識していても、歯科、眼科等なんらかのかたちで医療機関を受診している人もいるのである。

　つぎに、ここ2年間に「急病人がでたか」という設問にたいしては、「でなかった」が6名、「かかりつけの医者にきてもらった」が2名、記入なしが2名である（表10）。

4）困っていること

　「日頃、困っていること」（複数回答）についてみると、「病院・診療所が遠くて通いにくい」が6名で最も多く、ついで「通院費が高い」が2名、「近所づきあい」が1名である。つぎに、行政に望むこと（複数回答）についてみると、「診療所の開設」が6名で最も多く、ついで「バスの本数の増加」が2名、「バス代の減額」が2名である。

　このように困っていることは医療にかんするものが多く、とくに医療機関が遠いので「診療所の開設」を求めている回答が多い。

5）将来について

「長く床につくようになったとき、どこで療養しようと思いますか」という設問にたいしては、「市内の病院・医院」が4名、「子供の世話になる、子供の所へ行く」が3名、「市内の特養ホーム」が1名、「老人病院」が1名、「考えたことがない」が1名である。

なお、年収200万円未満の世帯員で上記の設問に回答した25名も、すべて「自宅」以外に回答している（表16）。このことは、単身高齢者や年収200万円未満の世帯員が、「長く床につくようになる」とそこに住めない可能性を示している。

参考までに、珠洲市が65歳以上の一人暮らしの在宅者343名を対象に1987年8月に実施した「珠洲市独居老人実態調査報告書」では、今後の暮らしについて聞いているが、日置地区では「現住所で一人で住む」が35.7%（市全体54.7%）で最も多く、ついで「子供・孫のところへ行く」が28.6%（市全体15.2%）であり、他地区に比較して「子供・孫のところへ行く」割合が高くなっている。

多くの高齢者世帯には運転できる者がいないということから、医療の問題は単に道路をよくするだけの施策では解決しないことがわかる。高齢化が進んでいる医療の過疎地域では、身近に信頼できる医療機関の設置が求められている。

また、高齢者の多くは低い年金で生活しており、その改善も求められている。

（注）ここでいう高齢者世帯とは、『国勢調査』の用語を基準にした。
　『国勢調査』の用語の解説では、「単身高齢者世帯」とは、「60歳以上の者1人のみの世帯及び60歳以上の者1人と未婚の18歳未満の者のみから成る世帯」をいう。また、「高齢者夫婦世帯」とは、「いずれかが60歳以上の夫婦一組のみの世帯及びいずれかが60歳以上の夫婦一組と未婚の18歳未満の者のみから成る世帯（ただし、未婚の18歳未満の者が世帯主である場合には、いずれかが60歳以上の夫婦が、世帯主の父母又は祖父母である世帯）」をいう（総務庁統計局『国勢調査』1985年版、6頁）。
　なお、『国民生活基礎調査』では、「高齢者世帯」とは「男65歳以上、女60歳以上の者のみで構成するか、又はこれらに18歳未満の者が加わった世帯」をいう（厚生省大臣官房統計情報部『昭和63年国民生活基礎調査』1989年、329頁）。

3．個人調査結果

　つぎに、個人調査結果について報告する。個人調査は、15歳以下を対象とした「こども調査」と16歳以上を対象とした「おとな調査」に分けて行なった。「こども調査」は、健康状態・受診状況・受診理由を家族より聞き取りした。検討にあたっては、15歳以下の子ども層、16～59歳の稼働年齢層、60歳以上の高齢層の比較、および高齢者層固有の問題点に注目した。

（1）年齢構成

　個人調査に回答した140名の年齢構成は、15歳以下は28名で、16歳以上は112名である。そのうち稼働年齢層は43名、60歳以上は69名で、後者は個人調査の約半数を占めている。回答者のなかで高齢者の比率が高いのは（図1）、もともと調査対象の日置地区が非常に老齢人口の高い地域であることに加えて、今回の調査では、60歳以上と子どもを優先して対象としたためである。12名いた20代からの回答は1件も得ていない。

　おとな112名のうち運転の可否をみると、実際に運転をしている人は30名、していない・できない人は82名となっている。60歳以上で運転できる人は69名のうち7名（10.1％）で、65歳以上では1名しかいない。

（2）健康意識

　「きわめて健康」（33名）、「健康」（38名）、「まあまあ健康」（29名）など、一応「健康」だと思っている人は100名で、140名のうち71.4％を占めている（図2）。稼働年齢層では43名のうち33名（76.7％）が健康であり、60歳以上でみると69名中42名となる。やはり後者で一番多い答えは「持病あり」（23名）である。

　60歳以上で、過去1年間に医療機関にかかった疾患は、多い順に腰痛疾患11名、高血圧疾患9名、視器の疾患7名等となっている。

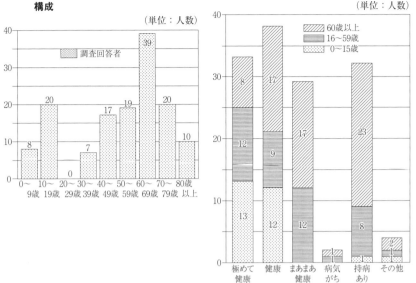

図1 個人調査回答者の年齢（9区分）別構成

図2 健康状態

（3）過去一年間の受診状況

「入院経験あり」12名、「時々通院」59名、「定期通院中」29名と、なんらかのかたちで医療機関にかかわった人は100名で回答者140名のうち71.4％であった（図3）。稼働年齢層では43名中28名で65.1％、60歳以上では52名（75.4％）となる。年齢を問わず多くの人が医療機関にかかりながら生活を送っていることがわかる。

受診している医療機関は、珠洲総合病院が43名で一番多い（図4）。その選択理由は「大きい」が16名で最多であった。珠洲市内の医療機関のうち病院はここだけで、あとは医院（10ヶ所）・総合病院の巡回診療所（2ヶ所）のみである。受診医療機関の第2位は前田医院（37名）であり、その理由は「医師が地元出身者だから」という答えが多い（24名）。県外受診の1名は「紹介」であり、金沢方面の医療機関を選んだ理由としては「家族に近い・紹介されたため」が多く、七尾方面の場合は「評判がよい・いきつけだから・紹介されたため」という理由が多かった。

受診理由は、全体では「早めにかかる」（50名）、「我慢できない時」（43

図3　過去1年間の受診状況

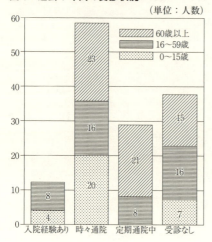

図4　受診した医療機関（複数回答）

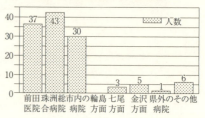

名）という答えが多い（図5）。0～15歳の子どもについては「心配で早めにかかる」が28名中21名（75.0％）と圧倒的に多く、16歳～59歳では「我慢できない時」18名、「早めにかかる」14名となる。60歳以上では「持病あり」26名、「我慢できない時」22名、「良くならない時」16名と続き、高齢者が医療機関にかかる理由は、症状が続き病院に行かざるをえなくなった時であることがわかる。

　子どもを除いたおとな112名の受診理由（複数回答）と自動車の運転の可否をみると（表14）、運転できる人は、「心配なので早めに」、「我慢できない時」と続いているのにたいし、運転できない人は「我慢できない時」、「持病あり」が多くなっている。運転できない人に持病をもっている高齢層が多いこともあるが、「心配なので早めに」と答えた人が運転できる人に比べて相対的に少ない。

　［以下の項目はおとなのみを調査対象としている］

（4）健康診断の受診状況

　「いつも受診」が76名（67.9％）と非常に高く、「きわめて健康」、「健康」、「まあまあ健康」の健康群では、73名中52名（71.2％）が受診、とくに「き

図5　受診理由（複数回答）

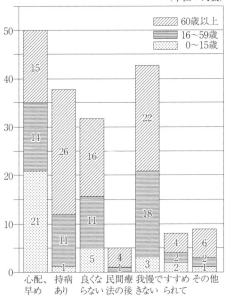

表14　受診理由と運転の可否
　　　　（受診理由は複数回答）

受診理由 \ 運転	可	否
心配なので早めに	11	18
持病あり	8	28
良くならない時	5	22
民間療法の後	1	4
我慢できない時	10	30
人からすすめられて	4	2
その他	1	7

わめて健康」と答えた19名のうち17名はいつも受診している（図6）。このように健康なほど受診率は高くなっている。

健康診断を受けない理由は、健康群は「忙しい・面倒」が多く、病気群は「いつもかかっている」が多い（図7）。

健康診断を受診する理由としては、「保健所、市役所にすすめられて」が34名と多く、これに「その他」27名、「持病がある」10名、「安く受けられる」6名とつづいている。健診の受診率を高めるうえで保健所や市役所の役割が大きいことを示している。

健康診断の種類としては、「住民健

図6　健康診断の受診状況

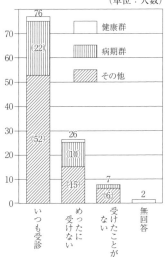

第1章　珠洲市日置地区住民の医療・福祉実態調査報告　25

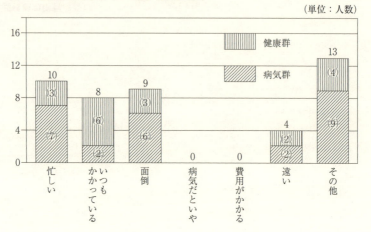

図7　健康診断を受けない理由（複数回答）

診」が38名で一番多い。聞き取りのなかでは、「地域まで来てくれるので受診しやすい」という声がよせられている。「住民健診」について「成人健診」16名、「職場健診」13名、「老人健診」3名などがある。

　健康診断の結果で、「異常・再検査が必要」と言われた人は19名いたが、そのうち18名は再受診している。

（5）日常のくらしで困難なこと

　日常のくらしで困難なことをたずねたところ、「病院・診療所が遠くて通いにくい」という答えが112名のうち54名（48.2％）もあった（図8）。これに「金沢方面の交通の不便」22名、「忙しくて通院できない」19名、「専門医がいない」19名などが続いている。「医療費が高いのが困る」と答えた16名のうち14名は69歳以下（70歳より老人保健法適用となり、外来月800円、入院1日400円となる）である。

　なお、子どもも含めた140名のなかで、健康保険の種類をみると、国民健康保険が101名（72.1％）で圧倒的に多く、社会保険（22名）、共済組合（17名）関係は相対的に少数である。

　くらしの困りごととして「病院・診療所が遠くて通いにくい」と答えた54名について、他の回答との関連をみると、①年齢は54名中38名（70.4％）

図8 日頃、困っていること（複数回答）

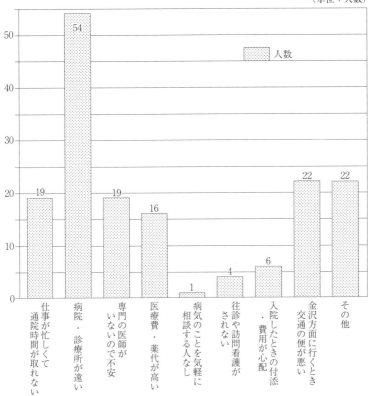

（単位：人数）

が60歳以上である。また38名は60歳以上の55.1％にあたる。

②運転の可否をみると、54名中44名（81.5％）が運転できない人である。また、この44名は運転できない人の約半数にあたる。

①、②より、自分で運転するという交通手段を持たない高齢者は、医療機関への通いにくさを感じていることがわかる。

③健康状態との関連をみると「持病あり」の32名中19名（59.5％）が選択している。

④受診状況では「入院あり」12名中8名、「定期通院中」29名中18名が選択しており、ともに6割以上である。

③、④より、日常的に医療機関にかかる必要のある人の多くは、病院・診

療所が遠いと感じていることがわかる。

⑤健康診断の受診状況では、75.9％にあたる41名の人が受診している。

⑥通院に不便を感じている54名は「これからもずっとここに住みたいですか」との質問には49名（90.7％）が「住みたい」と答えている。

⑦また、行政への要望の質問にたいして、この54名のうち14名が「バス本数の増加」、25名が「診療所開設」を要望している。

なお、1990年8月の時刻表によると、日置地区の「狼煙」と珠洲市街の中心である「飯田」を結ぶバス路線はJR線のみで1日に行きが3便、帰りが4便、運賃は片道690円となっているが、日頃の困りごとをきいた質問に、3名が「通院費が高くかかって困っている」と答えている。

以上から、「病院・診療所に通いにくい」と強く感じている人に、60歳以上で運転ができず、持病があり定期通院している人たち（12名）が浮かんでくるが、これらの人は「ずっと今の地域に住みたい」と希望している。高齢の人が健康を維持し、くらしやすい地域をつくるためには、かかりやすい医療機関の設置と交通手段の改善が不可欠の課題であるといえる。

（6）健康への気配り

健康のための気配りでは、「栄養のバランスに気を付けている」が42名で一番多く、つづいて「健康診断をうけるようにしている」「置き薬を使っている」であった（図9）。

各人それぞれの健康法としては（自由記入）「充分な睡眠と休養」が22名で最も多かった。民間療法的な「水・酢・健康飲料を飲む」をあげた者が9名あった。

なんらかの健康法を実行している人は63名で、回答記入者の72.4％にあたる。なお、総理府公報室が1989年に全国20歳以上3,000人を対象に行なった調査でも、「食生活に気をつけている」（47.4％）、「十分な休養をとるようにしている」（31.8％）など健康づくりの実行状況は約7割となっている（『月刊世論調査』1990年2月号）。

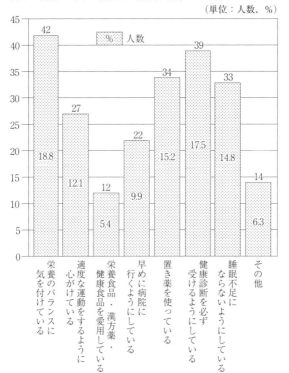

図9 健康のための気配り（複数回答）

（7）くらしの中の心配事

　くらしの中の一番の心配事（自由記入）については112名のうち72名（64.3％）から具体的な回答が寄せられた。「本人の病気」28名、「家族の病気」9名と健康問題が半数以上をしめている。つぎに「こどものこと」（15名）が多く、教育・就職についての心配があがっている。とくに心配事がないという人は26名であった。

（8）今後の居住地の希望

　これからの居住地について、99名（91.7％）が「これからもずっとここに住みたい」と答えている（表15）。「どこかへ移りたい」と答えている3名は

表15　今後の居住地の希望

	人数	パーセント
住みたい	99	91.7
どこかへ移りたい	3	2.8
どちらともいえない	6	5.6
合計1	108	
無回答	4	
合計2	112	

いずれも60歳以下で、子どもの教育問題・生活の不便さなどとともに、共通して「原発から離れたい」を理由にあげている。「どちらともいえない」と答えた6名は、その要因として「仕事がない」、「老後の不安」をあげている。

（9）行政への要望

　行政への要望では（複数回答）、第1位は「国保料を安くしてほしい」38名、第2位は「診療所の開設」34名、第3位は「路線バスの運行本数の増加」26名でこの三つの要望が圧倒的に多い。間をおいて「老人憩の家の設置」12名が続いている。

　「診療所の開設」を要望している34名について詳しくみると、運転できない人は28名、60歳以上は24名、通院中など医療機関にかかわりのある人は25名、病院に通いにくいと答えている人25名となっている。

　「路線バスの運行本数の増加」を要望している26名についてみると、運転できない人は18名、60歳以上15名、医療機関にかかわりのある人18名、病院に通いにくい14名となっている。

（10）年金について

　60歳以上を対象にした年金の種類については、農業・漁業を中心としている地区であり、国民年金が48名（64.9％）と一番多い。これに共済年金8名、厚生年金5名、農業者年金4名などがつづく。船員年金はわずか1名であった。

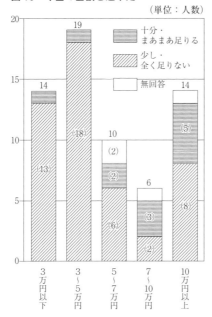

図10 年金の金額と過不足

　年金額（夫婦であれば合計年金額）では3～5万円が多く19名で、つづいて3万円以下と10万円以上が14名となっている。5万円以下は33名（52.4％）で半数以上であり、10万円以下は77.8％を占めている。「年金だけで生活費は足りていますか」との問いには、5万円以下の90.9％は「全く足りない」と答え「少し足りない」を合わせると93.9％となる（図10）。ちなみにこの地区での、1990年度の生活保護基準をみると、70歳以上の一人暮らしの場合月額6万9,880円、二人暮しの場合月額11万3,590円であるので、多くの人が年金だけでは暮らしていけない状態であること、また非常に低所得世帯があることも明らかである。

(11) 寝たきり時の療養希望場所について

　60歳以上を対象にした寝たきり時の療養希望場所は、「市内の病院」が一番多く25名（39.7％）で、「市内・市外の老人福祉施設」は4名と少ない（図11）。寝たきり＝病院という意識がうかがえる。「未考慮」の6名は全員「健

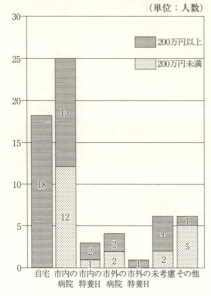

図11 寝たきり時の療養希望先と世帯収入
（単位：人数）

表16 年収200万未満世帯の世帯員の寝たきり時の療養希望場所

		人数
1	自宅	0
2	市内の病院・医院	12
3	市内の特別養護老人ホーム	1
4	市外の病院	2
5	市外の特別養護老人ホーム	0
6	考えたことがない	2
7	その他	5
	息子のところへ行く	2
	子供の世話になる	1
	息子に連絡	1
	息子のいる県外の病院	1
8	無回答	3
	合計	25

康」と答えた人たちであった。

「自宅」を希望している人は18名いるが、男女別では半数ずつ、家族類型では、単独世帯は1件もない。夫婦のみ世帯が4件あるが、4件とも夫の希望であり、妻は「自宅」を希望してはいない。介護力が期待できる人のみ、自宅を希望している訳だが、その人たちも聞き取りのなかでは、「できるだけ自宅にいたいが、いずれは病院にいくことになるだろう」との思いが語られている。世帯収入では200万未満の人は誰も「自宅」を希望してはいない。200万未満の世帯類型は、表6でみたように単独世帯8、夫婦のみ世帯7、夫婦と親・夫婦と子ども・祖父と孫・その他それぞれ1となっている。この世帯の60歳以上25名が、どこを療養希望場所にしているかは（表16）、「市内・市外の病院・老人施設」が15名、「こどもを頼る」が5名となっており、介護が必要な状態になり次第この地域から去らざるをえないことが予想される。

60歳未満を対象に質問した老後の心配事では（複数回答）、医療と介護の心配がもっとも多く29名（55.4％）、生活費16名（25.4％）であった。

4．おわりに

　世帯調査、個人調査をとおして、過疎地域に住む住民にとって医療機関が遠く、交通手段もないところでは、医療を受けるということが、どんなに困難なことであるかが明確になったといえる。まして、車の運転ができない単身高齢者世帯、高齢者夫婦世帯が多くあり、この人たちには、より深刻な問題としてのしかかっている。また、ひとたび介護が必要な状態となった時、介護力はなく、それを補うだけのサービスも資力もなく、この地では療養できず去っていかなくてはならないことも明らかとなった。しかしほとんどの人はこの地域にずっと住み続けることを希望しているわけで、そのためには、「行政への要望」のところではっきりしているとおり、誰もがかかりやすく信頼のおける診療所の開設と、費用負担の重くない便利な通院手段の確保が必要である。

　この日置地区での調査開始時の第一印象は、住民誰もが皆元気であることだった。豊かな自然の中で、高齢で一人暮らしの方も生き生きと生活していた。しかし、今回の調査結果より、その背景には、病気になっても通院はままならない状況であること、ひとりで生活できなくなったら去らざるをえないことが明らかとなった。

　車の普及率が高くなることで、医療機関まで自動車で1時間以内という条件は、医療過疎とは呼ばないという考え方もあるが、自分で移動手段を持たない子ども、高齢者はもちろん、常に運転している人であっても、自分が病気になった時には、すぐに通院困難な状態となってしまう。しかし、残念なことに住民の要望とは反対に1989年8月の調査時より1年後、バス本数はさらに減らされ、より困難な状態となっていた。

　調査対象地域には、すでに全員が転出してしまっている世帯が多くあった。1990年8月に実施した第2回調査では、この転出世帯に関する調査を行なうとともに、第1回調査で明らかになった点をより深めるため、単身高齢者世帯、要介護者・入院者のいる世帯について、詳しい聞き取り調査を行なった。これらの調査結果については、また後日報告することにする。

【解題】
河野すみ子

　都道府県に地域医療計画の策定が義務づけられ、石川県は 1988 年に「石川県保健医療計画」を発表した。この計画を研究会で検討するなかで、石川県の医療について「全国的に高い水準」としているが、過疎地域の実態が反映されているのだろうか、という疑問がだされた。そこで研究会では、過疎地域の実態こそ計画づくりの指針にすべきであると位置づけ、1988 年より過疎地域で高齢化が進んでいる珠洲市日置地区において医療・福祉実態調査を行なってきた。この原稿は、1989 年の聞き取り調査の報告である（69 世帯について 10 年後に追跡した 1999 年調査報告は『医療・福祉研究』11 号（2000 年）に掲載）。

　この地域には高齢者世帯や一人暮らし世帯が多く、また、すでに転出してしまった空き家が多くみられた。日常生活の困難なこととして「病院・診療所が遠くて通いにくい」ことをあげた人が多いが、「これからもずっとここに住みたい」と答えた人が圧倒的であった。海岸へ行って魚介類をとり、山へ行って農作業や山菜とりという、自然のめぐみに囲まれた生活を愛し、元気な高齢者が多かった。

　このように、ここでは、農業や漁業に従事できる体調を維持できれば、田畑や住居があり、わずかではあるが年金収入を得て、なんとか暮らすことができる。だが、ひとたび病気になったり、あるいは介護などのケアが必要になった場合、遠隔地の子どものところに移転するか、あるいは、都市部の病院、施設に入院、入居せざるをえない、という現実があった。これは、医療・福祉の不備・不足による高齢者等の流出であり、仕事の不足による若年層の流出とは異なる「もう一つの過疎化」であると、われわれは呼んできた。

　この間、珠洲市に原発建設がもちこまれる。1975 年、北陸・関西・中部の三電力が珠洲原発の共同建設計画を発表し、1976 年には候補地の予備調査を行なった。だが、多くの市民が反対運動にとりくみ、2003 年、珠洲原発は中止に追い込まれた。今後「どこかへ移りたい」理由として、数名が「原発から離れたい」と回答したのは、こうした事情からである。

　今日、日本のいたるところで、高齢者世帯や一人暮らし世帯の増加、空き

家の増加という、30年前に私たちが珠洲市日置地区でみた光景が広がっている。この調査結果にみられるように、農林水産業を振興し、かかりやすい医療機関の設置、住み慣れた地域での福祉サービスの提供、教育施設の拡充などをしながら、安心して住み続けられる地域を創りあげていくことが必要になっている。

第2章
医療機関からみえる「無縁社会」

伍賀道子

1．はじめに

　2010年を振り返ると「無縁社会[1)]」「孤族[2)]」「消えた高齢者[3)]」ということばに象徴されるように、家族関係の希薄さ、地域社会からの孤立など、地縁血縁社会の崩壊が露呈した1年だった。このような近年の日本社会における構造的変化にたいし、政府においても「孤立化」の実態の明確化と、セーフティネットの強化を含めた社会的包摂を推進するための戦略策定を目的とした「一人ひとりを包摂する社会」特命チームなるものが設置されることになり[4)]、社会的に孤立し生活困難な状態にある人々への横断的かつ具体的支援が求められてきている。

　医療機関においても、「無縁社会」の一面を垣間見るように、「退院したくてもできない」「退院する先がない」「身元保証人がいない」など、患者のさまざまな社会的背景により、退院調整そのものが困難となっているケースが増加してきている。

　そこで今回、当院における療養調整困難ケースの実態を分析することによって、医療機関が抱える療養調整における現状と課題を明らかにしていくとともに、「無縁社会」の広がりに対する患者の療養保障のあり方について考えていきたい。

2. 当院の概要

城北病院（以下、当院とする）は、金沢駅より徒歩10分圏内、金沢市中心部に位置する入院病床314床を有する医療機関である。金沢市内全体における救急搬送の約1割を受け入れており、急性期から亜急性期、回復期、そして慢性期も含めたケアミックス型の医療を提供している。

また、総患者数の約1割が生活保護受給者で占めており、無料低額診療事業の認可施設として、生計困難者などにたいし、経済的理由により受診を控えることがないよう、医療ソーシャルワーカー（以下、MSWと略す）を6名配置し、医療福祉相談について重点的な対応を行なっていることも特徴の一つといえる。

3. 調査対象と方法

今回、入院治療により病状が安定し、当院以外の療養施設への転院が望ましいと主治医が判断し、かつMSWへ転院調整依頼があった患者のうち、病状や医療依存度による転院困難理由を除く社会的理由により、在宅以外の療養調整が困難となっているケースの分析を行なった。

対象としては、入院時点で身元保証人となる者が不在か、存在しても非協力、能力の欠如などによって、結果的に数ヶ月以上にわたって療養調整が困難となった入院患者を対象とし、2010年X月Y日付の入院患者263名の名簿より、担当MSWが対象患者23名の選定を行なった。なお、倫理的配慮として、患者の個人情報が特定されないように細心の注意を払った。

調査内容は、①基本属性、②世帯状況、③医療保険、④経済的状況、⑤親族の状況、⑥認知障害度、⑦希望している療養施設の7項目とした。

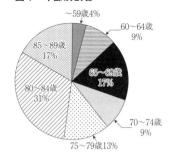

図1　年齢別割合

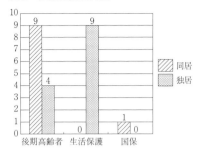

図2　医療保険別内訳

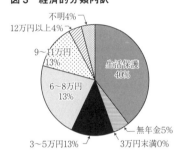

図3　経済的分類内訳

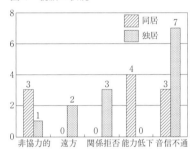

図4　親族の状況

4．調査結果

（1）年齢、世帯状況、経済的状況

　対象患者23名の年齢では、平均年齢は約76歳であり、後期高齢者である75歳以上が全体の6割を占めていた（図1）。また、男女比では1：1であった。

　医療保険別でみた世帯状況では、生活保護世帯が23名中9名と全体の4割を占めていた。そのうち、独居世帯すべてが生活保護世帯であるという特徴がみられた（図2）。

　対象患者本人の経済的状況では、生活保護受給が4割、公的年金月額9万円未満と生活保護受給者をあわせると約8割を占めていた（図3）。介護施

図5 認知症度別親族の関わり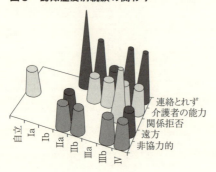

図6 希望する療養施設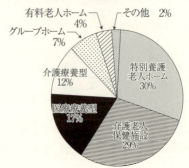

設入所にあたっては、月額負担十数万円を要するグループホームや有料老人ホームなどの支払いは困難であり、補足給付のある介護保険施設の選択を求められるケースが多いといえる。

(2) 親族の状況

親族と連絡が取れない、関係拒否により入院時の身元保証人がいないケースは23名中13名であり、また生活保護受給者9名のうち8名が親族と絶縁状態の関係であった。親族とのかかわりについて世帯別でみてみると、同居世帯は介護者の非協力的態度や介護者自身の能力低下、行方不明による音信不通状態にあるケースが多く、独居世帯では音信不通につづき、支援困難や関係拒否状態にあるケースが多いという特徴がみられた（図4）。

また、同居世帯13名のうち5名が同居の実子による虐待ケースでの入院であり、その内訳は身体的虐待が1件、介護放棄1件、経済的虐待3件であった。

(3) 認知症度

認知症高齢者の日常生活自立度別では、対象患者の大半が認知症Ⅱaランク以上であり、日常生活での判断能力や金銭管理能力の低下が多くみられる状況にあった（図5）。また、親族のかかわりについてもみてみると、介護者の能力低下ケースが5件あり、老老介護や虐待ケースもふくめた、複合的

な困難な状況もみられた。

（4）希望する療養施設

　対象患者23名のうち、担当ＭＳＷが長期療養施設に紹介する場合に、患者の心身状態、経済状態を勘案して、どのような施設への入所が望ましいと考えられるか、複数回答で集計を試みた。

　結果は、特別養護老人ホームと介護老人保健施設が約30％、医療療養型病棟は17％、介護療養型病棟は12％、認知症対応型グループホームが7％と続いた（図6）。特別養護老人ホーム、介護老人保健施設が他の施設より高い割合となったのは、病態的に安定しており医療的処置の必要が少ないこと、そして経済的負担を勘案して補足給付のある介護施設が望ましいと判断したことが考えられる。

5．受け入れ施設の現状について

　在宅に向けた退院調整の場合には、本人の心身の状態に応じてではあるが、介護サービス利用以外に、親族の支援だけでなく、これまで生活してきた地域での地縁を活かした最大限のかかわりの可能性を探ることができる。しかしながら、施設入所の場合、本人の入所申請意思があったとしても、現実には身元保証人だけでなく、入所中の日常の世話ができる人、金銭管理ができる人の存在を求められるのが現状である。

　特別養護老人ホームのなかには、身元保証人がいなくても、成年後見人等がいることによって入所が可能な施設もあるが、大量の待機者問題を抱える状況をみても現実的にはいつ入所ができるか見通すことが難しい施設も多い。

　介護老人保健施設や身体障害者施設、医療・介護療養型病院の多くは、身元保証人の存在を必須とする施設が大半であり、とくに介護老人保健施設や障害者施設のなかには、入所中に発生した傷病にたいし、施設内で対応が困難な場合に、医療機関受診を入所者自身の責任において求める施設も多く、身元保証人だけでなく、日常的な世話人を求める理由はここにあると推察される。また、一部の施設のなかには、身元保証人を県内や同市内に住む親族

に限定するなど、入所時相談のハードルが高い施設もあることは否めない。

　最近とくに増加している住宅型有料老人ホーム、高齢者専用賃貸住宅[5]については、介護費用を含め月額負担の料金設定が十数万～20万円と高額であり、さらに生活保護受給者や身元保証人のいない患者は入所相談すら困難な施設が多数を占める現状にある。

　また、身体的虐待やネグレクトケースなどの緊急保護が必要な場合には、地域包括支援センターや自治体の介入によって、施設入所までスムーズに繋がる場合もあるが、それはあくまでも例外的な対応であり、入院によって心身の安全が保たれているケースや経済的虐待ケースについては、地域包括支援センターや自治体の積極的介入は期待できないことが多い。

6．考察

　調査結果からみえてきた療養調整困難ケースが直面している特徴を、以下の3点から考えてみた。

(1) 身元保証人の不在、絆の欠如

　関係拒否や音信不通などで身元保証人となる親族がいない、親族がいたとしても疎遠や非協力的なかかわりでしかないなど、身元保証人が不在であることを理由に、介護施設からの入所相談を断られ、適当な療養施設を探すことが困難な状況に陥るケースが大半を占めていた。

　親族や知人の絆の欠如など、入院前の社会から孤立した生活や生き方が、医療や介護を必要になった際の療養保障にも影響を及ぼし、人生の終盤において適切な療養環境で生活を営むことが困難な状況に陥ることになるといえる。

　また、経済的虐待ケースのなかには、本人の年金を実子が管理することにより、各利用料の支払いや必要な生活物品の購入が滞り、療養そのものへ大きな影響を及ぼしかねないものもある。このような場合、一つの方法として成年後見制度の申し立てが有効と思われるが、能力低下により本人が申し立てできず、実子を含めその他の親族が申し立てを拒否した場合には対応は混

迷を極めることとなり、成年後見制度における自治体首長申し立てなど自治体も含めた積極的介入が求められるところである。

　都市部では、施設入所申し込みや死亡時の対応まで代行業務を担う身元保証、その他葬儀支援、納骨支援などの対応も行う「身元保証ビジネス」なるものが存在してきており、身元保証人までをも経済力に頼り、新たな格差が生み出されてきている。いずれにしても身元保証人が不在となるケースについては、市民生活の延長として療養保障を継続させるうえでは自治体の責任に拠るところは大きく、高齢者だけでなく、生活保護受給者、子ども、障害のある人も含めたすべての市民にたいし、療養調整困難なケースについて自治体が横断的に介入や対応できる体制を構築するとともに、受け入れ施設側も柔軟な協力的対応が望まれる。

（2）経済的な制約

　経済的状況からみてもわかるように、決して高額所得の患者は多くなく、療養調整において介護施設を選択するにしても、補足給付のある介護保険施設を優先して選択せざるをえない状況にある。しかしながら補足給付のある介護保険施設のうち、新設の特別養護老人ホームはユニット型が多く、いわゆる個室料となる居住費の支払いが困難な生活保護受給者は申し込みすることさえできず、経済的制約と身元保証人不在の面からみても、入所可能な施設は非常に限定的であるといえる。

　身元保証人の有無や親族の対応によって受け入れ施設側の対応の相違はあるが、補足給付のある介護施設を長期に待機し続けなければならない状況にあり、経済的にも安心して入所継続が可能となる特別養護老人ホームの増設と補足給付外しをこれ以上進めない施策を強く求めていく必要がある。

（3）患者本人の判断能力の低下

　認知症や重度の意識障害による本人の自己決定能力や管理能力の低下によって、入院時の手続き、治療上の検査や手術への同意の不備、治療方針に対する意志確認の困難さがあげられる。侵襲的治療を要するにもかかわらず、本人、家族ともにその意志確認をすることが困難な場合は、当院では倫理委

員会のなかで集団的に協議を重ね、対応の検討を行なうが、治療過程での同意を得られない場合の対応を危惧して、そのような可能性の高い患者の積極的な受け入れを行なわない医療機関も少なくはない。

　金銭管理や療養上の物品管理などが困難であること、契約関係を結ぶことが困難な状況にある場合には成年後見制度の利用が考えられるが、申し立てを行ない第三者に後見人等を依頼したとしても、生活費から後見人への毎月の報酬を捻出することが困難な可能性が高く、経済的制約により成年後見制度の申し立てを断念せざるをえないことも考えられる。

　金沢市では、生活保護受給者でかつ成年後見制度の市長申し立てをしたケースについては報酬の助成制度（成年後見制度利用支援事業）があるものの、その他の低所得者や、生活保護受給者で本人や親族が申し立てをした場合には対象にならない。申立人がいないケースについては積極的な自治体首長の申し立てを進めるとともに、経済力の多寡により、成年後見制度の利用が制限される現実については、低所得者に対する報酬支払いの公的助成制度の構築が望まれる。

7．おわりに

　医療機関における患者の長期療養施設への療養調整が困難になってきた背景の一つには、社会保障構造改革における「措置制度」から「契約制度」への移行によって、療養調整の責任が本人と施設との双方向の関係にとどまり、行政責任の放棄による弊害が大きく影響していると考えられる。

　療養調整困難ケースの多くは、身元保証人の不在、経済的制約、本人の判断能力の低下など、さまざまな問題が複合的に折り重なっていることが明らかとなったように、高齢者単身世帯や生活困窮世帯、生涯未婚率の増加など、孤立化する人々の増加にたいし、療養調整困難ケースについても、もはや一部の層の問題として片付けられない状況にある。

　受診や入院を契機とした患者との援助関係のなかで、身元保証人が不在の場合や親族間が不仲である場合などにたいし、家族との絆の再形成や修復を紡ぐ過程を探る一方で、長年の歪みを重ねてきた関係のなかには、親族によ

る支援に限界を感じることも多い。「無縁社会」の到来にたいし、身元保証人のいない人々に対する行政の積極的な介入が求められており、そのためには自治体や地域包括支援センターを中心とした関係機関との柔軟な連携による社会のネットワーク＝「公縁」を活かした支援体制の再構築や、誰しもが安心して生活を営むことが実現可能な介護施設の拡大、そして低所得者でも利用可能な成年後見制度の再検討が必要と思われる。

1）2010年1月以降、「NHKスペシャル」にて無縁社会に関連する企画を放映したことにより、日本で広く知らしめることとなった。
2）朝日新聞2010年12月26日紙面より「孤族の国」という連載記事があり、紙面では「単身世帯の急増と同時に、日本は超高齢化と多死の時代を迎える。それに格差、貧困が加わり、人々の『生』のあり方は、かつてないほど揺れ動いている。たとえ、家族がいたとしても、孤立は忍び寄る。個を求め、孤に向き合う。そんな私たちのことを『孤族』と呼びたい」と説明している。
3）2010年夏に所在不明の高齢者が相次いで全国で発覚し、なかには年金の不正受給事件に発展したケースもあり、社会的にも注目を浴びた。
4）2011年1月23日に総理官邸に特命チームが発足。2012年度までに「孤立に陥った人を包摂する対策の実態調査」および「社会的包摂戦略」の概要のとりまとめが行なわれた。
5）2011年10月に制度が廃止され、高齢者の居宅の安定確保に関する法律にもとづくサービス付き高齢者向け住宅となった。

（付記）本章は『医療・福祉研究』20号（2011年）に掲載されたものである。

第3章
医療・福祉過疎地域の現状と地域包括ケアシステムの現実性
介護における「自助・互助・共助・公助」論の問題点

井口克郎

はじめに

 2000年に発足した介護保険制度は、措置制度の解体によって介護における国の責任を軽減し、財政支援の抑制を行なう意図をもって導入されたが、他方で、家族介護をになう人々を介護の疲弊から解放し(「介護の社会化」)、サービス利用者に事業者やサービスの種類の選択の幅を広げる(「選択の自由」)という積極的目的を謳う側面ももっていた。
 しかし近年、急ピッチで進められてきているのは、2012年8月に成立した社会保障制度改革推進法や国および厚生労働省(以下、厚労省)の進める地域包括ケアシステム構想にみるように、介護保険制度の給付範囲を縮小し、介護を家族や近隣、自助・互助の領域に押し戻す政策である。
 かといって、この間家庭や近隣で要介護者のケアを実現できるような環境が地域社会の中に構築されてきたのかというと、決してそうではない。地域の介護現場では、在宅介護者など自助・互助のにない手となることを期待されている人々がすでに疲弊している現状が垣間見られる[1]。
 本稿は、三重大学人文学部・医学部(家庭医療学)および筆者が2012年9月に三重県津市で行なった「白山地域の地域医療・保健・福祉に関する調査」結果(対象者3,106名、回収率91.6%)を用いながら、地域住民の生活および介護を取り巻く状況(要介護者や在宅介護者の状況)について考察する。それを通じて、地域住民の疲弊、介護サービス供給の絶対的不足、自助や互助による介護の客観的基盤が地域において脆弱化している実態を明らかにす

るとともに、現在の介護政策の問題点と、それを乗り越えるためのビジョンについて論じる。

1. 近年の介護政策と地域包括ケアシステム構想

(1) 介護政策動向—「介護の社会化」への逆行

　介護保険制度の発足以降、介護報酬および制度の改定が定期的に行なわれてきた。それらの一連の改定は全体としてみれば、介護当事者のニーズにもとづき、要介護者がより介護サービスを受けやすくするというよりかは、高齢化が進むなかで介護にかかる社会保障費をいかに抑制するかという財政的目的が第一に掲げられ、国と経済界のイニシアチブのもとで進められてきた。

　たとえば、2006年の介護保険制度改定では、要介護1の一部の要支援2への移行が行なわれた。要介護者をより安価なサービスに移行する手法によるサービス抑制はこの頃からみられるが、近年、社会保障費抑制のためのサービス受給制限および利用ハードル引上げがいっそう露骨になっている。2015年の特養への入居の要介護3以上の者への制限や一部利用者自己負担2割への引き上げ等はその代表である。

　介護保険制度の社会保障としての性格や、「介護の社会化」を否定する決定的出来事が、2012年8月の「社会保障制度改革推進法」の可決である。社会保障制度改革推進法（以下、「推進法」）は、家族相互および国民相互の助け合いを明文化し、「給付の重点化」と「制度運営の効率化」を掲げた。

　同法は第2条で、「社会保障制度改革は、次に掲げる事項を基本として行われるものとする。一　自助、共助及び公助が最も適切に組み合わされるよう留意しつつ、国民が自立した生活を営むことができるよう、家族相互及び国民相互の助け合いの仕組みを通じてその実現を支援していくこと。」としている。また、第7条では介護について「政府は、介護保険の保険給付の対象となる保健医療サービス及び福祉サービスの範囲の適正化等による介護サービスの効率化及び重点化を図る」としている。まさに介護保障の国家責任を真っ向から否定するものである。

（２）地域包括ケアシステム

　上記のような流れのなかで、介護分野での社会保障の縮小の具体的手段と位置づけられるのが、地域包括ケアシステムである。

　地域包括ケアシステムは、2009年介護報酬改定の直後から、介護保険財政の増加を抑制し「介護保険制度の持続可能性」を模索するべく、厚労省等で介護サービス提供のあり方の再編に向けて検討が本格化した。

　2006年に全国各市町村の各地域に地域包括支援センターが設置されたが、2009年5月の地域包括ケア研究会「地域包括ケア研究会報告書―今後の検討のための論点整理―」は、「地域包括ケア」の概念を明確化させるための議論をまとめている［地域包括ケア研究会、2009］。そこでは、「地域包括ケアシステム」を「おおむね30分以内に駆け付けられる圏域で、個々人のニーズに応じて、医療・介護等の様々なサービスが適切に提供できるような地域での体制」とし、身近な地域でケアを受けられる体制の構築を目指している。

　しかし同報告書は、介護費用増大のなか、すべてのニーズや希望に対応するサービスを介護保険（「共助」としている）で給付することを否定し、自助・互助・公助との適切な役割分担の検討を主張している。つまり、地域包括ケアシステム構想は、介護の自助・互助への押し戻しと切っても切り離せない関係を生まれながらに持って提案されてきたのである。

　しかし、以上のような仕組みが仮に機能するためには、地域内に一定の医療機関・介護事業所や医師、看護師、介護士などの専門職がすでに配置されている必要がある。また、住民が仮に自宅での生活が困難になった場合に、サービス付き高齢者住宅や有料老人ホームに入居できるだけの所得があることが条件である。さらに、介護予防や生活支援、ケア活動に参加できるだけの余力が住民になければならないが、そのような条件を備えた地域は多くないであろう。

　以上のように、近年国および厚労省が進める介護政策は、地域包括ケアシステムの構築によって介護保険給付の範囲を縮小し、介護を家族・近隣（自助・互助）へ押し戻すことを意図するものである。これは介護保険が発足当

初に掲げていた「介護の社会化」に逆行するものであると言えよう。

2．地域における住民の介護状況—三重県における調査の例から

（1）三重県津市白山地域での地域住民の生活調査—「白山地域の地域医療・保健・福祉に関する調査」の目的と特長

　以上のような国や厚労省の示す介護政策は、地方の過疎化の進む地域では実現可能なのだろうか。つぎに、三重県で三重大学および筆者が行なった調査を用いながら、その点について考察してみよう[2]。

　三重大学人文学部・医学部（家庭療医学）では、2012年9月に三重県津市白山地域で「白山地域の地域医療・保健・福祉に関する調査」を実施した。調査を行なった三重県津市白山地域（旧白山町）は、津市の山間にある地域で、津市内でも比較的医療や福祉へのアクセス困難の問題を抱えていると言われている地域である。人口は、2012年8月31日現在、1万2,453名であり、高齢化率は32.8％である[3]。年々人口が減少している過疎地域である。

　本調査の特色は、住民の経済・社会的状態と、健康状態などの医学的要素を把握し、それらの相互の関連を考察できることである。住民の健康状態の把握には、主観的健康感、健康関連QOLを測定するSF-8™日本語版（スタンダード1ヶ月版）を使用した。

　調査方法は、調査票（質問紙）による留置調査である。調査票の配布と回収は、白山地域の白山町自治連合会に委託のうえ、ご協力をいただいた。自治会の調査票配布・回収員に調査対象者宅を訪問してもらい、調査票の配布と回収を行なった。なお、自治会が組織されてない一部の地区の対象者へは、郵送による調査票の配布と回収を行なった。

　調査票の配布時期は、2012年9月1日である。回答期間は配布からおおむね1週間とし、同年9月20日までに調査票を回収・集約した。

　本調査の調査対象者数（実質的な調査票配布数）は、2012年3月に住民基本台帳から抽出した20歳以上の住民3,266名のうち、調査実施時点の同年9月までにすでに域外に転居していた人や死亡していた人を除く3,106名で

ある。回収数は2,844通であった[4]。同調査の特筆すべき点は、91.6%という極めて高い回収率を実現できたことである。よって、普段地域に潜在化している医療や福祉の問題を、高い精度で集約することができたと考えられる。

（2）調査結果から見える要介護者、在宅介護者の状況

調査結果から、高齢や障がいで介護を必要としている人々（要介護者）と、自宅などで介護をになっている人々（在宅介護者）の状況をみていこう。

1）回答者の基本的属性

調査の回答者計2,844名を、年齢、性別ごとに集計（同設問無回答の102名を除く2,742名）すると、年齢については、20代が235名（8.6%）、30代が278名（10.1%）、40代が337名（12.3%）、50代が403名（14.7%）、60代が592名（21.6%）、70代が511名（18.6%）、80代が329名（12.0%）、90代以上が57名（2.1%）である。性別は、男性が1,359名（49.6%）、女性が1,383名（50.4%）である。住民基本台帳における白山地域の実際の年齢、性別構成に極めて近い回答を得ることができた。

2）医療・福祉に関する悩みや不安

まず、住民の医療や福祉に関する声をみてみよう。表1は、調査自由回答欄に寄せられた膨大な住民の声のごく一部を抜粋したものである。多くの不安や悩みの声が寄せられた。

高齢化のなかで、医療・福祉に関する不安の声が多い。「配偶者が倒れてから、たいへん苦しい毎日です。二人で死のうと思ったことも、たびたびあります。」という声からは、介護等を家庭内で抱え込み、疲弊し、自ら命を絶つことを考えてしまう状況に陥っている、非常に深刻な様子がうかがえる。早急にケアを保障することが必要である。

また、家庭内で介護を抱え込むことによる家族の負担が重いという意見が多い。家族が認知症になった場合、たとえ軽度であったとしても心理的負担が大変だという声が寄せられている。

多くみられるのが、経済的理由によって介護の費用を負担することが困難

だという声である。一つは、介護保険サービスの自己負担である。介護保険サービスは現在、サービスを利用する場合基本的にサービス利用料の1割を自己負担しなければならない。その利用料が、とくに国民年金を主な収入源とする高齢者を中心にかなりの負担になっている。まして、有料老人ホームなどは費用が高くて入居できないという声が寄せられている。

もう一つは、介護保険料の負担である。高齢者層をはじめ「何故このような無差別に介護保険料を取るのでしょうか？これでは介護を受けられる前に生活苦で餓死せねばならないでしょう。」という声にみるように、人々の生活を圧迫している。

それらに加えて重要なのが、介護サービス事業所の数やそこへのアクセスの問題である。自分の住む地区でサービスを受けたいが近くにないという声や、入居施設の不足の声が挙げられている。家族が域外の介護施設に入居したり病院に入院したりした場合などは、お見舞いに行くために交通費がかかる。医療機関の不足から域外の医療機関を受診する際にも交通費（時には受診の費用よりも高くなる）が大きな負担となっている。

表1　アンケート自由記入欄に寄せられた医療・福祉に関する声

- 高齢者の一人ぐらしや夫婦二人の家庭が増えていくなか、救急医療や長期の介護、看護のことを思うと先行き不安でいっぱいになります。
- 配偶者が倒れてから、たいへん苦しい毎日です。二人で死のうと思った事も、たびたびあります。
- 地区で介護保険サービスを受けたい。近くにないため。
- 同居の介護者に負担がかかると家庭崩壊の危機にさらされる。安い料金で入所できる高齢者の入所施設を地域にふやしてほしい。また高齢者の施設入所への不安を取り除くよう社会的アプローチをしてほしい。とくに認知症の場合は、身体的障害が軽度でも同居家族の心理的負担が大変である。
- 市町村は合併等により、中心地は良いが、過疎地はすべてにたいして不便になってきている。現在は自分で自動車を運転できるので、それほどの不便を感じないが、自分が運転できなくなった時や現在も仕事をしているの

で、家族が病気になった時の通院等不便な事、不安に思う事は多い。家族が介護を必要となった時に、働きながら介護をする事や介護施設の事等考えるとかなり不安である。
- 年金が少なく生活に困っている。介護受けていないが、支払いが多く困っている。年金では支払っていけない。
- 施設によって費用が高額なため、入所できない高齢者がみえる。
- 老人施設の空きがなく思うような施設に入れず国民年金の支給額では施設に入っても金銭面が大変です。
- 何故このような無差別に介護保険料を取るのでしょうか？　これでは介護を受けられる前に生活苦で餓死せねばならないでしょう。
- 介護施設に入る時、国民年金でも入れるようにならないのでしょうか。
- 山間部の人は、病院の近くにある介護施設や有料老人ホームなど、探していますが、数少なく有料老人ホームは入居費＋通院費用が高くなる。国民年金の生活の人には、利用困難となります。
- 特別養護老人ホームなど、低料金で誰でも早く入れるようにしてほしい。
- 一人の年金だけで暮らせるのか？　買い物も行けるだろうか？　車も乗れなくなると病院や買い物に行けるのだろうか？　色々と悩みが出てきます。
- 見舞や介護に通うために膨大な時間、費用がかかる。
- 交通手段がないことによって、介護保険の利用を制限されるのはおかしいです。
- 家族のなかで介護する人がいた場合、もう少し安い費用で預かってくれるところがあればよい。家族の負担が大きい。

＊「白山地域の地域医療・保健・福祉に関する調査」自由記入欄より一部抜粋。

3）要介護者の状況—必要な介護サービスが受けられない

　要介護者の状況をみてみよう。同調査で、長期にわたる心身の病気・障害や高齢のため介護を必要としているかを質問したところ、「介護を必要としている」人は13.1％、「介護を必要としていない人」は79.0％、無回答が7.9％であった。

図1 要介護者が受けている介護（複数回答）

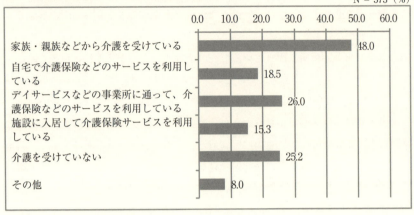

N = 373（%）

　上記の「介護を必要としている」人（要介護者）に、現在どのようなかたちで介護を受けているかを質問した結果が、図1である。受けているものをすべて答えてもらった。まず、「家族・親族などから介護を受けている」と答えた人は、48.0％である。約半数の人は家族や親族から何らかのかたちで介護を受けており、家族・親族がいる場合、家族はまず自力で介護をになおうとしていることがわかる。次に多いのが、「デイサービスなどの事業所に通って、介護保険などのサービスを利用している」（通所介護利用者）で、26.0％である。その次が、「自宅で介護保険などのサービスを利用している」（訪問介護利用者）で18.5％、「施設に入居して介護保険サービスを利用している」人（施設入居者）が15.3％である。

　ここで、最も注目するべきは「介護を受けていない」人である。介護が必要であるにもかかわらず、家族や親族から、もしくは介護保険サービスなどの社会的なケアを全く受けていないという人が25.2％も存在することが明らかになった[5]。

　医療・福祉というケアサービスの需要は、ケアを必要としている人が病院や介護事業所などにアクセスすることができれば、そこにいる専門職等によって認知され、サービスにつなげることも可能であるが、経済的困窮や交通手段の不足、医療・福祉資源の不足などから医療・福祉機関等にアクセス

表2 介護者および非介護者の身体的サマリースコア（PCS）および精神的サマリースコア（MCS）の平均値

		回答数	平均値
身体的サマリースコア（PCS）*	在宅介護者	358	44.83
	非介護者	1,592	45.95
	合計	1,950	45.74
精神的サマリースコア（MCS）**	在宅介護者	358	46.36
	非介護者	1,592	47.85
	合計	1,950	47.58

*p<0.05　**p<0.01

できない場合、そのような人々のケア需要は存在していないものとして扱われてしまう。本調査がこのような潜在的なケア需要を捕捉することができたことは非常に大きな意義を持つ。介護が必要であると自覚している人のうち、約4分の1が介護を受けることができていない実態は、極めて深刻であると言わざるをえない。

4）在宅介護者の状況―在宅介護者で進む健康悪化

他方で、自宅などで家族や親族等の介護をしている人々（在宅介護者）の状況である。

調査結果では、白山町では家族に介護が必要な人がいる人のうち、「介護をしている」人が58.4%、「介護をしていない」人が40.1%、無回答が1.5%であった。つまり家族に要介護者がいる人のうち約6割が、何らかのかたちで家族の介護に携わっている。

「介護をしている」と回答した在宅介護者の健康状態はどうであろうか。SF-8のサマリースコアによって分析を行なった。表2は、在宅介護者と、それ以外の介護をしていない人（以下、非介護者）の身体的サマリースコア（PCS）および精神的サマリースコア（MCS）の平均値を比較したものである。ここで、非介護者には、要介護者や何らかの疾患を抱えている人も含めて集計していることを断っておく。

身体的サマリースコア平均値をみると、在宅介護者が44.83、非介護者が45.95で在宅介護者が有意に低い（$p<0.05$）。精神的サマリースコア平均値を

みても、在宅介護者が 46.36、非介護者が 47.85 で在宅介護者の方が有意に低い（p<0.01）。身体的、精神的に介護をしている者の健康状態が介護をしていない者に比べて悪いことがわかる。

SF-8 のサマリースコアは、2007 年日本国民標準値を公開している。この日本国民標準値を慢性疾患数別にみると、慢性疾患を二つ以上抱える者で、身体的サマリースコア平均値が 45.75、精神的サマリースコア平均値が 49.06 である［福原・鈴鴨、2012：70 頁］。つまり、本調査から得られた在宅介護者の健康状態は、日本国民標準値における慢性疾患を二つ以上抱える人々（病人やケアを必要としている側の人々）のそれよりも低い。在宅介護者の健康悪化が進んでいる深刻な現状が確認できた。

5）介護が受けられない、また家族で介護しなければならない背景―サービスの「選択の自由」のなさ

ところで、介護が必要であると感じているにもかかわらず「介護を受けていない」人は、なぜ介護を受けることができていないのだろうか。また、在宅介護者のなかには自らの健康状態が悪く疲弊している人がいるにもかかわらず、なぜ自宅で介護を行なっているのだろうか。

これらについて、各家庭の経済状況と介護を受けているかどうか、および自宅で介護しているかどうかの傾向を分析したが、明確な差は見いだせなかった。つまり、低所得の世帯でも、中・高所得の世帯でも、それぞれおおよそ一定の割合で介護を受けられない人や、自宅介護をする家族が現われてくるのである[6]。

この理由として挙げられるのは、白山地域における医療・福祉資源およびサービス供給の絶対的不足である[7]。低所得層の人々にとって、当然介護サービス利用料の自己負担などの経済的・制度的要因が介護サービスの利用を阻害する一つの要因になっていることは確かであるが、中・高所得層の人々についても、地域内における介護事業者の数や偏在、介護サービス供給量の絶対的不足によって必ずしも必要なサービスにアクセスできない状況が発生していると考えられる。それらが絡み合って、地域の人々が住み慣れた地域に住み続けられない状況が生み出されていると言えよう。介護保険制度

図2 助け合いができると思う範囲　　　　　　　　　　N = 2622（%）

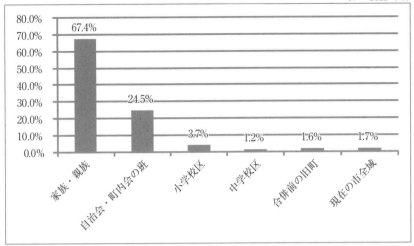

はサービスの「選択の自由」を謳って導入されたが、それも実現されていないのである。

6）地域内における自助・互助推進の現実性は？

本調査では、助け合いができる範囲はどこまでだと思うかについて質問した。図2はその結果であるが、「家族・親族」が67.4％、「自治会・町内会の班」が24.5％、「小学校区」が3.7％、「中学校区」が1.2％、「合併前の旧町」が1.6％、「現在の市全域」が1.7％である。圧倒的多数が、「家族・親族」の間での助け合いで限界である。

「自治会・町内会の班」もしくはそれより広域の範囲で、地域包括システム構想が描くような何らかの活動のにない手になりうる人々は3割程度存在する。そのような人々に一定程度の独居高齢者の見守り活動などを期待することはできる可能性はあるが、実際に介護をになう役割などをどこまで求めることができるかは、それらの人々の意向や生活状況、健康状態を踏まえて検討することが必要である。先述のように、在宅介護者において健康悪化がすでに進んでいる現状などがあるからである。

おわりに

　本稿は、国や厚労省が進めている地域包括ケアシステムによる自助・互助を重視した介護システムの構築という方向性と、三重県津市白山地域における住民の生活調査から住民が実際に置かれている介護の状況について論じた。白山地域の例のように、医療・福祉資源が絶対的に不足し、自助・互助を担うことが期待されている住民や在宅介護者がすでに疲弊している現状を照らし合わせれば、現在の介護政策の方向性の問題点は明らかである。

　介護保険制度による公的なサービス保障を縮小し、介護を自助・互助に委ねて行けば、必要な介護サービスが受けられない要介護者が増え、また在宅介護者の健康状態もますます悪化していく可能性が危惧される。

　そうではなく、住民・当事者が社会保障（国家責任）としての介護保障政策の策定過程に実質的に参加し、社会保障制度＝国家責任を発展させて要介護者やその家族、また社会保障制度をになう介護労働者の権利がいずれも保障されるようにする、すなわち政策参加という意味合いの参加が実現されなければならない。それは、ＩＬＯ看護職員条約や、ＷＨＯのプライマリ・ヘルス・ケア、ＩＬＯによるケアワーク研究などの国際的動向も示しているとおりである[8]。

　そのためには、一定の地域単位で、住民・当事者参加のもとで、ケア保障のために何が必要なのかを議論していく必要があろう。その結果を十分に反映して、市町、県、国は財源を確保し政策を策定するというボトムアップのプロセスを構築していくことが不可欠である。

1) 近年、自宅で家族等の介護をになう在宅介護者の問題についても、研究が行なわれるようになってきている。たとえば［湯原、2011］など。
2) 筆者は 2011～2012 年度、三重大学人文学部に在籍し、文部科学省特別経費「医療過疎地域における多次元的評価によるアラートシステム構築」プロジェクトに参加した。「白山地域の地域医療・保健・福祉に関する調査」は、同プロジェクトによる研究・活動成果の一部である。本稿が基としている同調査に関する分析の詳細は、［井口、2014］参照。単純集計結果および調査票については、［三重大学人文学部、2013］参照。
3) 津市ホームページ、http://www.info.city.tsu.mie.jp/modules/dept1009/article.php?articleid=23（2013 年 1 月 22 日最終閲覧）。

4）津市白山地域の人口1万2,453名のうち、20歳以上人口は1万428名である（2012年8月31日現在。前掲、津市ホームページ）。
5）この数値は調査データの集計の仕方により若干上下するが、最低でも20％以上の人が、介護を必要としているにもかかわらず、介護を受けることができていないと考えられる。
6）詳細は、井口・前掲。
7）地域内の医療・福祉資源の状況や地域内の各地区の生活環境について、津市社会福祉協議会白山支部にヒアリングを行なった（2012年12月21日実施）。
8）ＩＬＯ看護条約については、［中山、1979］、ＷＨＯのプライマリ・ヘルス・ケアと住民参加については、［国民医療研究所、1999］、ＩＬＯのケアワーク研究については［Daly、2001］などを参照。

【参考・引用文献】
Daly, M .ed（2001）*Care Work: The quest for security*, International Labour Office, Geneva
井口克郎（2014）「過疎・高齢化地域における住民の介護問題の実態把握―三重大学人文学部・医学部による地域住民の生活・健康調査から―」『日本医療経済学会会報』31巻1号、54～78頁。
国民医療研究所（1999）『「地域医療総合検討」プロジェクト報告―地域医療と住民参加』国民医療研究所所報 No.42。
近藤克則編（2005）『健康格差社会』医学書院。
近藤克則編（2007）『検証「健康格差社会」』医学書院。
地域包括ケア研究会（2009）『地域包括ケア研究会報告書―今後の検討のための論点整理―』三菱ＵＦＪリサーチ＆コンサルティング株式会社。
地域包括ケア研究会（2010）『地域包括ケア研究会報告書』三菱ＵＦＪリサーチ＆コンサルティング株式会社。
中山和久編著（1979）『看護職員　その権利と労働条件―ＩＬＯ看護職員条約のすべて―』労働旬報社。
福原俊一、鈴鴨よしみ編著（2012）『SF-8™ 日本語版マニュアル』特定非営利活動法人健康医療評価研究機構。
三重大学人文学部編（2013）『文部科学省特別経費「医療過疎地域における多次元的評価によるアラートシステム構築」プロジェクト成果報告書』、三重大学人文学部「医療過疎地域における多次元的評価によるアラートシステム構築」プロジェクト。
湯原悦子（2011）「介護殺人の現状から見出せる介護者支援の課題」『日本福祉大学社会福祉学部論集』125号、日本福祉大学社会福祉学部編、41～64頁。
吉江悟、飯島勝矢、辻哲夫（2013）「地域包括ケアシステムをどうつくるか―柏市における取り組みの現状と展望―」、日本ホスピス・緩和ケア研究振興財団『ホスピス・緩和ケア白書2013』「ホスピス緩和ケア白書」編集委員会編、24～27頁。

（付記）本稿は、拙稿「医療・福祉過疎地域の現状と地域包括ケアシステムの現実性―介護における自助・互助・共助論の問題点―」（『医療・福祉研究』23号〈2014年〉51～64頁）を簡略化し、一部加筆・修正したものである。

第4章
高齢者の貧困と社会的孤立問題
いま、医療と福祉に求められているもの

河合克義

　いま、高齢者世帯の構造が大きく変わってきている。かつて、日本は三世代世帯が半数以上を占めていたが、三世代世帯は大幅に減少し、他方、高齢者夫婦のみ世帯、ひとり暮らし高齢者世帯が急増してきている。

　表1は、65歳以上の者のいる世帯の割合と全世帯に占める65歳以上の者がいる世帯の割合をみたものである。「全世帯に占める65歳以上の者がいる世帯の割合」は、1980年には24.0％であったものが、2012年には43.4％と19.4ポイントも増えた。そのうち、高齢者の「三世代世帯」は、1980年には50.1％であったが、2012年には15.3％となった。また、高齢者「夫婦のみ世帯」は、1980年には16.2％であったが、2012年には30.3％、高齢者「単独世帯」は、1980年に10.7％であったものが、2012年には23.3％となっている。

　このように、ひとり暮らし高齢者の急増は著しい。昨今、問題となっている孤立死は、このひとり暮らし高齢者を中心に発生している。その背景にある社会的孤立問題の現実はどのようなものか。またなぜ孤立問題が深刻になっているのか。そうした孤立問題に対応する政策の問題点と医療・福祉の専門家に求められているものについて述べたい。

1．深刻化する孤立死、餓死

（1）餓死

　孤立死が、大きな問題となっている。孤立死のみならず餓死までが起こり

表1 65歳以上の者のいる世帯の割合と全世帯に占める65歳以上の者がいる世帯の割合(%)

	1980	1985	1990	1995	2000	2005	2010	2011	2012
単独世帯	10.7	12.0	14.9	17.3	19.7	22.0	24.2	24.2	23.3
夫婦のみの世帯	16.2	19.1	21.4	24.2	27.1	29.2	29.9	30.0	30.3
親と未婚の子のみの世帯	10.5	10.8	11.8	12.9	14.5	16.2	18.5	19.3	19.6
三世代世帯	50.1	45.9	39.5	33.3	26.5	21.3	16.2	15.4	15.3
その他の世帯	12.5	12.2	12.4	12.2	12.3	11.3	11.2	11.2	11.6
全世帯に占める65歳以上の者がいる世帯の割合	24.0	25.3	26.9	31.1	34.4	39.4	42.6	41.6	43.4

資料：1985年以前は厚生省「厚生行政基礎調査」、1986年以降は厚生労働省「国民生活基礎調査」
注1：1995年の数値は兵庫県を除いたもの、2011年の数値は岩手県、宮城県及び福島県を除いたもの、2012年の数値は福島県を除いたものである。
注2：四捨五入のため合計は必ずしも一致しない。
出典：『平成26年版高齢社会白書（全体版）』

続けている。たとえば、1996年4月27日、豊島区のアパートで77歳の母親と41歳の息子が栄養失調で半ミイラ化の状態で発見された。餓死である。

死亡推定日は4月4～5日頃とのことである。母親がA6判のノート10冊に書き綴った日記（1993年12月から1996年3月11日まで）からうかがえる生活は、悲惨極まるものである。

母親は、ふらつき、頭痛、発熱、腰痛を繰り返し、外出はもちろんちょっとの動きにも大変な苦痛をともなっていた。息子は長期にわたって寝たり起きたりの状態でまったく外出できないようであった。生計費中の食費月額は1994年、95年は3～4万円、95年12月頃からは2万円程度である。食べている物の内容は、駄菓子類がほとんどで、ふらつきや栄養失調からの下痢の繰り返しをしていた。入浴については、母親は10年、子どもは15年ほど入ったことがなく、母親の髪も10年ほど洗っていない。洗濯はここ7、8年ぜんぜんせず、ガスはお茶のお湯を1日2回ほど沸かすだけ、電気はまめ球のみ、というもの。日記の最後（96年3月11日）には「とうとう、今朝までで、私共は、食事が終わった。明日からは何一つ口にするものがない」と書かれている。死亡したと思われる4月4～5日までの期間の母子の苦痛は我々の想像を超えるものである。

そもそも日本国憲法で保障する「健康で文化的な最低限度の生活」はどこへ行ったのか。そして重要なことは、こうした問題が氷山の一角であるということである。

以上のような餓死とは別に、いま、一人で亡くなり何日も発見されないという事件が続いている。いわゆる孤立死といわれるもので、その数は、増加傾向にある。

（2）孤立死

　2010年にNHKが行った無縁社会キャンペーンは、大きな反響があった。一連の番組の始めは、2010年1月31日に放映された「無縁社会－無縁死3万2000人の衝撃」である。NHKは、全国の自治体に電話をかけて、行旅死亡人で葬祭費を支出した人の数を調べようとした。その結果、自治体が葬祭費を支出した人数は（親戚その他に連絡して引き取られた人を除いて）、全国で3万2000人となった。NHKの取材班の話によれば、この調査の回収率は70％であること、また親族その他に引き取られた人は除かれていることからすると、この数字は控え目なものであるとのことである。

　同じ年の2010年7月、足立区で生きていれば111歳の男性が自宅で白骨化して発見された。亡くなったのは30年前で、同居していた家族が、親を生きていることにして年金を受け続けていたのである。いわゆる所在不明高齢者問題である。

　厚生労働省が、2010年8月27日に、所在不明者が全国に100歳以上で271人、80歳以上で800人いると発表した。所在不明高齢者問題は、親の年金を頼りに暮さざるを得ない子ども世代の貧困と孤立を浮き彫りにしたのである。

　筆者は20年以上前から、新聞に現れる餓死や孤独死というタイトルの記事を集めて、餓死・孤立死のリストを作成してきている。新聞記事の数と実態は異なることはいうまでもないが、とくに2000年以降は、新聞報道の数も多くなってきている。

　たとえば、2012年1月20日、札幌市の42歳の姉と40歳の障害のある妹の2人世帯であるが、姉が失業中で公共料金を滞納していてガス・電気が止められているなか、姉が病死をし、障害のある妹が凍死した。テレビ番組でも特集が組まれ話題になった事件である。札幌市の行政対応の不十分さが問題となった。

2012年2月20日、埼玉県さいたま市で、60歳代の夫婦と30歳代の息子という家族3人全員が、所持金1円玉数枚しかないという状況で餓死していた。

2012年3月7日、東京都立川市の都営アパートで95歳の母と63歳の娘という親子2人が亡くなっていた。

これらは、まさに例示にすぎない。多くの餓死や孤立死は、潜在化しており、実際の発生件数の把握は難しい。しかし、いくつかの機関や組織が、孤立死の数の把握をして公表していることにも注目したい。

その一つとしてUR都市機構がある。URの賃貸住宅において1人で亡くなった方のデータを発表してきている。1999年度には全国で207人であったが、2009年度には665人と増加してきている。ところが、UR都市機構において定義が見直され、新定義では、1週間を超えて発見されなかった事件のみを孤立死ということとなった。この定義では「1週間を超えて」となっているので、発見時期を8日目からカウントすることになるのであろうか。7日目に発見されたケースと、8日目に発見されたケースで何が違うのであろうか。

新しい定義で集計すると、2009年度では孤立死の数は650人から169人に減少し、翌年2010年度は184人となった。この年の2010年度から、UR都市機構は、この新定義による孤立死の数の公表のみとなっている。

東京都の監察医務院のデータによれば、東京都23区内の65歳以上で、1人で亡くなった人が、2002年には1,364人であったものが、2012年には2,733人と3,000人に迫る数値となった。23区に限定された数字であるが、この増加傾向は非常に気になるところである。

他方、兵庫県警の発表によれば、兵庫県の復興住宅で2011年に36人の孤立死があったとのことである。復興住宅での累計が717人となる。また、仮設住宅で亡くなった方は233人で、仮設住宅と復興住宅を合計すると950人である。このように1,000人弱が阪神淡路大震災関連で孤立死していることになる。

2. 高齢者の生活実態と社会的孤立

　筆者は、高齢者の生活実態を社会調査を通して把握してきている。調査実施地域は、沖縄県宮古島市、沖縄県読谷村、神奈川県大井町、神奈川県横浜市鶴見区、東京都中野区、東京都港区、東京都葛飾区、東京都江東区、千葉県君津市、長野県高遠町、山形県全市町村等である。高齢者のうちでも、ひとり暮らし高齢者を中心に、高齢者夫婦世帯、高齢者親子世帯の調査を行なってきた。ここでは、東京都港区での調査を取り上げ、孤立問題に直面しやすいひとり暮らし高齢者の実態をみていこう。

(1) 港区のひとり暮らし高齢者の実態

　さて、港区は都心にあり、人口は、2015年10月1日現在の住民基本台帳によると24万3,904人、世帯数12万5,848世帯となっている。人口数は、1984年から長期的な減少傾向にあった。1995年4月には15万人を割り込んだが、大型集合住宅の建設による人口増加にともない、2009年5月には20万人を突破した。港区は都区財政調整制度による財政調整交付金の不交付団体であり、財政的に豊かな区といえる。港区の高齢者人口割合は2015年10月1日現在で16.6％となっている。特別区の平均は2割程度であり、特別区のなかでも年齢は若い地域である。

　港区は勤労者が多く、若い人びとが多く流入し、活気のある区であるが、他方、高齢者の生活状況と孤立の点では、いろいろな課題を抱える地域でもある。港区のひとり暮らし高齢者の出現率（高齢者のいる世帯中のひとり暮らし高齢者の割合）については、全自治体中の割合の高い方から、1995年で123位、2000年で37位、2005年で13位（都内で島嶼部をのぞいて第1位）、2010年で38位となっている（国勢調査のデータを筆者が再集計）。このように港区は、全国的にみてもひとり暮らし高齢者の住む割合が高い地域である。

　港区におけるひとり暮らし高齢者について、筆者は、過去3回の調査に中心的に関わってきた。個々の調査については、次のとおりである。

　① 1995年調査：悉皆調査（回収数1,963ケース、回収率72.6％）

② 2004～2005年調査：40％抽出調査（回収数964ケース、回収率57.9％）と訪問面接調査を実施
③ 2011年調査：悉皆調査（回収数3,947ケース、回収率69.8％）と訪問面接調査を実施

調査主体は、①と②が港区社会福祉協議会、③が港区政策創造研究所（所長は筆者）である。

ここでは港区でのひとり暮らし高齢者の調査からみえてきた実態について、2011年調査を中心にみてみよう。

ひとり暮らし高齢者の男女比は、全国的に女性が多い。65歳以上高齢者の男女比は、全国平均では男性4割、女性6割であるが、ひとり暮らし高齢者となると、男性が3割、女性が7割となる。港区のひとり暮らし高齢者の男女比は、図1のとおり、1995年調査では男性1割半、女性8割半であったが、2011年調査では男性2割（19.2％）、女性8割（78.9％）と、男性の割合が少し増えてきてはいるが、依然として女性の割合が高い。女性のひとり暮らし高齢者が多いことが港区の特徴である。

年齢構成をみると（図2）、傾向として後期高齢者が増えてきていることがわかる。1995年調査では、前期高齢者と後期高齢者の割合は6対4であったが、2011年調査では4対6と後期高齢者の方が多くなり、割合は逆転した。今後さらに後期高齢者が増加することが予測されている。

住宅については（図3）、一般に都市ほど持ち家率が低い傾向があるが、港区のひとり暮らし高齢者の場合、1995年時点では、持ち家は42.3％と4割程度であったが、2011年には53.5％と5割強となっている。持ち家の中身も1995年には一戸建ての持ち家が2割あったが、2011年には1割半（16％）に減少し、他方、分譲マンションに住む高齢者が増加している。また、1995年には2割半近くの高齢者が民間の賃貸住宅に住んでいたが、徐々に減少し、2011年では1割半（15.9％）になっている。都営・区営住宅については1995年から2011年まで変わらず約2割を占めている。ＵＲの賃貸住宅は、この表では「その他」に含めたが、2011年で5％程度である。このように公営住宅が2割半を占めていることに注目したい。公営住宅がこれほどの割合を示す都市は多くはない。

図1　性別

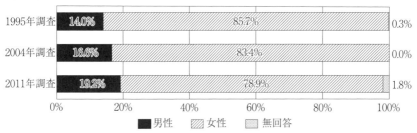

注：港区のひとり暮らし高齢者調査（各年）より作成

図2　前期・後期高齢者の構成割合（無回答除く）

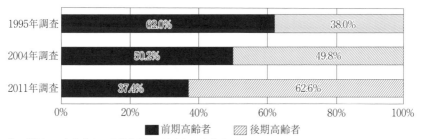

注：港区のひとり暮らし高齢者調査（各年）より作成

図3　住宅の種類

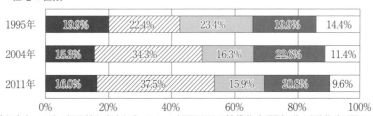

注：港区のひとり暮らし高齢者調査（各年）より作成

　年間収入をみてみよう（図4、無回答を除く）。最も多い割合を示すのは「200万円以上400万円未満」で29.4％、「150万円以上200万円未満」が19.3％、「100万円以上150万円未満」が18.8％、「400万円以上」が14.3％となっている。

　生活保護基準程度である年間150万円未満の者は、37.0％と4割弱となっ

図4　年間収入

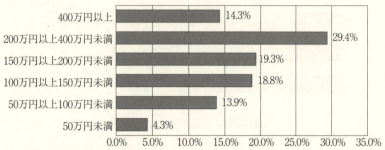

注：港区のひとり暮らし高齢者（2011年）

表2　因子分析に用いた2011年調査の調査項目（変数）

No.	設問番号	設問項目（変数）
1	Q8	健康状態
2	Q14	買物の頻度
3	Q25	近所づきあいの程度
4	Q34	外出時の会話の程度
5	Q38	年間収入
6	Q39	預貯金額
7	Q41	経済状況の感じ方
8	Q33(1)	外出頻度
9	Q37(1)	今のくらしには張り合いがある
10	Q37(2)	今のくらしにはストレスが多い
11	Q37(3)	生活は充実している
12	Q37(4)	生活していて不安や心配がある
13	Q37(5)	趣味をしている時間は楽しい
14	Q37(6)	友人との関係に満足している
15	Q37(7)	近所づきあいに満足している
16	Q37(8)	自分は頼りにされていると思う
17	Q37(9)	周囲から取り残されたように感じる
18	Q37(10)	将来の生活は安心できる

ている。生活保護を受給すると各種減免があるので、生活保護を受給していない高齢者において生活保護基準相当額を200万円とすると、200万円未満のひとり暮らし高齢者は全体の56.3％となる。筆者は、ひとり暮らし高齢者において経済的に不安定な層が少なくとも、半数はいるとみている。

表3　因子抽出時のパターン行列

	因子					抽出した因子
	1	2	3	4	5	
Q37(1)今のくらしには張り合いがある	0.981					第1因子 生活の満足
Q37(3)生活は充実している	0.896					
Q37(5)趣味をしている時間は楽しい	0.488					
Q37(8)自分は頼りにされていると思う	0.377		0.323			
Q8 健康状態	0.345					
Q41 経済状況の感じ方		0.868				第2因子 経済状況
Q39 預貯金額		0.681				
Q38 年間収入		0.603				
Q37(10)将来の生活は安心できる		0.33				
Q37 近所づきあいの程度			0.701			第3因子 人間関係
Q37(7)近所づきあいに満足している			0.688			
Q37(6)友人との関係に満足している	0.359		0.447			
Q34 外出時の会話の程度			0.391			
Q37(4)生活していて不安や心配がある				0.821		第4因子 不安・ストレス
Q37(2)今のくらしにはストレスが多い				0.734		
Q37(9)周囲から取り残されたように感じる				0.412		
Q33(1)外出頻度					0.966	第5因子 外出・買い物
Q14 買物の頻度					0.375	

因子抽出法：最尤法
回転法：Kaiserの正規化を伴うプロマックス法　0.3以下の値は非表示

（２）港区のひとり暮らし高齢者の生活類型

　さて、表2に示した18の変数を用いて因子分析を行なった。表3のとおり、港区のひとり暮らし高齢者の生活と意識を表わす5つの因子を抽出することができた。第1因子は「生活の満足」、第2因子は「経済状況」、第3因子は「人間関係（コミュニケーション）」、第4因子は「不安・ストレス」、第5因子は「外出・買い物の頻度」と名前をつけた（表2、3参照）。

　これらの5つの因子の得点を用いてクラスター分析を行ない、ケースを分類・類型化し、それぞれのクラスター（類型）ごとのひとり暮らし高齢者の特徴を表5に示した。なお、ケースの分類にあたっては、ＳＰＳＳの「大規模ファイルのクラスター分析」でクラスター数5と設定した場合の結果を用いた。さらに、生活類型ごとの因子得点のグラフを示したものが、図5である。

表 4　因子抽出時の構造行列

	因子				
	1	2	3	4	5
Q37(1)今のくらしには張り合いがある	0.864	0.354	0.462	0.414	
Q37(3)生活は充実している	0.823	0.43	0.407	0.438	
Q37(5)趣味をしている時間は楽しい	0.568		0.543		
Q37(8)自分は頼りにされていると思う	0.529		0.412		
Q8 健康状態	0.494	0.303		0.395	0.34
Q41 経済状況の感じ方	0.383	0.857		0.386	
Q39 預貯金額		0.621			
Q38 年間収入		0.59			
Q37(10)将来の生活は安心できる	0.546	0.566	0.313	0.541	
Q37 近所づきあいの程度	0.471		0.731		
Q37(7)近所づきあいに満足している	0.602		0.647		
Q37(6)友人との関係に満足している			0.577		
Q34 外出時の会話の程度	0.493		0.54		
Q37(4)生活していて不安や心配がある	0.342	0.359		0.792	
Q37(2)今のくらしにはストレスが多い				0.674	
Q37(9)周囲から取り残されたように感じる	0.455		0.377	0.513	
Q33(1)外出頻度	0.303				0.96
Q14 買物の頻度					0.368

因子抽出法：最尤法
回転法：Kaiser の正規化を伴うプロマックス法　0.3 以下の値は非表示

　生活類型ごとの全体割合をみると、類型 1（多重困難型）が 16.7％、類型 2（外出困難型）が 23.6％、類型 3（経済困難型）が 15.3％、類型 4（関係困難型）が 18.9％、類型 5（生活安定型）が 25.5％となっている。筆者は、貧困と孤立の問題を抱える層が類型 1 の（多重困難型）と類型 3 の（経済困難型）に含まれる全体の約 3 割（32％）を占めるとみている。

　表 6 は、因子得点をもとに、「性別」から「区の福祉サービスを受給していない割合」までの 12 項目を 5 類型とクロス集計をしたものである。たとえば、持ち家率は類型 1 が 41.4％であるのにたいし、類型 5 は 71.9％と大きな格差がある。健康状態も、健康な人の割合は類型 1 で 9.3％であるのにたいし、類型 5 は 71.9％である。また社会参加している人の割合は、類型 1 で 32.2％であるのにたいし、類型 5 では 71.5％となっている。明らかに類型ごとに差があることに注目したい。

表5 ひとり暮らし高齢者の生活類型と因子得点の対応表

評価基準:A 良い（0.5 以上）、B 普通（-0.5 以上～ 0.5 未満）、C 良くない（-1.0 以上～ -0.5 未満）、D 悪い（-1.0 未満）
※総合評価は因子得点5項目の平均値の評価とする。

生活類型	高齢者像・その特徴	全体割合	度数	総合評価（リスクの少なさ）		生活の満足		経済状況		人間関係		不安・ストレス		外出・買い物	
				評価	平均得点	評価	因子得点	評価	因子得点	評価	因子得点	評価	因子得点	評価	因子得点
類型1【多重困難型】	人間関係が非常に悪く、経済状況も良くないため、毎日の生活に強い不満やストレスを感じているタイプ	16.7%	353	C	-0.992	D	-1.406	C	-0.748	D	-1.065	C	-0.801	C	-0.941
類型2【外出困難型】	外出状況に問題を抱えているが、経済状況、人間関係が良好で生活人間関係が良好で生活に一定の満足を得ているタイプ	23.6%	498	B	-0.005	B	0.17	B	0.203	B	0.275	B	0.197	C	-0.868
類型3【経済困難型】	経済状況が悪く、不安を抱えているが、人間関係も良好で日常生活にはあまり不満がないタイプ	15.3%	322	B	-0.242	B	-0.189	D	-1.007	B	0.271	C	-0.786	A	0.501
類型4【関係困難型】	人間関係には満足していないが、経済状況、外出状況が良好なため、毎日の生活に不満を感じていないタイプ	18.9%	398	B	0.04	B	-0.133	B	0.221	C	-0.531	B	-0.039	A	0.68
類型5【生活安定型】	金銭面でも人間関係でも不安はなく、ストレスも感じていない。毎日を豊かに生活しているタイプ	25.5%	538	A	0.771	A	0.976	A	0.742	A	0.675	A	0.842	A	0.619

図5　生活類型ごとの因子得点グラフ

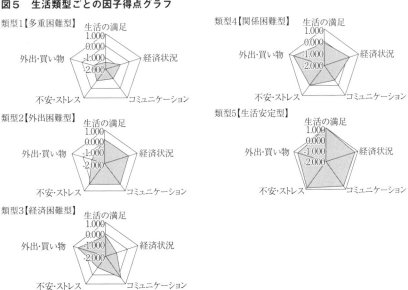

表6　ひとり暮らし高齢者の生活類型ごとの特徴

		類型1 [多重困難型 ／総合C]	類型2 [外出困難型 ／総合B]	類型3 [経済困難型 ／総合B]	類型4 [関係困難型 ／総合B]	類型5 [生活安定型 ／総合A]
高齢者像・その特徴		人間関係が非常に悪く、経済状況も良くないため、毎日の生活に強い不満やストレスを感じているタイプ	外出状況に問題を抱えているが、経済状況、人間関係が良好で生活に一定の満足を得ているタイプ	経済状況が悪く、不安を抱えているが、人間関係も良好で日常生活にはあまり不満がないタイプ	人間関係には満足していないが、経済状況、外出状況が良いため、毎日の生活に不満を感じていないタイプ	金銭面でも人間関係でも不安はなく、ストレスも感じていない。毎日を豊かに生活しているタイプ
性別	男性	33.1%	11.5%	22.8%	34.1%	16.4%
	女性	66.9%	88.5%	77.2%	65.9%	83.6%
平均年齢		76.7歳	77.9歳	74.6歳	75.0歳	74.8歳
平均居住年数		34.7年	39.7年	36.3年	36.9年	35.6年
持ち家率		41.4%	61.2%	35.0%	66.6%	71.9%
健康状態	健康	9.3%	29.3%	28.9%	38.4%	71.9%
	健康でない	53.5%	22.5%	27.3%	12.3%	3.9%
要介護認定有無	有	31.0%	21.0%	10.7%	9.9%	6.0%
	無	53.8%	68.0%	72.9%	77.1%	84.9%
現在仕事率		12.4%	20.6%	28.8%	28.6%	37.1%
未婚率		30.0%	25.6%	32.7%	34.5%	27.5%
生存子有割合		53.4%	58.3%	49.0%	50.4%	56.3%
社会参加有無	有	32.2%	59.5%	60.1%	52.0%	71.5%
	無	67.8%	40.5%	39.9%	48.0%	28.5%
社会参加意向	有	21.8%	34.9%	47.9%	40.2%	55.5%
	無	47.8%	31.2%	21.0%	30.2%	22.3%
区の福祉サービスを受給していない割合		53.9%	65.5%	68.8%	71.4%	72.9%

※カイ2乗検定（有意水準は0.05）の結果、いずれの項目も有意であった。

3．高齢者にたいする社会保障・社会福祉政策の方向性

（1）介護保険制度がもたらしたもの

　我が国の高齢者にたいする社会保障・社会福祉政策は、2000年の介護保険制度が導入されて以降、大きく変わってきている。

　介護保険制度の基本的考え方は、1994年12月の厚生省「高齢者介護・自

立支援システム研究会」の『新たな高齢者介護システムの構築を目指して』において具体化されたと言ってよいであろう。そこでは、社会福祉である措置制度ではサービスを国民の側が選択できず、行政側が一方的に決定するものであるとし、さらに社会福祉よりも社会保険の方が権利性が高い、それゆえ介護問題への対応を社会保険に切り替えた方が良いとしている。この考え方をもとに、介護保険法は1997年12月に国会で成立し、2000年4月から制度がスタートした。

　介護保険制度導入のねらいは介護に関する福祉制度の廃止による公費支出の削減と医療保険財政の負担軽減にある。伊藤周平によれば、介護保険制度実施時の2000年で、「現行の老人福祉措置制度の廃止による財政負担軽減が国で約3700億円、自治体で約2200億円」、「同年の医療保険財政の負担軽減は約1兆1600億円」と推計されるという（伊藤周平『出直せ！ 介護保険』自治体研究社、1999年、12頁。）。

　介護保険制度は市場化を許し、社会保障領域に株式配当を認めることとなった。こうして高齢者福祉の行政サービスは大部分、民間事業者に委ねられ、行政による高齢者問題の把握力は低下することになった。

　介護問題への対応を社会福祉制度から社会保険である介護保険制度に切り替えることによって、次のような問題が生じてきた。まず、第1が介護保険制度の当初の設計として制度対象を全高齢者の13％程度としていることから生まれる対象外の人々の介護問題にいかに対応するのかということ、第2が介護保険の認定基準が身体状況偏重であり、生活問題総体をみる視点が弱いこと、である。

　ホームヘルプサービスにみられるように、介護保険制度では対象外となる虚弱高齢者が介護保険制度検討の当初から問題となってきた。介護保険制度を準備する段階での地方自治体では、対象外サービスについては一般福祉サービスで対応したいとしてきたが、当時、国の福祉サービスが介護保険制度との関連で大きく変わってきていたことから、地方自治体はとりあえず介護保険制度から考えるという姿勢のところが多かった。

　国は、介護保険制度準備段階から介護に関しては社会福祉制度ではなく介護保険制度でという方針であったが、矛盾が大きく、2000年度には「介護

予防・生活支援事業」とか「生活支援型ヘルパー制度（軽度生活支援事業）」、さらにはそれまでの特別養護老人ホームが強制的に介護保険制度の施設に切り替えられたことの結果、「自立」と認定された高齢者に対する施設として新たに当時の「高齢者生活福祉センター」を拡充するかたちで「生活支援ハウス」を増設するといった新たな事業を打ち出さざるをえなくなったことに注目する必要がある。

つまり、このことは介護保険制度が介護問題全体のうちの一部にしか対応しないということであり、「介護保険制度対象外」の人々に対する介護保障のあり方が問われることになったということである。そこで重要な役割をもってくるのが社会福祉制度である。

ところが、社会福祉制度は介護保険制度の準備段階から大きく変化してきている。高齢者への在宅福祉サービスの変遷をみてみよう。

まず1997年までは「在宅高齢者等日常生活支援事業」の一つとして、奨励的な意味で実績に応じた補助制度であり、国は3分の2の負担をしていた。

1998年に名称が「高齢者在宅生活支援事業」となり、国の3分の2補助は変わらなかったが、介護保険の議論が始まると「包括的補助」ということで、メニューからの選択システムになった。すなわち地方自治体は国が示したメニューからいくつかを選んで実施することになった。この時、地域の高齢者人口に従って補助の限度額が設けられ、地域によっては補助額が激減する問題が起こった。

1999年には、制度の名称が「在宅高齢者保健福祉推進支援事業」となり、国の補助率が2分の1に引き下げられた。介護保険制度にあわせて福祉サービスが再編される動きが進んでいたのである。

さて、介護保険制度がスタートした2000年には「介護予防・生活支援事業」と名称がさらに変わり、介護保険との連動をさらに意識した名称になった。国の補助率は同じ2分の1であった。

2004年には名称がさらに変更され、「介護予防・地域支えあい事業」になった。社会福祉が〈地域支えあい〉＝相互扶助という19世紀の認識に後退したことは、社会福祉の歴史的発展を否定するものであった。

2005年は介護保険制度の見直しが行なわれた年である。制度の見直しの

結果、2006年4月、新たに介護保険制度のなかに「地域支援事業」が創設された。それにともない「介護予防・地域支えあい事業」（年間予算約400億円）が廃止されることになった。介護予防に関わるサービスについては一部、地域支援事業に移行されたが、それまでの高齢者のための在宅福祉サービスは消滅したのである。

　地域支援事業の中核をになう機関は「地域包括支援センター」である。多くの自治体では在宅介護支援センターを地域包括支援センターに移行させた。地域包括支援センターは、目的として、高齢者の生活を総合的に支えていくこととなっているが、実際には、〈できるだけ地域住民が要介護・要支援とならないように〉することに重点が置かれている。サービスとして、総合相談、権利擁護や介護以外の生活支援サービスとの調整が掲げられているが、センターの現行職員体制では、総合的な対応はできない現状である。結局、地域包括支援センターの事業は介護予防中心となっていった。

（２）高齢者に対する医療と福祉に求められていること

　いまや、高齢者への施策の中心は介護保険制度となっている。注意したいのは、要介護・要支援認定率は、2015年10月末で全国平均18.5％である。利用率を8割とするとサービス利用者の割合は14.8％となる。つまり介護保険サービスの利用者は65歳以上高齢者全体のうちの1割強ということになる。残りの約8割半を占める介護保険サービス対象外の高齢者の生活問題を課題として捉えるか否かで、政策のありかた、仕事の方向性が大きく異なってくるのではないか。もちろん介護保険サービス対象外の高齢者すべてが生活問題をもっているわけではない。しかし注意したいのは、孤立問題が、この介護保険サービスの対象外のところで起こっているということである。現状の介護保険中心となっている高齢者福祉施策は、孤立問題への対応が十分とはいえないのである。

　港区での調査による実態把握から新たな政策を創造した事例を紹介したい。港区政策創造研究所は、これまで何本かの調査を実施してきているが、すべての調査は、準備段階から関係課の職員とともに調査の設計、実施、分析をしてきている。このことが、調査の結果から政策を作り出すことまでをス

表7　2014年度ふれあい相談員の活動実績

1　訪問活動の実績

項　目		説　明	合　計
ひとり暮らし高齢者	訪問対象者（人）	介護保険や区の高齢者サービス等の利用がないひとり暮らし高齢者	3,476
	面会人数（人）（実数）	相談員が対象者宅を訪問し、本人及び関係者と面会できた人数	3,272
	面会率（％）	訪問率＝面会人数／訪問対象者	94.1
75歳以上高齢者のみ世帯	訪問対象者（人）	介護保険や区の高齢者サービス等の利用がないひとり暮らし高齢者	1,548
	面会人数（人）（実数）	相談員が対象者宅を訪問し、本人及び関係者と面会できた人数	1,509
	面会率（％）	訪問率＝面会人数／訪問対象者	97.5
訪問件数（件）（延数）		ふれあい相談員が訪問した延件数	13,414
見守り継続者数（件）		心身の理由等で継続見守りが必要な高齢者数	228
支援につなげた件数（件）		相談員の訪問により、介護保険や区の高齢者サービス等につなげた件数	1,904
相談件数（件）		本人、家族、近隣住民、民生委員、関係機関等と相談した件数	7,880

2　支援につなげ件数の内訳（件）

	介護保険認定申請	緊急通報システム	配食サービス	家事援助サービス	訪問電話	キット	救急	病院受診	相談センター	いきいきプラザ	訪問収集	ごみ戸別	その他	計
合計	134	86	50	9	12	1034	16	174	23	2			364	1904

資料：港区保健福祉支援部高齢者支援課調べ

ムーズに実現できる基盤を作ってきた。本稿で紹介したひとり暮らし高齢者調査に関しては、孤立状態にある高齢者で制度を利用している人は多くないことが明らかになった。このことは、高齢者支援課としてすでに認識していたことであり、調査の準備段階で、すでに新たな施策を2011年度からモデル実施していた。それがふれあい相談員の制度である。モデル実施段階では2地区に各2名のふれあい相談員を配置して、介護保険制度や福祉サービス、さらには後期高齢者医療制度を利用していないひとり暮らし高齢者を行政としてリストアップし、それを全数訪問したのである。

表8　石川県における地方自治体別ひとり暮らし高齢者の出現率

地域	総人口（人）	年齢不詳（人）	65歳以上人口（人）	65歳以上人口割合 ※「年齢不詳」を除く（％）	総世帯数（世帯）	高齢者のいる世帯総数（世帯）	単身高齢者世帯総数（人/世帯）	高齢者のいる世帯に占めるひとり暮らし高齢者数割合（％）
全国	128,057,352	976,423	29,245,685	23.0%	51,950,504	19,337,687	4,790,768	24.8%
石川県	1,169,788	9,217	275,337	23.7%	441,170	177.181	36,198	20.4%
石川県市部	963,561	7,849	225,484	23.6%	364,900	145,356	30,293	20.8%
石川県郡部	206,227	1,368	49,853	24.3%	76,270	31,825	5,905	18.6%
輪島市	29,858	52	11,357	38.1%	11,366	7,419	1,801	24.3%
金沢市	462,361	6,411	96,462	21.2%	191,256	61,812	14,813	24.0%
加賀市	71,887	96	20,027	27.9%	25,966	12,943	3,075	23.8%
珠洲市	16,300	6	6,699	41.1%	6,228	4,440	1,043	23.5%
鳳珠郡 穴水町	9,735	16	3,834	39.4%	3,659	2,355	541	23.0%
鳳珠郡 能登町	19,565	0	7,779	39.8%	7,364	4,973	1,130	22.7%
七尾市	57,900	43	17,118	29.6%	20,944	10,833	2,205	20.4%
石川郡 野々市町	51,885	1,041	7,908	15.6%	23,024	4,862	967	19.9%
河北郡 内灘町	26,927	250	5,241	19.6%	10,018	3,423	649	19.0%
羽咋市	23,032	29	7,101	30.9%	8,085	4,654	849	18.2%
羽咋郡 志賀町	22,216	5	7,576	34.1%	7,849	4,826	872	18.1%
小松市	108,433	926	25,350	23.6%	37,470	16,424	2,788	17.0%
鹿島郡 中能登町	18,535	0	5,513	29.7%	6,133	3,583	595	16.6%
羽咋郡 宝達志水町	14,277	0	4,166	29.2%	4,561	2,668	437	16.4%
河北郡 津幡町	36,940	56	6,730	18.2%	11,942	4,397	660	15.0%
かほく市	34,651	17	8,459	24.4%	11,084	5,334	739	13.9%
白山市	110,459	190	22,807	20.7%	36,556	14,983	2,083	13.9%
能美市	48,680	79	10,104	20.8%	15,945	6,514	897	13.8%
能美郡 川北町	6,147	0	1,106	18.0%	1,720	738	54	7.3%

2010年の国勢調査にもとづき河合克義が作成

　他方、本稿で紹介してきたひとり暮らし高齢者調査の結果（調査時点は2011年5月）、孤立し制度をまったく利用していない人の存在がみえてきて、ふれあい相談員を全地区すなわち5地区の地域包括支援センターに2名ずつ、合計10名配置した。2012年度のことである。予約なしの訪問は、非常に困難を伴うものであるが、徐々にいろいろな潜在化していた問題を発見し、支援につなげている。

　表7は、2014年度のふれあい相談員の活動実績である。ひとり暮らし高齢者の訪問対象数は、3,476人となっている。面会率は94.1％である。

本稿では触れる紙幅がなかったが、港区政策創造研究所が、2012年に実施した「75歳以上高齢者を含む2人世帯」への悉皆調査の結果から、家族と同居している世帯の課題が明らかになり、ふれあい相談員の訪問対象に「複数の75歳以上の高齢者のみで構成される世帯」が追加された。この訪問対象数は、1,548人となっている。なお、ふれあい相談員は、現在1名増員され、合計11名となっている。
　我が国の現在の高齢者に対する社会保障・社会福祉政策は、社会保険システムに重点が置かれ、福祉サービスが縮小してきていることから、高齢者の生活問題全体を把握できない状況となっている。港区のふれあい相談員制度が提起しているように、地域で孤立し、潜在化している問題に根ざした自治体施策の再構築が求められている。それは、社会保険による介護システムの国の政策方向の見直しを含むものである。
　さて、表8は、石川県における地方自治体別ひとり暮らし高齢者の出現率を見たものである。この表では、「高齢者のいる世帯に占めるひとり暮らし高齢者の割合」（ひとり暮らし高齢者の出現率）を割合の高い自治体順に並べている。最もひとり暮らし高齢者の出現率が高い自治体は、輪島市で24.3％、ついで金沢市が24.0％、加賀市が23.8％、珠洲市が23.5％となっている。石川県の平均は20.4％、全国平均の24.8％より割合は低い。しかし、石川県の各自治体も高齢化が進行中であり、そのなかで高齢者の貧困と孤立の問題も深刻化してきている。高齢者の生活実態を把握し、対応を総合的に考える必要がある。社会保険の枠を超えた、福祉施策、人間の尊厳を守る、人権保障の政策のあり方を地域から構築していくことが求められていると言えよう。

【参考文献】
港区社会福祉協議会（1995）『東京都港区におけるひとり暮らし高齢者の生活と社会的孤立に関する調査報告書─地域ネットワークの新たな展開を求めて─』。
東京都港区社会福祉協議会（2006）『港区におけるひとり暮らし高齢者の生活実態と社会的孤立に関する調査報告書』。
港区政策創造研究所（2012）『港区におけるひとり暮らし高齢者の生活と意識に関する調査報告書』。
港区政策創造研究所（2013）『港区におけるひとり暮らし高齢者の生活とその課題─平成23年調査データの詳細分析─』。
港区政策創造研究所（2013）『港区における75歳以上の高齢者を含む2人世帯の生活に

関する調査報告書』。
内閣府（2014）『平成26年版高齢社会白書（全体版）』。
伊藤周平（1999）『出直せ！　介護保険』自治体研究社。
河合克義（2009）『大都市のひとり暮らし高齢者と社会的孤立』法律文化社。
河合克義（2014）「都市部において急増する高齢者の生活実態と孤立問題」『都市問題』
　4月号、後藤・安田記念東京都市研究所。
河合克義編著（2012）『福祉論研究の地平―論点と再構築』法律文化社。
河合克義（2015）『老人に冷たい国・日本―『貧困と社会的孤立』の現実』光文社新書。

（付記）本章は『医療・福祉研究』26号（2017年）に掲載されたものである。

第2部

医療・福祉改革をめぐる対抗と課題

第1章
社会保障をめぐる対抗関係と人権としての社会保障の課題

井上英夫

はじめに

　私たちのいのちのとりでである憲法25条そして社会保障が、第二次大戦後1950年代の朝鮮戦争・再軍備そして社会保障予算大削減時代に匹敵する危機に瀕している。すでに、2012年の社会保障制度改革推進法により憲法25条は立法改憲されているといわざるをえない。したがって、現在の対抗軸は、憲法25条・人権としての社会保障対社会保障制度改革推進法の「自助、共助、公助」論ということになり、課題としては基本的人権（人権）としての社会保障確立ということになる。

　現在の危機が深刻なのは、相模原津久井やまゆり園事件に象徴されるように「人権保障の砦」たるべき病院や福祉施設で「人権保障のにない手」により生命権、健康権が剥奪されていることである。その根底には、社会保障政策に通低する優生思想があり、劣等処遇意識さらには恩恵主義が存在する。その意味で第二の対抗軸は、優生思想・劣等処遇・恩恵主義とこれに対する平和的生存権・生命権を基底とする人権である。課題としては徹底した思想闘争・イデオロギー批判ということになる。

　そして、第三の対抗軸は歴史的視点である。憲法97条は人権を「人類のたたかいの成果」としているのにたいして、自民党憲法改正草案では97条全文削除である。恩恵・温情主義対「権利のための闘争」史観の対抗である。

　課題としては、人権のための闘い、すなわち現代のレボリューションの展開ということになる。本稿では、第一の対抗軸を中心に考えてみたい。

　なお、本稿では、社会保障を所得保障、医療保障、介護保障、社会福祉、

居住保障、生活保護を含む広い意味で用いる。

1．憲法 25 条をめぐる状況―すでに「改憲」されている

　憲法改悪が日程に上っているが、憲法 25 条についてはより厳しい状況であることを確認しておきたい。

(1) いのちが軽くなっている―生命権剝奪として

　2016 年 7 月 26 日に発生した津久井やまゆり園事件に代表される福祉施設や病院等人権保障の場で人権のにない手によって虐待・傷害・殺人事件が引き起こされている。可哀そう、気の毒、で済ましてはならない。日本社会とりわけ政策の根底にある優生思想・劣等処遇・恩恵主義のマグマが噴出し、人権の最も基底となる生命権が剝奪され、生存権、生活権、健康権、文化権を保障する憲法 25 条を激しく揺さぶっている。

　その象徴が、安倍政権の掲げる「一億総活躍社会」である。戦争へ国民全体を駆り立てるための戦前の標語「進め一億火の玉だ」を想起させるのだが、麻生副総理の度重なる発言等と合わせ考えると安倍政権の「本音」を表しているといえよう。現在の日本の人口は、約 1 億 2,700 万人、何故「一億」総活躍なのか。残りの 2,700 万余の人は、どうなるのか。働けない、活躍できないで税金の無駄遣いをする人々は、死んでもよい、生きるな、といっているというほかない。まさに、人種、障害、病気等を基準に人間に価値の優劣をつけ、社会の役に立たない劣等者は抹殺してよいとする優生思想の政策化であり、やまゆり園事件被告人である元施設職員植松聖氏（刑が未確定であるので「氏」を付けるべきである）の思想（後に述べるように「考え」のレベルであるが）そして犯行を「作出・助長」したものというべきである。元職員が、障害者総勢 470 名を抹殺できるという犯行予告文書を最初に届けようと思ったのは安倍首相であったことが想起される。

(2) 恩恵主義と劣等処遇

　現在の日本の社会保障・生活保護政策の根底にあるのが恩恵主義と劣等処

遇である。お笑い芸人への生活保護バッシングの時の片山さつき議員の言動に代表される。低所得、貧困者は「弱者」で可哀そうだ、だからお恵みで保護してやる。しかし、貧困に陥るのは、怠け者だ、自助努力が足りない、努力できない劣等な人間だ、クズ・カスだ。税金で食わしてもらっているのだから、働いている人たちより低い生活・処遇で当たり前だ。生活保護基準は高すぎる、低くしろ、というものである。この意識は、税金で保護されているくせに贅沢いうな、我慢しろ、恥だと思え、文句をいうな、生意気だ、という権利性の全面否定と、お上や人様の世話になるなという「自立自助」、「自己責任」、「共助＝家族・地域責任」へとつながる。

この「恩恵主義」「劣等処遇」そして本人・家族の「恥だという意識」と社会からの「刻印（スティグマ）」の克服こそが、世界でも日本でも生活保護・社会保障の歴史であった。その到達点が、国が、人々の生命、生存を守り、人間の尊厳に値する「健康で文化的な生活」を人権として保障するということである。

(3) 社会保障制度改革の社会保障像―憲法25条はすでに「改憲」されている

まず、憲法25条の条文を確認しておこう。

「1　すべて国民は、健康で文化的な最低限度の生活を営む権利を有する。」

「2　国は、すべての生活部面について、社会福祉、社会保障及び公衆衛生の向上及び増進に努めなければならない。」

1950年、国の設置した社会保障制度審議会は、この憲法25条について、「これは国民には生存権があり国家には生活保障の義務があるという意である。これは、わが国も世界の最も新しい民主主義の理念に立つことであって、これにより旧憲法に比べて国家の責任は著しく重くなったといわねばならぬ。」と言い切った。

2012年4月に発表された自民党の憲法改正草案も、25条の生存権保障は否定できないで瑣末な字句修正にとどまっていた。ところが、自公民三党合意による同年8月の社会保障制度改革推進法は、社会保障制度改革の基本を「自助、共助、公助」とした（2条）。

その社会保障像は、社会保障の恩恵から権利、なかでも人権へと発展して

きた歴史を無視した主張である。思想的には、第二次大戦前の救護法時代（1929〈昭和4〉年）ですらなく恤救規則（1874〈明治7〉年）の恩恵の時代に立ち戻っているとさえいわざるをえない。

　この自助、共助、公助論は、社会保障の「保障」を放棄し、公的（とくに国の）責任の縮減、放棄すら意味するが、そのことを象徴する言葉が「公助」であり、「支援」である。就労支援、自立支援などと使われるが障害者自立支援法、生活困窮者自立支援法等が典型である。すでに社会保障は、その姿を変え「国・自治体」による「保障」制度から「公助」へ、さらに社会保障の名に値しない、民営化された「企業社会」による「支援」制度へと変質させられている。

　こうしてみると、少なくとも、憲法25条の社会保障制度にかかわる部分は、社会保障制度改革推進法によりすでに改憲されているといわざるをえない。下位の立法による最高規範憲法の改悪である。それは、日米安保条約・地位協定・自衛隊法等によって無視され、解釈改憲によってずたずたにされている第9条の姿に重なる。

2．人権保障・憲法25条の意義

　第二次大戦の悲惨な結果を反省し、日本は日本国憲法を制定し、国民主権、平和主義と並んで憲法25条の生存権保障等人権の保障を国の柱とした。その意義を再確認しておきたい。

（1）平和的生存権と社会保障―憲法9条と25条は一体である

　日本国憲法前文は、「われらは、全世界の国民が、ひとしく恐怖と欠乏から免かれ、平和のうちに生存する権利を有することを確認する。」と、平和的生存権をはっきりうたっている。戦争やテロの「恐怖」から免れるために憲法9条は、戦争、軍備を放棄し、「欠乏」すなわち飢餓や貧困から免れるために、25条で生存権、生活権、健康権の保障とその具体化としての社会保障、社会福祉、公衆衛生の向上・増進を謳っている。ここに、広い意味の社会保障が人権として9条と対をなす地位を占めたのである。

(2) 人間の尊厳の理念と自己決定・選択の自由および平等の原理

　現代の人権保障の理念は、世界人権宣言そして日本国憲法前文、13条、24条も規定する人間の尊厳（human dignity）である。すべての人が、唯一無二の存在であり、とって代われず、価値において平等であるということである。さらに具体化すれば自己決定・選択の自由さらには平等を原理とするといえるであろう。自己決定とは、自分の生き方、生活の質を自分で決めるということである。しかし、そのためには、いろいろな選択肢が用意されていなければならない。社会保障制度は、この選択肢の一つであり、かつ選択の自由の可能性を広げる重要な制度である。

　平等の原理とは、差別されている人々にも他の人と対等に権利が保障されるべきだということである。憲法14条は、法の下の平等を定め、不合理な「差別」を禁止している。平等の中身も形式的に機会を等しくする平等から、実質的あるいは結果の平等措置が求められる時代になっている。

(3) 権利は闘うものの手にある—闘争史観と人類的視点

　憲法97条は、「この憲法が日本国民に保障する基本的人権は、人類の多年にわたる自由獲得の努力の成果であって、これらの権利は、過去幾多の試錬に堪へ、現在及び将来の国民に対し、侵すことのできない永久の権利として信託されたものである。」と規定している。

　ここにいう「努力」とは英文憲法では Struggle であり闘争である。日本の人々にとどまらず人類全体の「権利のための闘争」によってこそ人権・権利は勝ちとれるという闘争史観・人類的視点、さらには未来志向を学ぶべきである。さらに、憲法12条は、人権保持、発展のため、厳しい「不断の努力」義務を国民に課していることも重要である。

(4) 人権保障と違憲立法審査権

　憲法の柱として人権が保障されているのであるから、立法府、行政府、司法府は、主権者たる人々の人権保障のために組織され、国民から委託されたその権限（三権）は、人権保障のために行使されなければならない。そのた

め、憲法は、違憲立法審査権を裁判所に行使させ、違憲と判断された法律、行政(行為)は無効となる(98条)。この点が、「人権としての社会保障」の最大の意義である。

3．憲法25条をより豊かに
―生存権、生活権、文化的権利、健康権の重層的保障

　国の改憲、社会保障制度改革政策については憲法25条を掲げて闘うべきである。しかし、私たち自身、憲法25条、社会保障・生活保護を余りに貧しいものとしてはいないだろうか。憲法25条はより豊かな内容をもっているし、社会保障・生活保護ももっともっと豊かでよい。第二次大戦以降、金、もの、人という資源を豊かに蓄積してきた現在の日本にそれが実現できないはずはない。したがって、まず、社会保障の根拠となる憲法25条論を深化・発展させ、豊かにする必要がある。以下、簡単に述べておきたい。

　第一に、憲法25条は、最低生活保障＝生活保護にとどまらず、いわゆる社会権、生存権的基本権すなわち教育権(26条)、労働権(27条)、労働基本権(28条)、さらには財産権(29条)の基底的権利である。

　第二に、現代の社会保障・社会福祉は、金銭的、物的、人的サービスを量的に保障するだけでは不十分である。質が問われている。憲法13条の人間の尊厳の保障、すなわち自己決定により自らの生き方、たとえば施設(ホーム)で暮らすか自宅で暮らすかを選択し、決定できなければならない。また、参加により自ら受けるサービスの量・質についても決定できる自由と独立生活(Independent Living)が保障されなければならない。

　第三に、憲法25条は、生存権、生活権、健康権、文化権を重層的に保障している。

　憲法25条を素直に読めば、「生存権」＝最低限度の生活の保障はもちろんのこと、他の人々と対等の「十分な生活」を保障する生活権、そして、「できる限り最高の健康」を享受する権利としての健康権さらには文化権を重層的に保障しているというべきである。

　第四に、憲法25条は、「健康で文化的な生活」を保障している。最低限度

の生活は「動物的生存」や「ギリギリの緊急的生存」であってはならない。さらに、国には、「最低限度」の生活を常に引き上げ、向上させ、「十分」な生活、さらには「最高水準」の健康を保障する義務がある。2項では、社会保障・社会福祉等の政策について量的、質的な向上・増進義務を課している。70年以上前の憲法制定当時の一億総飢餓状態と壊滅した経済状況の時ならば、「生存」の保障でやむをえなかったといえるであろうが、世界屈指の経済力と「豊かさ」を誇る現在の日本においていつまでも「最低限度」の保障に止まっていてよいはずはない。

第五に、改悪、引き下げ、後退は、憲法25条2項「向上・増進義務」違反である。

現代の改悪立法、行政にたいしては、憲法25条2項が適用されなければならない。仮に、合憲であるというならば、国が財政事情等合理的理由について立証しなければならない。

第六に、人権保障において憲法は時代遅れである。しかし、憲法改正は必要ない。発展した国際人権条約を批准し、憲法、国内法の立法、解釈に活かすことにより、国際条約の遵守義務（憲法98条2項）を果たせばよい。ここでは省略せざるをえないが、国連の人権条約の歴史をみただけでもいかに豊かに人権が発展しているか理解できよう（年表参照）。加えて社会保障についてはＩＬＯやＷＨＯ等の条約も重要である。

4．社会保障像をより豊かに
──人権としての社会保障の理念、原理、原則の確認

先に述べたように、現代の社会保障とりわけ生活保護は、権利・人権として保障され（違憲立法審査権）、国家がその保障の義務と責任を負い、財源は国家が負担・保障するというところに真骨頂がある。そして、現在の社会保障改革による社会保障・生活保護制度の改悪、後退、権利剥奪は、憲法25条2項違反というべきである。

ところが、生活保護引き下げに対する生存権裁判・いのちのとりで裁判、年金引き下げ裁判等の社会保障裁判でもこの点があまり強調されていない。

私たちは、憲法25条を十分活用しているであろうか。さらに発展させる「不断の努力」（憲法12条）をしているであろうか。
　国の政策が「貧困」なのは事実であるが、私たちも憲法25条、社会保障とりわけ生活保護をあまりに貧しいものとしてとらえてはいないだろうか。繰り返すが、憲法25条はより豊かな内容をもっているし、社会保障・生活保護ももっともっと豊かでいい。金、もの、人という資源を豊かにもっている現在の日本にそれが実現できないはずはない、と思う。

（1）人権としての社会保障─恩恵から法律・契約上の権利、そして人権へ

　第一に、社会保障が恩恵の時代、契約そして法律による権利の時代を経て、今や人権として保障（支援や援助ではなく）される時代になっていることを確認すべきである。
　朝日訴訟で問われた生活保護受給権が生活保護法上の権利なのか、それとも憲法上の権利すなわち人権なのか、あらためて問わなければならない時代を迎えたわけである。

（2）人間の尊厳の理念と自己決定・選択の自由および
　　平等の原理の深化、発展

　福祉国家の柱となる人権としての社会保障を法律や制度、政策によって現実のものとするためにはその方向性を示す理念（目的）とそれをより具体化した原理、原則が大事である。
　現代における人権として保障されるためには、2の（2）に述べた人間の尊厳を理念とし、自己決定・選択の自由及び平等を原理とするものでなければならない。
　そして、以上の理念、原理を具体化したものとして「人類の多年にわたる自由獲得の努力の成果」（憲法97条）として確立されてきたのが、われわれが社会保障憲章、社会保障基本法で明らかにした諸原則であり、①権利性、②保障水準、③公的責任と制度運営、④企業の責任の観点から15の原則を掲げている。本稿では指摘するにとどめざるをえないが、これら諸原則は、立法、行政の法解釈・適用に貫かれなければならず、司法府の違憲判断の基

準ともなるべきである。

5．北欧に学ぶ―ノーマライゼーション・インクルージョン

　以上のような豊かな人権としての社会保障像は、わが国の厳しい現実（とくに財政状況が苦しいと強調される）においては実現できないといわれる。
　しかし、ヨーロッパ諸国、とくに北欧では日本以上に厳しい問題（たとえばイギリスのＥＵ離脱、ノルウェーの77人虐殺事件等に象徴される移民問題）を抱えながら、福祉国家を創り上げ・維持しようとしている。日本と対比してその内容をまとめれば以下のようになる。
　①日本では、自己決定は自己責任・家族責任に矮小化され、国は支援するだけ（公助）とされている。在宅生活は困難となっている。
　北欧では、自宅に住むか、他の家に住むか、どんな生活をするのかその自己決定を権利として徹底的に保障している。
　②日本の社会保障、社会福祉では施設はようやく個室の保障へと進んできたが、再び大部屋回帰の動きもある。
　北欧では、施設ではなく集合住宅＝「別の家」の保障となっている。
　③日本では、家族支援とは介護家族の負担の軽減、支援（たとえば、たまには温泉に行きたい、デイケア、ショートステイに行ってもらってゆっくりしたい）にとどまる。その結果、老老介護、家族介護の強要が家族共倒れ、介護殺人を引き起こしている。
　北欧では、一人ひとりの自己決定にもとづく人生の保障へと進んでいる。すなわち、障害のある人、高齢者等本人の人権保障のためには家族一人ひとりの人権が保障されなければならない。
　④日本では、労働の優位思想のもとでの雇用・就労支援である。
　北欧では、障害の多様性、固有のニーズに応じてより広くアクティビティ（リハビリ、感覚療法、雇用、就労、作業等）を保障する。
　⑤日本では、委託・民営化さらには営利化政策のなかで、質の低い福祉産業が跋扈している。
　北欧では、基本は公立・公営であり、スウェーデンのように、公務員グ

ループへの委託であったりする。合理化・効率化、結局は利潤のための競争よりも「人権のにない手」としてより良いサービスを提供するための競争である。

⑥日本では、医師を頂点とするヒエラルヒー体制下で、専門職員の不足を補うごときネットワーク・連携論である。

北欧ではケアに必要な十分な職員体制のもとでの対等平等すなわち専門職の共同・民主主義の徹底が図られている。

⑦日本では、障害者、貧困者、認知症患者、病人等にたいし、いのちの選別が行なわれている。

北欧では、人間として価値において平等である。「障害者」という特異の集団から「固有のニーズをもつ人」へと代わっている。その固有のニーズを満たすための十分かつ適切なケアを社会保障制度によって保障すればよい。したがって、人工妊娠中絶の数が比較的多いなどの問題はあるが、十分なケアにより重度の人はいないとされる。自傷他害の人のみ未解決の問題である。

⑧日本では、大型施設、自治体合併等、効率性の観点から大きいことはよいことだとされ、さらに箱物主義が根強い。

北欧の考え方は、小さいことはよいことだということである。質のよいケア提供のための適正規模を追求している。

6．人権の旗を掲げ社会保障レボリューションを

憲法25条、社会保障をめぐる状況はまことに厳しい。この状況を打開し、人権として社会保障を確立するためには、世直ししかない。そこで、最後に社会保障レボリューションすなわち革命を提起したい。

(1) 権利は闘う者の手にある・生存権はもの盗りではない

強調しておきたいのは、人権そして社会保障発展の主たる原動力は、権利のための運動（闘争）にほかならないということである。まさに、朝日訴訟の原告朝日茂そして健二が口癖のように繰り返した、「権利は闘う者の手にある」である。

そして、権利のための闘いは、決して原告や支援する人々の個人的なわがまま、あるいは自分だけの利益を得るためのものではない。広く社会保障を必要とする人々のための闘いなのである。社会保障裁判は人権・生存権のための闘いであり、決して物盗りではない（戒能通孝「生存権は物盗りではない」『講座　現代法10巻』しおり、岩波書店、1965年）。

　すでに繰り返し述べているように、日本国憲法は、人権について二つの「努力」を規定している。すなわち、憲法97条は人権の保障を「人類の多年にわたる自由獲得の努力すなわち闘争の成果（fruits of the age-old struggle of man）」とし、さらに12条は、国民に、人権保持のための「不断の努力（the constant endeavor）」を厳しく求めているのである。

（2）社会保障裁判で社会保障レボリューションを

　人類の人権のための闘いの歴史で最も激しいものが「革命」であり、暴力革命であった。

　しかし、現代の革命・レボリューションは、激しくはあっても非暴力でなければならない。議会制民主主義すなわち立法、行政参加制度を通じて粘り強く国、体制を変えるしかないであろう。

　闘いのための重要な手段として保障されているのが憲法98条の違憲立法審査権や憲法32条の裁判を受ける権利であり、裁判運動である。社会保障裁判運動は、憲法が正当性を認めている権利のための闘争（struggle）の一環にほかならない。

　生活保護の老齢加算復活を求めた生存権裁判では、100名を超える原告が立ち上がったのであるが、2013年8月から3年にわたる生活保護基準の引き下げは、最大10％、対象者は200万人以上となり、これに対する審査請求は全47都道府県で、1万4,000件、いのちのとりで裁判の原告は30都道府県1,000名を超えている。さらに、年金引き下げにたいしての審査請求は12万件、全都道府県で原告は5,300名を超えている。

　朝日訴訟、堀木訴訟運動は、社会保障そして人権の歴史に輝かしい歴史を刻んだ。しかし、原告は朝日茂、堀木文子と1人であった。その意味では、日本全国の全都道府県の人々が立ち上がった生存権裁判そしていのちのとり

で裁判・年金裁判は、日本の国民の権利・人権意識の高まりを示す新たな時代を画すものであり、現代のレボリューションにほかならないといえよう。

おわりに―憲法 97 条を死守しよう

　自民党憲法改正草案は、人権の本質としての「権利のための闘争」を否定し、この 97 条は全文削除である。時の支配者や政府にとって一番「怖く」敵視しているのが、この闘争史観にほかならない。

　なんとしても、私たちの「不断の努力」により、憲法 97 条を死守し、憲法 9 条、25 条を保持し、発展させるために「人権のための闘争＝レボリューション」を強める必要があると思う。

【参考文献】
井上英夫・山口一秀・荒井新二編『なぜ母親は娘を手にかけたのか』旬報社、2016 年。
藤井克徳・池上洋通・石川満・井上英夫『生きたかった―相模原障害者殺傷事件が問いかけるもの』大月書店、2016 年。
福祉国家と基本法研究会、井上英夫、後藤道夫、渡辺治編著『新たな福祉国家を展望する―社会保障基本法・社会保障憲章の提言』旬報社、2011 年。
井上英夫『住み続ける権利―貧困、震災をこえて』新日本出版社、2012 年。
井上英夫・藤原精吾・鈴木勉・井上義治・井口克郎『社会保障レボリューション―いのちの砦・社会保障裁判』高菅出版、2017 年。

資料　主要国際条約と国際年

2006年　障害のある人の権利条約○
2004年　奴隷制との闘争とその廃止を記念する国際年
2003〜2012年　第2回アジア太平洋障害者の10年
2002年　拷問及び他の残虐な、非人道的な又は品位を傷つける取扱い又は刑罰に関する条約の選択議定書×
2001年　人種主義、人種差別、排外主義、不寛容に反対する動員の国際年
2001年　ボランティア国際年
2000年　武力紛争における児童の関与に関する児童の権利に関する条約の選択議定書○
2000年　児童売買、児童買春及び児童ポルノに関する児童の権利に関する条約の選択議定書○
1999年　国際高齢者年
1999年　女子に対するあらゆる形態の差別の撤廃に関する条約の選択議定書×
1996年　貧困撲滅のための国際年
1995年　国連寛容年
1994年　国際家族年
1993年　世界の先住民の国際年
1993〜2002年　アジア太平洋障害者の10年
1993年　障害のある人の機会均等化に関する基準規則
1990年　国際識字年
1990年　すべての移住労働者及びその家族の権利の保護に関する条約×
1989年　児童の権利に関する条約○
1989年　市民的及び政治的権利に関する国際規約の第2選択議定書（死刑廃止）×
1987年　家のない人々のための国際居住年
1986年　国際平和年
1985年　国際青少年年
1984年　拷問及び他の残虐な、非人道的な又は品位を傷つける取扱い又は刑罰に関する条約○
1983〜1992年　国連障害者の10年
1983年　世界コミュニケーション年
1982年　南アフリカ制裁国際年
1982年　障害者に関する世界行動計画
1981年　国際障害者年
1979年　国際児童年
1979年　女子に対するあらゆる形態の差別の撤廃に関する条約○
1978/79年　国際反アパルトヘイト年
1975年　国際婦人年
1975年　障害者の権利に関する宣言
1971年　精神遅滞者の権利に関する宣言
1971年　人種差別と闘う国際年
1970年　国際教育年
1968年　国際人権年
1966年　経済的、社会的及び文化的権利に関する国際規約○
1966年　市民的及び政治的権利に関する国際規約○
　　　　市民的及び政治的権利に関する国際規約の選択議定書×
1965年　あらゆる形態の人種差別の撤廃に関する国際条約○
1959/60年　世界難民年
1948年　世界人権宣言
1945年　国連憲章

＊国連広報センターホームページ（http://www.unic.or.jp/schedule/futur3.htm）等から作成
○は日本批准　　×は日本未批准

第2章
経済・財政一体改革における医療提供体制改革の現状と課題

工藤浩司

1．はじめに

　社会保障制度は、2012年に成立した社会保障制度改革推進法[1]（以下「推進法」）にもとづき、給付の重点化・効率化を目指した改革の渦中にある。いわゆる「社会保障・税一体改革」（以下「一体改革」）として、給付削減のターゲットは社会保障のあらゆる分野に及ぶが、とりわけ、医療・介護の提供体制改革は、その最重要課題に位置づけられている。推進法を具体化するにあたり設置された「社会保障制度改革国民会議」は、2013年に公表したその報告書[2]（以下「国民会議報告書」）において、「社会保障制度改革国民会議の最大の使命は、（中略）医療・介護提供体制改革に魂を入れ、改革の実現に向けて実効性と加速度を加えることにあると言っても過言ではない。」と述べており、改革への並々ならぬ決意を感じさせる。
　「加速度を加える」という表現は決して大げさなものではない。推進法にもとづく改革の具体的なプロセスは「プログラム法」[3]により規定されたが、それが成立したのは2013年12月、その後、医療・介護の提供体制改革を目指す「医療介護総合法」[4]は2014年6月に、そして、「医療保険制度改革関連法」[5]は2015年5月に、それぞれ成立している。この二つの法改正に盛り込まれた施策だけをみても、患者・利用者の大幅な負担増（高額療養費の月額上限引上げ、入院時食事療養費の標準負担額の引上げ、一定以上所得者の介護保険利用料の引上げ、介護保険施設の補足給付基準の厳格化による負担増等）、医療保険給付の在り方の見直し（患者申出療養制度の創設による混合診療の進

展、紹介状のない大病院受診時の患者定額負担の創設等）、地域包括ケアシステムの構築（介護保険要支援者に対する訪問介護、通所介護を市町村総合事業へ）、医療保険制度改革（市町村国保の財政運営の都道府県単位化、後期高齢者支援金の総報酬割への移行等）、医療提供体制改革（病床機能報告制度と地域医療構想）など医療・介護制度の根幹にかかわるものが網羅されており、質的にも量的にも圧倒的な規模とスピードで改革が進んでいるといえる。

本稿では、上記のうち医療提供体制改革の現状と課題を中心に論点整理を進めていく。また、この間の診療報酬改定は、一体改革の目指す医療提供体制へと医療機関を誘導する側面が色濃く、この観点からの論点整理も加える。そして、提供体制改革をさらに俯瞰でみれば、医療費適正化計画や国保財政都道府県単位化など都道府県によるガバナンスという側面からの論点整理も不可欠である。以下、これらの視点から改革内容を整理し、課題を浮き彫りにしていきたい。

2．社会保障・税一体改革と経済・財政一体改革

まずは、推進法2条とそれを具体化した国民会議報告書から、一体改革の基本理念を整理しておこう。ベースとなるのは「自助・共助・公助のバランス論」をもとにした社会保障における国家責任の大幅な後退である。一体改革はこれを前提にして「制度の持続可能性」を指向するとしており、おのずと制度改革の方向は給付の重点化・効率化による社会保障給付の抑制ということになる。また、医療・介護分野においてその給付の大部分を占める社会保険制度については、「自助を共同化した仕組み」ととらえ、国民相互の助け合いへと矮小化している。したがって、社会保険給付は保険料で賄える範囲内のものとして限定縮小化を余儀なくされる。総じていえば、推進法の目指す一体改革は、憲法25条の理念に真っ向から反する社会保障「解体」を進めるものである[6]。

この一体改革の流れは、2015年の経済財政諮問会議によるいわゆる「骨太の方針」に本格的に取り込まれ、経済再生と財政健全化の一体的再生を目指す「経済・財政一体改革」の一分野として新たなフェーズを迎える[7]。す

なわち、社会保障制度は一方では歳出改革の最重点項目として更なる給付削減を求められるが、他方でこの給付削減と裏腹の関係として「公的サービスの産業化」を推し進め、歳入改革として税収増につなげるとしているのである。社会保障給付の抑制は社会保障のビジネス化の余地を広げるという意味で、患者・国民は、憲法25条で保障されている社会保障給付の受給権者から、産業としての公的サービスの購入者へと変貌を余儀なくされる道筋が描かれる。

「経済・財政一体改革」を強力に推進するために、2015年12月に「経済・財政再生計画改革工程表」（以下「改革工程表」）が作成される。「経済・財政一体改革」の検討項目ごとに改革工程をスケジュール化して目標を明らかにするとともに、その達成度を評価するための指標（KPI）を明確化することで、進捗状況の「見える化」を徹底する施策である。その後、2016年、2017年の12月にも改革工程表の改訂がなされ、改革の取り組み状況と推進方策の再確認、そして新たな改革の提示を進めている。このサイクルを「経済・財政再生計画」が終了する2020年度まで継続しながら、改革の実現を目指していくこととなる。2017年の改革工程表[8]では、社会保障分野は7つの柱に分類されているが、ここでも改革項目のトップに医療・介護提供体制改革が置かれており、改革の最重要課題としての位置づけに変わりはない。

3．国民会議報告書に見る医療提供体制改革のアウトライン

それでは、医療・介護提供体制をどのように変えることで、一体改革の目指す「給付の重点化・効率化」を実現し、社会保障の縮減につなげようとしているのか。その内容を、国民会議報告書の内容をもとにつぎに整理しておこう。

入院医療提供体制については、給付の重点化として、物的・人的資源の集中投入とそのための「機能分化」施策の推進がうたわれる。すなわち、高度急性期医療を中心に資源投入が不可避な病床には人もお金もかけざるをえないが、その期間をできる限り短くするために、一般急性期・回復期の病床へ、そして在宅へと患者を速やかに移動させ、総体として入院期間を減らすこと

で公的医療費の縮減につなげる。そのためには人的・物的資源を集中投入する高度急性期病床について、その総数をコントロールする必要があり、また、一般急性期・回復期へ病床転換を促す必要がある。この意味で「病床機能の分化」を推進させる政策が必要となる。

　病床機能分化と入院期間の短縮は、退院患者の受け入れ態勢の整備を当然に要請する。したがって、受け皿となる在宅医療・在宅介護は「充実」させる必要があるが、これも一体改革の基本理念である給付の効率化の要請から逃れることはできない。医療保険の在宅医療提供体制においては、在宅療養支援に特化した医療機関への資源投入と、とくに高齢者の集住化の進展に対応した「効率的な」報酬体系の整備が進められる。なお、介護提供体制については、国家責任の後退と効率化の要請から介護保険給付そのものの充実で対応することを半ば諦めたうえで、住民相互の助け合いやインフォーマルなサービスの利用を「互助」と位置づけ、これを積極的に推進するという非常に限定された意味での「地域包括ケアシステム」の構築をうたう。

　外来医療提供体制については、効率的な医療資源配分を目指して、患者の医療機関受診の在り方そのものに「意識変化」を求める。プライマリ医療については、患者の大病院、重装備病院への選好に一定のくさびを入れる必要性を指摘するとともに、緩やかなゲートキーパー機能を備えた「かかりつけ医」を普及し、患者のフリーアクセスに一定の制約をかけるとしている。具体的な施策としては、①「紹介状のない大病院外来受診への患者定額負担」と、②「かかりつけ医以外に受診した場合の患者定額負担」を創設し、いわば患者への経済的ペナルティと引き換えに、患者の意識変化を促すという改革内容である。①については、2016年施行の健康保険法改正ですでに導入されているが、②についても、改革工程表に盛り込まれており、その具体化に向けた議論が進行中である。

　上記の改革、とりわけ入院・在宅の改革については、効率的な提供体制の比喩として患者を「川上」から「川下」に流していくという表現を用いており、「川上川下一体改革」と呼ばれている。「川上」である病床機能分化施策と「川下」である退院患者の受け入れ態勢の整備を一体的に進める、すなわち、医療提供体制と介護提供体制を文字通り一体的に進めるという強い意思

の表れである。

　さて、一体改革の理念を明確化した「国民会議報告書」、そして、具体的な改革計画を規定した「プログラム法」の制定を経て、医療・介護提供体制を一体的に見直す「医療介護総合法」が制定されたのは前述のとおりであるが、その改正内容は多岐にわたる。以下では、医療法に新設された「地域医療構想」を取り上げ、それを具体的に推進する診療報酬改定の概要を併せて抑えることで論点を整理していく。

4．地域医療構想と医療機能分化

　地域における病床機能を「効率的に」分化させること、とりわけ「高度急性期病床」について「適正な量」にコントロールし、一般急性期、回復期の病床にシフトさせること、さらに療養病床について介護提供を中心とした施設へと転換させることにより「効率化」を推進するためには、その前提として地域における医療機能ごとの「必要病床数」を明示する必要がある。これを具体化するための施策として、病床機能報告制度の創設と都道府県に対する地域医療構想策定の義務づけが実施されている。

　病床機能報告制度とは、一般病床・療養病床を有する病院・診療所を対象に、病棟単位で自院の担う医療機能を報告させる制度である。医療機能の選択肢は「高度急性期」「急性期」「回復期」「慢性期」の四つである。報告は毎年10月末までに行なわれることとなっており、①報告年の7月1日時点における機能、②6年が経過した時点における予定、③2025年度における機能、をそれぞれ報告させることとなっている。

　地域医療構想とは「地域の医療需要の将来推計や病床機能報告制度等により医療機関から報告された情報等を活用し、地域医療構想区域（主に二次医療圏）ごとに、各医療機能の必要量等を含む地域の医療提供体制の将来の目指すべき姿を示すもの」と定義されており、各都道府県に医療計画の一部として策定させるものである。その具体的内容は、①2025年の医療需要（入院・外来別・疾患別患者数等）、②2025年に目指すべき医療提供体制（二次医療圏等ごとの医療機能別の必要量）、③目指すべき医療提供体制を実現するた

表　病床機能報告による病床数に占める各病床機能の割合と 2025 年の必要病床数の対比

	病床機能報告 (2015 年)	病床機能報告 (2016 年)	病床機能報告 (2017 年)	必要病床数 (2025 年)
高度急性期	13.5%	13.6%	13.1%	11%（13.1 万床）
急性期	47.7%	46.8%	46.7%	34%（40.1 万床）
回復期	10.4%	11.1%	12.2%	31%（37.5 万床）
慢性期	28.4%	28.4%	28.0%	24%（28.4 万床）

※ 注（9）の資料と「地域医療構想に関するワーキンググループ」(2018 年 3 月 28 日）配布資料から、筆者が作成

めの施策（医療機能の分化・連携を進めるための施設整備、医療従事者の確保・要請等）からなる。

　さて、地域医療構想で示される病床機能ごとの「必要病床数」は、現行の医療提供体制をどのように変えることを構想しているのであろうか。社会保障制度改革推進本部で示された資料[9]では、2025 年の必要病床数は全国で 119.1 万床と推計し、2015 年の 133.1 万床から 15 万床の削減を見込んでいる。また、病床機能報告にもとづくこの間の病床数に占める各病床機能の割合と、国が提示している 2025 年の必要病床数（病床数に占める各病床機能の割合）を上記表にて対比する。

　病床機能報告は各医療機関が自身の医療機能を自主的な判断にもとづき報告したものである一方、必要病床数はレセプトデータをもとに医療需要を推計したものであり、単純な比較はできないことに留意する必要はあるが、2025 年までに高度急性期と急性期病床についてはあわせて約 3 割の縮減を、回復期病床は約 3 倍の拡充を、そして、慢性期病床は約 2 割の縮減をそれぞれ目指していることがわかる。これは、国民会議報告書の目指す病床機能分化の在り方と軌を一にする。一方、上記の表からこの 3 年間の病床機能報告による割合の変化をみると、地域医療構想の目指す病床数への収斂に向けて「順調に」進んでいない状況も見て取れる。

　ここで地域医療構想をめぐる現況を整理しておこう。すべての都道府県において 2016 年度中には構想策定は完了しており、2017 年度からは都道府県レベルで「地域医療構想調整会議」がスタートし、今後、必要病床数への収斂に向けて取り組みを強化するという段階である。調整会議では、個別の病

院名や転換する病床数等を明示した具体的対応方針を策定するとしているが、当面、公的医療機関の病床整備方針について集中的に検討するとしている。具体的には公的医療機関の開設者にたいして2025年に向けた病床整備等の方針をまとめたプランを2017年度中に策定させ、まずは公的医療機関から機能分化を推進させるべく調整会議での議論が始まっている。公立病院については2007年に策定され2015年に改定された「公立病院改革ガイドライン」にもとづいて病床削減がすでに先行して進んでおり、地域医療の保障という観点から重大な影響を及ぼしている地域もあるが[10]、今後は民間病院の病床転換等を一層進めるため、骨太の方針では地域医療構想の実現に向けて都道府県の権限をより強化する改革の必要性が明記されている。

　以上のとおり、調整会議における議論はスタートしたところである。現時点では「必要病床数」へと収斂させる方策としては、やはり診療報酬改定による誘導策が引き続き大きなウエイトを占めている状況である。「医療機能の分化」と「地域包括ケアシステムの構築」は、この間の診療報酬改定において、一貫してその基本方針に位置づけられている。この方針は、一体改革を具体化する医療介護総合法の目指す方向性そのものであり、診療報酬改定による誘導策は一体改革における医療提供体制改革推進において大きな役割を担っている。以下、地域医療構想との関係で近時の入院医療の機能分化を促す改定内容を整理し、在宅医療、外来医療においても機能分化がどのように進められているかについて、概要を述べておきたい。

5．診療報酬改定と医療機能分化

(1) 診療実績評価と病床機能分化

　医療介護総合法の制定前から、診療報酬改定においては高度急性期病床である看護配置「7対1」病床の施設基準見直しにより、下位の看護配置病床への転換を促してきた。また、「川上」から「川下」への流れをスムーズにする急性期と療養期（在宅）とをつなぐ病床の整備、そして療養病床の施設基準強化によるケアを中心とした施設への転換を促す改定も一貫して進めら

れている。これらの流れを引き継ぎながら、2018年の診療報酬改定においては、入院診療報酬についてドラスティックな見直しにとりかかっている。すなわち、急性期病床、急性期から療養期への移行期の病床（回復期リハビリテーション病床、地域包括ケア病床）、そして長期療養期の病床にかわるそれぞれの入院基本料について、「基本的な医療の評価」部分と「診療実績に応じた段階的な評価」部分を組み合わせた新たな評価体系を導入している。「診療実績」に応じた評価の導入が意味するものは何か。結論から言えば、病床機能分化推進のための指標を「診療実績」を評価する指標に位置づけ、その水準をきめ細かに上下させることで、診療報酬による病床機能分化への誘導は今まで以上に容易になったと考えられる。

　たとえば、急性期病床は患者の「重症度、医療・看護必要度」を指標にし、それを細かく段階化することで、高度急性期の病床（看護配置でいえば7対1病床）の下位基準への転換を促している。また、回復期リハビリテーション病床は、リハビリテーションのアウトカムを指標にすることで患者を川下へと押し流すスピードを高めている。急性期病床からの患者の受入、在宅で病状が悪化した患者の受入、在宅への患者の復帰支援などの機能を有する病床として2014年に創設された「地域包括ケア病床」は、在宅患者の急変時の受け入れ（サブアキュート機能）をより重視する評価へと舵を切っている。そして、療養病床については、医療必要度の高い患者（医療区分2・3）の受け入れ割合を指標とし、医療必要度の低い患者を受け入れている療養病床にたいして介護医療院等への転換を促している。

　なお、上記の改定にあたっては、「診療実績」指標について従来の加算による評価基準を横滑りさせるなどの手法をとったことから、現時点では医療現場の混乱は潜在化している状況であるが、このドラスティックな改革は病床機能分化施策を推進するものとして、今後の診療報酬改定において大きな役割が与えられるのは間違いないと思われる。

（2）在宅医療の需要増と診療報酬の対応

　つぎに在宅医療提供体制をみていこう。地域医療構想においては、病床機能ごとの必要病床数の明示と並んで「川下」である在宅医療の必要量も推計

することになっている。2025年の整備目標としては、病床機能分化にともない生じる介護施設や在宅医療等の新たなサービス必要量として約30万人の新規需要が生じること、そして、高齢化の影響により訪問診療を利用する患者が約100万人増加することが見込まれており、これを前提に各都道府県において「在宅医療の必要量」が明示されているが、これにどう対応するかは診療報酬上も大きな課題となる。

　「川上川下一体改革」により退院を強いられた患者、とりわけその受け皿となる「高齢者に特化した集合住宅」の入居者増にたいして、医療提供の効率化を進めるというのが、この間の在宅診療報酬の基調である。在宅における計画的な医学管理を評価する項目においては、「単一の建物」における管理すべき患者数の多寡により診療報酬点数を区分し、有料老人ホーム入居者など一度に多くの患者に在宅医療を提供する場合には、評価を低くするという体系を導入している。この傾向は介護保険の在宅サービスに係る報酬にもみてとれ、高齢者の集住化が進む中で効率的な資源配分の方策が進められている。

　一方、資源の集中という観点からは、この間「在宅療養支援診療所」（以下「支援診」）という類型を創設し、在宅療養を担う医療機関としてクリアすべき施設基準、たとえば24時間の往診・訪問看護体制や在宅における看取り実績基準などを満たした医療機関にたいして重点評価を行なうことで、効率的な医療提供を企図している。2016年の診療報酬改定では、外来応需体制のない医療機関つまり在宅専門の診療所について、一定の要件の下、これを容認するという考え方も示されている。在宅医療を必要とする患者の激増を前に、在宅医療に特化した医療機関による効率的な提供体制を構築していこうという趣旨である。しかしながら、実態としては支援診ではない医療機関による在宅医療の提供は依然として大きなウエイトを占めており、近時の診療報酬改定においては、支援診以外の医療機関への評価や支援診と支援診以外の医療機関との間の連携についても、一定評価する流れがあるのも事実である。在宅における「上からの」機能分化策は、軌道修正を余儀なくされているというのが現状である。

(3) かかりつけ医機能の評価と外来機能分化

　外来医療の診療報酬については、その論点は多岐にわたるが、冒頭で示した国民会議報告書にある「かかりつけ医機能の分化」に絞って論点整理をしておきたい。すでに述べたとおり、国民会議報告書は、患者の自由な医療機関選好による外来受診にくさびを打ち込み、「かかりつけ医」への受診を原則とすることにより資源の集中をはかり、効率的な外来医療提供体制の構築を企図している。2014年の診療報酬改定では、いわゆる生活習慣病（高血圧症、糖尿病、脂質異常症）と認知症の患者について、患者ごとに担当医を決め、担当医による診療・指導を要件とした評価が診療報酬上に設けられた（地域包括診療料、再診料の地域包括診療加算）。この点数を算定するにあたっては、患者から同意書をとるなどの手続要件が規定されているが、2018年の診療報酬改定では、患者に対する説明書の様式が示され、そのなかでは患者が他の医療機関に受診する前に事前相談を求める内容──「緩やかなゲートキーパー機能」──が盛り込まれていることが注目される。

　2018年の改定では、外来機能分化に関連してもう一つ重大な見直しが示されている。上述の地域包括診療加算等を届け出ている医療機関が一定の要件を満たせば、初診料に「かかりつけ医」としての加算評価を上乗せするというのである（機能強化加算）。ここで前述の「かかりつけ医以外を受診した場合の定額患者負担」を思い起こす必要がある。これは「改革工程表」には明記されているものの、未だ法制化されていない。ネックになっているのは「かかりつけ医」とは何かという論点だ。ここに診療報酬の側で「機能強化加算」という「かかりつけ医機能」を評価する点数が創設された。この点数の施設基準をクリアした医療機関を「かかりつけ医」と定義し、これをメルクマールとして「かかりつけ医」と「かかりつけ医以外」を区分できれば、外来受診時患者定額負担の議論がまた動き始めることとなる。外来医療の提供体制は、患者のフリーアクセスの制限と「かかりつけ医」による管理の原則化へと大きな変貌をとげる真只中にある。

6．都道府県のガバナンスによる医療提供体制改革の強化

　2017年の「経済財政運営と改革の基本方針」（骨太の方針）は、社会保障分野における都道府県のガバナンス強化を大きく打ち出した。2018年度は、6年に一度の診療報酬・介護報酬同時改定の年であるが、それ以外にも都道府県が作成する各種計画（医療計画、介護保険事業計画、医療費適正化計画など）の実施、国保財政運営都道府県単位化のスタートの年でもあることから、「医療費・介護費の高齢化を上回る伸びを抑制しつつ、国民のニーズに適合した効果的なサービスを効率的に提供する」ためのガバナンスを都道府県に求めるとしている。本稿で述べてきた地域医療構想は、都道府県のガバナンスの中核を占めるものであるが、それ以外に以下に2点、指摘しておきたい。

　一つ目は、医療費適正化計画の見直しである。適正化計画自体は、2008年の高齢者医療確保法にもとづき、後期高齢者医療制度創設時にあわせて制度化されたものであり、制度発足時には、生活習慣病にたいする医療費の縮減や平均在院日数の短縮について都道府県ごとに数値目標を設定させ、医療の効率化を図ろうとしたものである。その後、2015年の骨太の方針で、外来医療費についても効率化のターゲットとして取り上げられ、直近の改革工程表では、重複受診・重複投与・重複検査等の適正化を課題として挙げている。この適正化計画については、2015年の医療保険制度改革関連法により地域医療構想と整合性をとらなければならないとする規定が創設されている。この改定は、地域医療構想における必要病床数が「数値目標」に転化し地域医療構想地域における「医療費の支出目標」として事実上機能させる道を開いたといえる。適正化の目標をどこに置くかについては、レセプトデータ等をもとに都道府県間の「地域差」の半減を目指すとしていることが注目される。地域医療構想と医療費適正化計画により、都道府県は一体改革の理念に沿った医療費削減のイニシアチブをいやがおうにも担わされることとなる。

　なお、医療費削減がうまくいかない場合の別の仕掛けも、あわせて用意されている。高齢者医療確保法では医療費適正化計画を推進するために必要が

ある場合には、都道府県別の診療報酬を定めることができると規定されており（14条）、たとえば、現行の報酬単価1点＝10円を切り下げるような設定も可能となっている。今のところこの規定を適用したケースはないが、2017年の改革工程表では、都道府県別の診療報酬設定の具体的活用方策を示すことを国に求めている。

　都道府県のガバナンスという意味でもう一つ特筆すべきは、2018年からスタートした「市町村国保の財政運営の都道府県単位化」である[11]。この改革の中心は保険料算定方式の見直しである。すなわち、地域における医療費水準と保険料率が今まで以上に直接リンクする仕組みが導入されるとともに、市町村ごとに設定される保険料率の「差異」について是正されるべき課題として見直しのターゲットとし、保険料引き下げのための一般財政による補填にディスインセンティブを与えるというものである。これを提供体制改革とセットで考えれば、医療提供水準と保険料負担の設定を都道府県に集約することを意味する。「自助・共助・公助のバランス論」のもと社会保障給付にたいする国の責任が基本的に後景においやられているなか、都道府県が「医療費の支出目標」の範囲内での財政運営を強いられれば、都道府県の責任による給付抑制・負担増は不可避となる。

7．おわりに

　川上川下一体改革は、急性期の病床から退院へのスムーズな患者の流れのみを重点的に評価するが、もちろん、患者にとって必要な療養環境は一人ひとり異なり、その病態によって決められなければならない。また、在宅療養環境の整備見通し・診療報酬上の保障水準が不十分な状況下で、患者の病態ではなく、制度や診療報酬体系が早期退院を促すことはあってはならない。そして、外来のプライマリ医療については、「かかりつけ医」という患者の全人的な療養環境をどう保障するかという重大な問題について、経済的な資源配分の効率化の面からのみ制度設計がなされようとしている状況にある。事態は深刻である。

　そもそも、医療保険制度は憲法25条が国民一人ひとりに保障する「健康

で文化的な生活」を担保する制度として中核的な位置にある。そして、その憲法上の要請から、医療保険給付は患者一人ひとりの療養のニーズの個別性に即して対応するものでなければならない。その結果、保障手段として、療養サービスそのものを給付する「現物給付」方式がとられることになっている[12]。

　医療保障制度が抜本的に壊されようとしているいま、改めて患者固有のニーズを保障する現物給付の意義を再確認し、その給付を確かなものにするという観点から提供体制のあり方を考えなければならない。そのためには、いま行なわれている「改革」は憲法が保障する社会保障とは相いれないこと、また、都道府県に効率性追求の具体化を委ね地域差解消を強いるのは、地方自治・住民自治の否定であることを一つひとつ丁寧に明らかにしていく必要がある。そして、「固有のニーズに即して患者が療養環境の自己決定と選択ができる仕組み」——これこそが憲法が要請するあるべき提供体制であることに確信をもち、「改革」に対抗していくことが、いま求められている。

1）平成24年法律第64号。
2）「社会保障制度改革国民会議報告書〜確かな社会保障を将来世代に伝えるための道筋〜」（2013年8月6日公表）。
　https://www.kantei.go.jp/jp/singi/kokuminkaigi/pdf/houkokusyo.pdf
3）「持続可能な社会保障制度の確立を図るための改革の推進に関する法律」（平成25年法律第112号）。
4）「地域における医療及び介護の総合的な確保を推進するための関係法律の整備等に関する法律」（平成26年法律第83号）。
5）「持続可能な医療保険制度を構築するための国民健康保険法等の一部を改正する法律」（平成27年法律第31号）。
6）社会保障・税一体改革の総論的検討、国民会議報告書の評価については、工藤浩司「「社会保障・税一体改革」は社会保障の原理をどう変質させたのか」（『医療・福祉研究』23号〈2014年〉8頁）を参照。
7）経済・財政一体改革の経緯と概要については、横山壽一「経済・財政一体改革と社会保障改革」（『国民医療』334号〈2017年〉2頁）を参照。
8）「経済・財政再生計画改革工程表2017改定版」（2017年12月21日・経済財政諮問会議）。
　http://www5.cao.go.jp/keizai-shimon/kaigi/special/reform/report_291221_1.pdf
9）社会保障制度改革推進本部、医療・介護情報の活用による改革の推進に関する専門調査会、医療・介護情報の分析・検討ワーキンググループ（第24回）（2017年7月28日）配布資料。
10）公立病院改革下の医療現場の実態については、横山壽一ほか著『いま地域医療で何

がおきているのか』（旬報社、2018 年）を参照。
11) 国保財政都道府県単位化についての詳細は、工藤浩司「国保財政の都道府県単位化で何が変わるのか」（『医療・福祉研究』26 号〈2017 年〉84 頁）を参照。
12) 福祉国家と基本法研究会により提言されている社会保障基本法においても、その 10 条において「基礎的社会サービスの現物給付原則」がうたわれている。井上英夫ほか編著『新たな福祉国家を展望する―社会保障基本法・社会保障憲章の提言』（旬報社、2011 年）183 頁。

第3章
安倍政権下における介護保険制度改革の問題点と対抗軸

井口克郎

はじめに

2000年に発足した介護保険制度は、当初は「介護の社会化」「サービスの選択の自由」などの、耳触りのよい文句を宣伝しながら導入された。しかし、制度発足以降、介護報酬や制度改定の度にさまざまなサービス受給抑制策が展開され、利用者のサービス受給可能性はむしろ制限されてきている傾向が強い。そのようななかで家族介護をになう在宅介護者の疲弊も深刻である［井口、2017a］。

本稿では、介護保険制度発足以降の報酬・制度改定の動向を振り返りながら、安倍政権下（第二次安倍政権以降）における介護保険制度改革の段階と特質について整理し、人権としての介護保障制度の構築に向けた対抗軸について提起する。

1．介護保険制度発足以降、第二次安倍政権発足までの介護報酬・制度改定の流れ

最初に、簡潔にこれまでの介護報酬・制度改定の流れについて整理する[1]。結論を先取りすれば、介護保険制度は発足当初に比べ、全体的には報酬改定や制度改定を重ねるたびに、より安価なサービスへの移行や、利用者の選別強化および利用ハードルの引き上げが進められてきている。ただし、その程度や度合いは、その時々の政権のあり方によってやや異なる。

図1は、介護保険サービス受給者の一人当たり平均費用額の推移を時系列

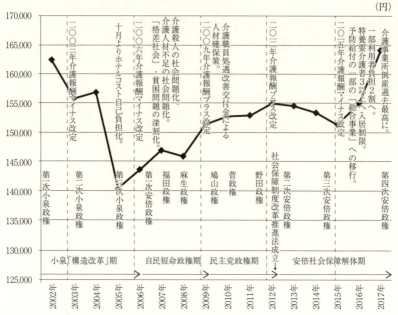

図1 日本の政治・社会動向および介護報酬・制度改定と介護保険（サービス分、予防給付含む）受給者一人当たり費用額の推移（全体）

注：一人当たり費用額は、費用額を受給者数で除した値である。
　　数値は、あくまで介護保険制度を利用できている人のものである。この間、一貫して要介護認定による「要介護者」の選別強化や、サービス供給の絶対的不足、自己負担の増加により、介護保険サービス自体を利用できる可能性が大幅に縮小され、十分な介護が受けられない人が多く存在することを考慮しなければならない。
　　縦の点線は、介護報酬改定もしくは制度改定の時期を示している。
　　介護報酬および制度改定の主要な変更点、政権のおおよその時期、その当時発生した社会問題等について示した。
出所：筆者作成。介護保険（サービス分、予防給付含む）の一人当たり費用額は、厚生労働省「介護給付費実態調査」および「介護給付費等実態調査」（各年12月審査分）より算出。

で示したものである。それに、この間に起きた政治的な出来事（政権交代、社会問題等）と介護報酬や制度改定のタイミング等を重ねた。以下、図1をもとに、介護保険制度のこれまでの動向について確認しよう。

(1) 小泉「構造改革」期

介護保険発足当初、受給者一人当たりの費用額は平均して月約16万円以

上であり、一定の水準にあった。しかし、それはその後の報酬改定や制度改革により大幅に低下していくこととなった。

まず、2000年代初頭は、自民党を中心とする小泉政権（2001年4月～06年9月）が新自由主義「構造改革」、すなわちグローバル企業の利益を最優先する政策を展開した全盛期であった。社会保障抑制路線が強化されるなか、2003年から06年の間に急激に介護報酬の抑制・引き下げが行なわれた。介護保険制度発足以降最初の03年の介護報酬の改定は、2.3％のマイナス改定が行なわれ、また3年後の06年も2.4％の大幅なマイナス改定が行なわれた。

2006年には、介護保険制度の改定も行なわれたが、従来は「要支援」と要介護1～5という要介護認定の段階であったものが、従来の要介護1の一部を要支援2という新しい枠組みに移行させていく改定が行なわれた。加えて、特養などの入居にかかるホテルコスト（食費や居住費）も05年の10月から自己負担化され、利用者側の負担が増加した。

また、これらの介護報酬マイナス改定は介護労働者の労働条件の悪化や人材不足に拍車をかけた。周知のとおり、介護報酬は介護労働者の人件費が多くの割合を占める。厚生労働省「賃金構造基本統計調査」から算出すると、介護保険制度発足当時、たとえば「施設介護職員（一般労働者）」の平均年収は350万円程度であった。しかし、2003年と06年の大幅な介護報酬の抑制により、同職種の年収はこの間に一気に約50万円減少し、介護労働者の労働条件の悪化による離職や「人材不足」が社会問題となるに至った［井口、2015］。

（2）自民短命政権期

これらの改定以降の時期に介護現場の「人材不足」の深刻化が社会問題となり、メディア等でも大きく取り上げられるようになった。同時に、小泉政権は社会保障抑制政策に加え、強硬な不良債権処理等にともなう失業や非正規雇用の増大、雇用の不安定化を強く推し進めたことから、結果、貧困や不平等の問題が深刻になり、顕在化した（「格差社会」）。

小泉政権自体は2006年に退陣したものの、続く自民党を中心とする政権は小泉「構造改革」の「成果」に対する国民からの反発を真正面から受ける

こととなり、この間の第一次安倍政権、福田政権、麻生政権はいずれも短命であった。

この時期、自民党はこのような「格差社会」に対する国民の反発を受け、また介護「人材不足」も非常に大きな社会問題としてメディアでも取り上げられていたため、2009年介護報酬改定では一定の譲歩の姿勢を示さざるをえなかった。介護労働者の労働条件を一定程度維持する意図等を込め、在宅1.7%、施設1.3%、合計3%のプラス改定や介護職員処遇改善交付金の創設等が行なわれた。

（3）民主党政権期

このような「格差社会」等のさまざまな問題を作りだした自民党を中心とする政権に対する国民の反発から、2009年9月に民主党政権が発足した。民主党政権は、当初は社会保障を拡充する趣旨の政策を掲げていた。「コンクリートから人へ」というスローガンが象徴的である。民主党政権期には、一定の社会保障の改善策がみられる（抜本的な改善はできなかった性格はあるものの）。

民主党政権期に行なわれた2012年の介護報酬改定は在宅1.0%、施設0.2%合計で1.2%のプラス改定であり、これは介護労働者の労働条件改善の意図等を込めたものである。09年から12年頃までは、受給者一人当たり費用額が増加基調にあることが見て取れる。

2．第二次安倍政権以降の介護保険制度改革の段階・特徴
―社会保障としての介護保障の解体と事業所・専門職・利用者および家族の統制強化

その後、民主党は2012年末の衆議院選挙で自民党に敗北し、同年末から第二次安倍政権が発足した。本節では、それ以降の介護保険制度改革の特質について整理する。その特徴は、介護保険制度の非社会保障化と、事業所や専門職、延いては利用者および家族の統制強化による、社会保障費抑制という国策への動員である。

(1) 2015年介護報酬・制度改定と「一億総活躍社会」

　安倍政権は、以前の自民党政権と同様、日本経団連などの経済界から大きな支持を受けており、社会保障費抑制路線に大きく舵を切り直すこととなった。

　安倍政権における介護保険制度改革は、民主党政権時代末期の2012年8月に民主・自民・公明の3党協議の下に成立した「社会保障制度改革推進法」をテコに進められている。同法は、社会保障制度改革を、家族や国民相互の助け合いをベースに進めることを基本方針とする、社会保障の非社会保障化を前面に打ち出した内容である。民主党政権時代に一人当たり費用額は回復していったが、それを再び引き下げていくこととなった。

　2015年の介護報酬・制度改定は、在宅マイナス0.42％、施設マイナス0.85％、合計でマイナス2.27％の大幅なマイナス改定であった。加えて特養への入居を要介護3以上の者に制限し、一部の利用者の自己負担を2割に引き上げるなど、介護サービス自体を使いづらくする制度改定が行なわれた。

　また、介護予防給付の受給者の一部をより安あがりにケアをするために、ボランティアなどを介護人材のにない手に用いることができる市町村の「日常生活支援総合事業」（以下、「総合事業」）に移行させる措置が取られた。

　なお、図1をみると、第二次安倍政権以降の時期、2015年の介護報酬マイナス改定により一旦一人当たり給付費は低落した。しかし、16年以降、逆に大幅に増加するという奇妙な現象が起きている。このことは、一人当たりの受けられるサービスの水準が拡充したことを表わすものではない。

　2016年以降の一人当たり費用額の増加は、先述の15年に行なわれた制度改定に起因する。この制度改定により、要介護者のうちの比較的「軽度」とされる要支援1・2の者に対する介護予防給付の一部が介護保険サービスから「総合事業」に移行され、また特養の利用制限も行なわれた。よって以降の期間、しだいに介護保険給付を受給できる者の選別が従来以上に強まり、受給者中の中・重度者の割合が高まったため、一人当たり費用額が急激に上昇したのである[2]。15年以降の給付費額の上昇は、介護保険サービス利用阻害と利用者選別強化の結果である。このことは、安倍政権下で介護保険制

度側による利用者選別（「重点化」）が新たな段階に入ったことを意味する。

　このように介護保険サービスの受給制限が強まるなかで、介護の役割を期待されているのが、ボランティアや家族である。安倍政権はこの時期、「ニッポン一億総活躍プラン」（2016年6月）などのなかで、「介護離職ゼロ」「仕事と介護の両立」というスローガンを掲げているが、この内実は、市民に経済成長のための就業者の役割と、社会保障費抑制のための在宅介護者の役割の両方を求める過酷なものである[3]。

　上記のような政策の下、この時期、要介護者や介護のにない手には過酷な状況が引き続きもたらされている。厚生労働省は2018年3月、16年度の介護職員や、家族・親族による高齢者虐待件数を発表した。介護職員による高齢者虐待は452件で過去最高であり、家族や親族による虐待も1万6,384件となり、非常に高い水準を維持している［厚生労働省、2018］。介護報酬抑制による介護労働者の労働条件の低位温存、およびゆとりの剥奪や、介護サービス抑制による在宅介護者の過酷な状況を反映している。

　また、2017年には「医療、福祉事業」および介護事業所の倒産は過去最高を記録した[4]。15年度の大幅な介護報酬マイナス改定（とくにデイサービス等における大幅削減等）の影響が表われている。

（2）2018年介護報酬改定および利用者自己負担割合引き上げ

　診療報酬改定と同時となる2018年の介護報酬改定は、全体では0.54％の若干のプラス改定ではあるものの、いっそうの利用者選別と要介護者の「自立」を求める内容が目立ち、そのための事業所・専門職への統制を強化するものである。

　2018年介護報酬改定の基本的考え方は、①2025年に向けた地域包括ケアシステムの推進、②自立支援・重度化防止の取り組みの推進、③一億総活躍社会の実現、介護離職ゼロに向けた取組の推進、④制度の安定性・持続可能性、の4点を柱とする[5]。

　論点は多岐にわたるが、紙数の関係上重要な方向性を整理すると以下である。第一は、徹底した「自立支援・重度化防止」である。社会保障制度改革推進法では、国民の「自助」や「自立」が大きく求められたが、2018年改

定でも要介護者の「自立」が各所で要求されている。また、介護事業者にたいしても、「提供されるサービスは、要介護状態等の軽減又は悪化の防止に資するものであることが求められている」とし[6]、介護報酬の支払いにあたっても「効果」のある自立支援について評価を集中する方向性が示された。

　第二は、上記のための方策としての、介護福祉の医療への従属化のいっそうの推進である。2018年介護報酬改定では、従来にも増して、報酬算定におけるリハビリやターミナル看護ケア、医療連携への報酬の加算度合が増加した。また、ケアや介護事業者の評価の強化である。通所介護における心身機能の維持に係るアウトカム評価など、一定期間に「効果」が明示的に示されないケアの評価を総体的に低くみなすことを意図する介護報酬算定である。

　これらのことは、事業所や専門職を、改善効果が薄いとみなされたサービスの切り捨てに誘導する危険性が大きい。介護報酬を用いて、介護福祉を治療の効果や改善に重きを置く「医療」に従属化させることをいっそう誘導する内容である。

　そのようななかで、訪問介護においては、身体介護に重点を置き、身体介護と生活援助の報酬に「メリハリ」をつけるとしている。「身体介護中心型」において報酬が増額される傾向にある一方、「生活援助中心型」においては、減額が行なわれるなど、生活援助の役割を軽視する流れを従来にも増して強めている。在宅における生活援助については、「一億総活躍社会」の推進のなかで、いっそう家族介護や地域ボランティアなど無償のにない手の負担が求められる危険性がある。

　2018年介護報酬改定が特徴とするのは、社会保障費抑制のための「自立」という国の思惑・価値観（現場や利用者のニーズではない）にもとづく徹底した合理化や、ケアにおける役割分担の明確化（中重度者に専門職を集中させ、それ以外はボランティアや家族等の「自助」「互助」に委ねる、もしくは「自立」させる）である。国の思惑に沿わないケアの報酬算定を相対的に低いものとし、事業者および専門職に要介護者の「自立」の強要、もしくは「自立」できない利用者の排除を誘導していきかねない内容である。

　いうまでもないが、人間は誰しも高齢期になれば、次第に心身の機能が衰え、いずれは必ず死を迎える。その避けられない流れのなかにあっても、そ

の人その人の潜在的な能力に寄り添い、ケア行為を保障し続けながら、その思いを実現するのが介護保障なのであって、人々を無理やり介護者がいなくても生活できるよう「自立しろ」と強要することが介護ではない。介護福祉におけるケアは、一義的に治療ではない。

なお、2018年8月からは、一人暮らしで340万円以上、夫婦で463万円以上の年収がある世帯などで、自己負担割合が3割に引き上げられた。サービス利用阻害はいっそう進む危険性がある。

3. 新自由主義「構造改革」による事業所・専門職等の統制強化

小泉「構造改革」などでこの間進められてきた、いわゆる新自由主義的手法にもとづく社会保障改革は、当初、利用者の選択の自由やサービス供給側のサービス供給の裁量を高めるものだとしばしば宣伝されてきたが、結果的にそうはならなかった。新自由主義的手法の政策のなかでこの間進んできたのは、事業者や専門職のケアにおける自由および裁量の剥奪と、それをもとにした利用者のサービス受給の抑制・制限という、社会保障費抑制＝国策への統制の強化であるといえる。

「新自由主義」は一般に、経済社会における自由市場の機能を肯定的にとらえ、その原理をフル活用することが人類の富や福利を最大化すると主張し、ゆえに国家による自由市場への介入を極力抑制することを追求する政治経済思想である。政策の場面では具体的手段として、公的部門の民営化等を通じた「小さな政府」の構築や、自由市場への介入となるさまざまな国家による保護制度や規制の緩和、徹底した競争原理の導入等を用いる[7]。このことが国家による事業者や専門職等の統制を強化するというのは、一見矛盾したことのように思える。

しかし近年、新自由主義には、戦後世界が追求してきた自由や民主主義を解体する作用があることが指摘されている。たとえば、ブラウンは、新自由主義があらゆる人間活動の領域を経済的な行為や価値観に置き換え、民主主義的な平等や、自由、教育、立憲主義といった事項への合意すらも、経済成長や資本の増大といった経済的事項に従属させられてきていることに多大な

る問題関心を払い論じている[8]）。

　国により、上記の進行の態様は異なると考えられるが、日本の社会保障・人権分野におけるメカニズムは介護分野を例に整理するとおおよそ以下のようになる。

　介護等の社会保障分野は、本来経済学でいうところの「市場の欠陥（失敗）」により、自由市場のもとでは必要とする人々への平等で充分なサービスの供給ができず、政府の市場への介入や財政支援が不可欠な分野である。故に、介護というサービスについては、戦後日本では憲法25条の理念を実現するため、措置制度をはじめ、国家的制度構築や財政支援等を行なうことにより、市場によらない枠組のなかで、人々へのサービス保障が時間をかけて追求され発展してきた。

　ところが、2000年に発足した介護保険制度は、措置制度を解体し、新自由主義「構造改革」のもとで、サービス公定価格や供給主体の参入規制緩和等の準市場の枠組みを導入することにより、介護保障をいわば半分市場原理の世界へと押し戻すものであった。

　そして介護保険制度発足以降、先述のように社会保障費抑制の思惑のもとで国による度重なる制度改定や介護報酬の引き下げが行なわれてきた。このなかで、何とか従来どおりの水準のサービスを利用者に提供し続けるために、またその前提としての事業所の「経営」を存続するために、それら改定の内容に疑問を抱きながらも、国の示す介護報酬体系や制度改正に形のうえで「迎合」して、その枠組みのなかで少しでも多く介護報酬を得るために「経営意識」をもって諸策をめぐらした事業所経営者やケアマネの方々も少なくないのではないだろうか（もちろん、無批判に従属させられていった事業者や専門職も存在するだろう）。

　こうした経緯と構図のなかで、新自由主義を用いた国家による事業者や専門職の「統制」の強化が実現する。「市場の欠陥」により、国の財政支援を不可欠の条件のもとで運営されてきた公共サービス財部門においては、従来行なわれてきた水準の国の財政支援等による事業者保護を弱める（いわば自由市場の世界の下へ放り出すぞと脅しをかける）ことにより、財政支援が減らされては困るという事業者や専門職の心情を巧みに利用し、国による事業者

や専門職の行動のコントロールすなわち「統制」強化ができるのである[9]。平たく言えば、介護報酬による事業所の収入を極力減らされたくなければ、国の提示する「自立支援」や地域包括ケアなどの政策の方向性に従ったケア（加算等が取れる）や行動をしろ、ということである（「規範的統合」[10]）。国にとって、診療報酬や介護報酬の水準および体系は、財源によって事業所や専門職の行動を統制するための重要手段である。

加えて、介護保険制度発足以降、介護報酬の抑制のもとで介護労働者の労働条件が引き下げられ、低位温存させられてきたことも、個々の労働者や専門職からゆとりをもって考える余力を剥奪し、利用者ニーズ本位の民主的事業所経営、当事者・現場のニーズを反映する介護保障制度・政策構築への専門職の参加の主体性を弱める方向に作用している。

このように、国は新自由主義を用いて財政支援の後退等の経済的圧力をかけながら、公共部門を担う事業所や労働者・専門職をいわば「生かさず殺さず」の状況に追い込み、本来あるべき民主的価値観をもった人権保障のにない手から、国民支配および国策遂行のにない手へと変質させ、利用するのである[11]。

おわりに──社会保障・健康権としての介護保障制度の再構築に向けて

以上のような構図の中で進められる人権としての介護保障の解体に対抗するための課題を最後に提示する。

第一に、多くの市民に刷り込まれている、社会保障費は抑制しなければならない、増大することは望ましくないという、今日の風潮・イデオロギーの払拭である。人々の固有のニーズを実現する人権としての介護保障を実現するためには、今日、社会保障費は逆に積極的に増大させなければならない。

1990年代後半以降進められた新自由主義「構造改革」のもとで、一般市民・労働者層においては貧困問題や生活困難が深刻化したが、この間逆に株主、高所得層は莫大な利益をあげ、大企業も膨大な内部留保を形成してきた（いわゆる「格差社会」）。この富の格差構造を是正すれば、現在のような社会保障の解体や抑制を撤回し、逆に拡充する道筋をつけるだけの資源は十分にある[12]。今日の国家財政の逼迫および社会保障費抑制の必要性は、納税力

のある大企業や株主、高所得層への税負担軽減を長年にわたり繰り広げてきた結果である。そのことにたいする共通認識をもつ必要がある。

第二に、上記の富の格差・不平等の是正を実現し、社会保障としての介護保障を拡充するために今日行なうべきは、日本国憲法25条および国際人権規約「経済的、社会的及び文化的権利に関する国際規約」12条等に規定されている健康権（right to health）にもとづいた制度構築の要求である。

健康権は、人々が健康に関する潜在能力を発揮できるようにすることを重要な目標とし、「到達可能な最高水準の健康の実現のために必要なあらゆる設備、機器、サービス、条件、教育及び情報を享受する権利」と理解されている。健康権の具体的内容は、国連の経済的・社会的及び文化的権利委員会「一般的意見第14」に詳細に規定されている[13]。健康権は人々の健康に関する自由や自己決定権を重視し、同時に医療や福祉制度・資源へのアクセス保障や健康権の後退禁止等、国家が取り組まなければならない義務を広範かつ詳細に規定している。

今日、介護サービスの利用者や家族、専門職、市民による上記の問題意識の共有を広め、健康権をもとに、この間の国による介護保障制度や医療保障制度の改悪の問題点や違憲・違法性を追及するアクションが不可欠である。

1）これまでの介護報酬および制度改定の動向とその特徴について、本稿では紙数の関係上詳しく論じることはできないが、詳細は[井口、2015]など参照。
2）たとえば、要支援1および要支援2の介護保険受給者数は、2006年には50万6,200名であり、その後単調増加し15年には115万2,400名となった。しかし、この年を境に同受給者数は逆に大幅に減少に転じ、17年現在、77万6,500名である（厚生労働省「介護給付費実態調査」「介護給付費等実態調査」、各年12月の人数）。介護予防給付から「総合事業」や家族介護への移行が一定程度進んだものと考えられる。
3）「一億総活躍社会」「介護離職ゼロ」に関する政策的意図と経緯については、[井口、2017c]参照。
4）東京商工リサーチ http://www.tsr-net.co.jp/news/analysis/20180105_01.html（2018年3月28日最終閲覧）。
5）以下、詳しくは、[社会保障審議会介護給付費分科会、2017]参照。
6）前掲、2頁。
7）「新自由主義」についてはさまざまな定義があるが、主要な文献として、[ハーヴェイ、2007]、[ブラウン、2017]などを参照。
8）[ウェンディ・ブラウン、2017]、参照。
9）同様の手法は、社会保障分野だけでなく、研究・教育という公共サービスを担う大学などにたいしても用いられている。2004年の国立大学の独立行政法人化以降、大

学の安定財源として重要な国からの運営費交付金は大幅削減の一途である。そのなかで国は近年、財政難にあえぐ大学にたいし、グローバル化やグローバル人材育成という「国策」に適う改革を行なった大学については運営費交付金等の優遇を行なうという手法で、カリキュラムや学部再編等の内容を誘導し、学問の自由や大学自治（憲法23条）に対する介入・侵害を行なっている。また、戦後日本の大学人は15年戦争などの反省の下に、軍事研究に手を染めないことを確認・共有してきた（[日本学術会議、1950] など参照）。今日、安倍政権による安全保障関連法制定（2015年）や憲法9条改憲への流れのなかで、国は自らが作りだした大学の財政難という状況を利用し、軍事研究を行なう大学に研究費を拠出する制度等（2015年度、防衛装備庁「安全保障技術研究推進制度」創設）を用いて大学人に軍事研究を担わせようとする圧力を強めている。

10) 厚生労働省は、地域の事業所および専門職や住民に国策（「自助」「互助」や地域包括ケアシステムの構築等）にそう価値観や問題関心を共有させ、動員していく内容の行為を「規範的統合」と表現し、その必要性を主張してきた。[厚生労働省全国介護保険担当課長会議資料、2014] 参照。

11) 人権保障のにない手ともなり、逆に時には人権侵害・国による国民支配のにない手ともなりうる、公共サービス等の「公務」をになう労働者における二面性の存在については、[芝田、1977] が論じている。

12) 詳細は、[井口、2017b] など参照。

13) 健康権および「一般的意見第14」の詳細については、[United Nations、2000]［棟居、2005] など参照。介護領域における健康権適用に関する論考としては、[井口、2017a] 参照。

【参考文献】

United Nations, Committee on Economic, Social and Cultural Rights（2000）"GENERAL COMMENT 14（The right to the highest attainable standard of health)"

ウェンディ・ブラウン／中井亜佐子訳（2017）『いかにして民主主義は失われていくのか―新自由主義の見えざる攻撃』みすず書房。

デヴィッド・ハーヴェイ／渡辺治監訳（2007）『新自由主義　その歴史的展開と現在』作品社、2007年。

井口克郎（2015）「介護保険サービス抑制の問題点―岐路に立つ介護保障」『経済』No.237、23～33頁。

井口克郎（2017a）「介護保障抑制政策下における在宅介護者の実態」『日本医療経済学会会報』33巻1号、5～32頁。

井口克郎（2017b）「現代の経済社会状況から朝日訴訟の意義を再考する―若者世代から見た朝日訴訟」井上英夫・藤原精吾・鈴木勉・井上義治・井口克郎編『社会保障レボリューション－いのちの砦・社会保障裁判』高菅出版、42～61頁。

井口克郎（2017c）「『ニッポン一億総活躍プラン』と社会保障・社会政策」『医療・福祉研究』26号、76～80頁。

岡﨑祐司・福祉国家構想研究会編（2017）『老後不安社会からの転換―介護保険から高齢者ケア保障へ』大月書店。

厚生労働省（2018）「平成28年度『高齢者虐待の防止、高齢者の養護者に対する支援等に関する法律』に基づく対応状況等に関する調査結果」。

厚生労働省全国介護保険担当課長会議資料（2014）「介護予防・日常生活支援総合事業

ガイドライン（案）」
http://www.mhlw.go.jp/stf/shingi/0000052337.html（2014年9月8日最終閲覧）。
芝田進午編（1977）『公務労働の理論』青木書店。
社会保障審議会介護給付費分科会（2017）「平成30年度介護報酬改定に関する審議報告」2017年12月18日。
社会保障審議会介護給付費分科会（2018）「平成30年度介護報酬改定の主な事項について」2018年1月26日開催、第158回資料。
日本学術会議（1950）「戦争を目的とする科学の研究には絶対従わない決意の表明（声明）」第6回総会。
棟居徳子（2005）「『健康権（the right to health）』の国際社会における現代的意義―国際人権規約委員会『一般的意見第14』を参照に」『人間社会環境研究』No.10、61～76頁。

第4章
障害者福祉をめぐる対抗と課題
社会保障構造改革と「我が事・丸ごと」共生社会

鈴木　靜

1．生命権、生活権、労働権等の侵害の現状

(1) 浅田訴訟が問う生命権・生活権

「介護を受けられないのは、死ねといわれているのと同じ。行政に死ねといわれ、ショックだった」。浅田訴訟原告である浅田達雄さんが提訴を決意した理由である。

浅田訴訟は、65歳を境に障害者自立支援法（現・障害者総合支援法）の給付による介護サービスが打ち切られるのは不当な差別であり、法律違反そして憲法違反だとして、岡山市に決定の取り消しなどを求めた裁判である。2018年3月14日に原告勝訴の判決が下されたが、岡山市が控訴し現在も係争中である。障害者自立支援法は障害者総合支援法に改正されたが、介護保険適用優先の原則を変えてはいない。例外的措置として、障害者総合支援法対象者のうち一部の障害程度や範囲に限り、65歳以上の適用を認めているにすぎない。介護保険を利用するのであれば、利用者たる障害のある人の一部負担が増え、利用できるサービスの範囲と支給量の制限が厳しくなる。浅田さんが問うているのは、障害のある人にとって、介助・介護のあり方が生命権に直結することである。

（2）就労継続支援A型事業の相次ぐ倒産は労働権の侵害

2017年から、障害者総合支援法のもとでの就労継続支援A型事業の倒産が相次いでいる。就労継続支援事業は、「通常の事業所に雇用されることが困難な障害者につき、就労の機会を提供するとともに、生産活動その他の活動の機会の提供を通じて、その知識及び能力の向上のために必要な訓練その他の厚生労働省令で定める便宜を供与すること」をいい（障害者総合支援法5条14項）、最低賃金等労働法規が適用されるA型と、適用にならないB型にわかれる。

障害者自立支援法施行後から、事業の営利化・市場化によって、安易な民間企業参入が相次ぎ、大幅に増えた。2017年4月から、厚生労働省が障害支援報酬に関する規制をかけたことから、就労継続支援A型事業所が利用者への給与を支払えなくなったことが倒産の主たる原因である。

2017年7月、岡山県倉敷市で就労支援A型事業所5ヶ所が一斉に閉鎖され、障害のある人220人が解雇された。厚生労働省と岡山県、倉敷市は、同月に事業所の立ち入り調査を実施した。倉敷市の事例を端緒に、事業所閉鎖や大量解雇が相次いでいる。働く場を失うことは障害のある人の労働権侵害である。

（3）津久井やまゆり園殺傷事件と優生思想

2016年には、障害福祉のあり方を根底から問い直さざるをえない、深刻な事件が起きた。津久井やまゆり園殺傷事件である。知的障害のある人たちが住む福祉施設に、元施設職員である男性が侵入し、入居者である障害のある人19人を殺害し、入居者と施設職員の26人に重軽傷を負わせた。元施設職員は、事件前に衆議院議長あてに手紙を持参し、重度障害のある人を生かすのは莫大な費用がかかっていること、生きる価値がないことなどを理由に、犯行を仄めかした。手紙は、戦前の優生思想がマグマのように息を吹き返したかのような内容であった。報道を通じて明らかにされる元施設職員の一連の言動に、まさに日本社会は震撼した。改めて、障害のある人の生命権、生活権が問われている。

安倍政権はこうした事態を直視することなく、市場化・営利化を認めた障害者総合支援法を見直すことなく、さらに市場化・営利化にのらない障害福祉サービスを「我が事・丸ごと」共生社会づくりとして現代版「相互扶助」として展開しようとしている。「相互扶助」とは、周知のとおり、日本国憲法にもとづく権利としての社会保障ではない。戦前に逆戻りする政策であり、権利としての社会保障の否定である。

2．社会保障構造改革と「我が事・丸ごと」地域共生社会

　2016年、安倍政権は、高齢者を対象とした地域包括ケアシステムを、障害のある人、子ども、生活困窮者等に拡大させ、コミュニティで「支え手側」と「受け手側」が支えあい（この部分が「我が事」にあたる）、同時に、専門家である医療介護人材を確保するために職能や養成の見直しを図る（この部分が「丸ごと」にあたる）ことを目的に、「我が事・丸ごと」地域共生社会づくりを行なうことを明らかにした。

(1)「我が事・丸ごと」地域共生社会までの政策動向

1）社会福祉基礎構造改革からの流れ

　障害福祉政策は、理念法である障害者基本法のもと、以下の法体系に分かれている。（A）介護や情報、生活面での援助については、障害者総合支援法、児童福祉法、（B）虐待や差別については障害者虐待防止法、障害者差別解消法にわかれる。なお、障害福祉政策の近隣分野として、雇用促進を目指す障害者雇用促進法がある。

　2000年代初頭からの社会福祉基礎構造改革の一環として、障害福祉事業の営利化・市場化の導入と、就労に重きをおく報酬体系を組み込んだ障害者自立支援法が制定、施行された。利用者の自己決定と選択の自由を口実に、障害福祉サービス利用に応益負担が導入されたことは、介護が生命と生活に直結する障害のある人に衝撃を与えた。まさに経済的負担が可能な者のみ生命権が保障されることを意味するからである。これに抗し、障害者自立支援法違憲訴訟が提訴され、和解に至り、新たな障害福祉法のあり方が模索され

ることが約束された。しかし実際には、障害者自立支援法の利用者負担の本質を変えない障害者総合支援法に改正され、現在に至る。

2）社会保障構造改革の一環としての展開

2012年には、社会保障制度改革推進法が制定され、社会保障制度改革は「自助、共助及び公助」の組み合わせによる家族相互および国民相互の助け合いの仕組みと位置づけ直された。公的責任の後退を意味し、ここに社会保障構造改革の路線が明確に敷かれた。

2015年6月には、厚生労働省は「新たな福祉サービスのシステム等のあり方検討プロジェクトチーム・幹事会」を立ち上げ、同年9月に「誰もが支えあう地域の構築に向けた福祉サービスの実現―新たな時代に対応した福祉の提供ビジョン―」を公表、翌年3月には「地域の実情に合った総合的な福祉サービスの提供に向けたガイドライン」を公表した。改革の方向性が示された二つの文書には、「新しい地域包括支援体制」を目指すべき方向性と位置づけた。また、社会保障構造改革は、さらに内閣主導により経済政策の一環としても位置づけられたことも大きな特徴である。以下でみてみよう。

（2）「骨太方針2016」における「我が事・丸ごと」地域共生社会、地域共生社会の位置づけ

安倍政権は、「骨太方針2016」（2016年6月2日）において、「第2章　成長と分配の好循環の実現」のなかに、「（6）障害者等の活躍支援、地域共生社会の実現」を位置づけた。「障害者」等の活躍の意味を「就労」を中心に位置づけ、社会参加や自立を促進すると位置づける。また、地域共生社会を実現するため、あらゆる住民が支えあいながら、地域コミュニティを育成し、福祉などの公的サービスと協同する仕組みを構築するとする。ここでいう「地域共生社会」は、福祉などの公的サービスではない点に留意が必要であり、障害のある人の「就労」を中心にした社会参加がここに位置づけられる点に着目したい。

障害のある人の社会参加は、憲法にもとづき、障害者基本法などで障害のある人本人の権利と位置づけられている。権利であるはずの社会参加が、上

記の文章では、相互扶助の一環に位置づけられる。さらにすでにそのような地域コミュニティが存在するのではなく、それを実現する地域コミュニティを「育成する」との位置づけである。また、同日に公表された「ニッポン一億総活躍プラン」(2016年6月2日) では、「4．『介護離職ゼロ』に向けた取組の方向」の一つとして、「地域共生社会の実現」を挙げており、内容は「骨太方針2016」と重複する。

そして内閣府からの要請を受けて、「新たな福祉サービスのシステム等のあり方検討プロジェクトチーム・幹事会」は発展的に解消され、同年7月15日に「我が事・丸ごと」地域共生社会実現本部 (以下、実現本部) が設立された。

3．「我が事・丸ごと」地域共生社会とは何か

(1)「我が事・丸ごと」地域共生社会の概要

実現本部によれば、「地域共生社会」とは「一億総活躍社会づくりが進められる中、福祉分野においても、パラダイムを転換し、福祉は与えるもの、与えられるものといったように、『支え手側』と『受け手側』に分かれるのではなく、地域のあらゆる住民が役割を持ち、支え合いながら、自分らしく活躍できる地域コミュニティを育成し、公的な福祉サービスと協働して助け合いながら暮らすことのできる」ことを指す。

「我が事」は、住民が主語であり、地域づくりを地域住民が主体的に取り組む仕組みであり、「丸ごと」は、市町村が主語であり、地域づくりの取組みの支援と、公的な福祉サービスへのつなぎを含めた、縦割りではない総合相談支援の体制整備を指す[1]。

(2) 住民主体の課題解決等について

具体的な運用については、厚生労働省はポンチ絵で「地域における住民主体の課題解決・包括的な相談支援体制のイメージ②」を公表している[2]。これによれば、「様々な課題を抱える住民 (生活困窮、障害、認知症等)」は、ま

ず、「ご近所、自治会」「地域の社会資源（インフォーマルサービス等）」、「小中学校区の地域活動を行う地区社協、福祉委員会」が対応し、この地域活動を行なう地区社協、福祉委員会等が専門職によるバックアップを受ける。さらに専門職は、「生活支援コーディネーター、ＣＳＷ等の専門職（地域包括支援センター、社協等に配置を想定）」を経て、地域では解決できない課題とされた場合に、市町村が設置する「包括的・総合的な相談体制」にようやくたどり着く。

（3）医療・福祉人材の最大活用のための養成課程の見直しについて

「我が事・丸ごと」地域共生社会の実現に向けて、医療・福祉人材の最大活用のための養成課程の見直しを挙げている。現状は、医療福祉の専門資格を持ちながら専門分野で就業していない潜在有資格者は、看護師・准看護師で約3割、介護福祉士で4割強、保育士で6割強にものぼること、また生産年齢人口が減少するなかで、今後の医療・福祉ニーズの増大に対応するために、潜在有資格者の掘り起こしとともに、多様なキャリアパス構築等を通じた人材の有効活用の視点を強調している。

「対応の方向性」として、複数の医療・福祉資格を取りやすくし、医療・福祉人材のキャリアパス化を複線化することが目指され、具体的取組みは「複数資格に共通の基礎課程を創設」し、資格ごとの専門課程との2階建ての養成課程へ再編することとともに、資格所持による履修期間の短縮、単位認定の拡大を検討するとしている。

4．「我が事・丸ごと」地域共生社会の問題点

（1）住民主体の課題解決の欺瞞

1）生活保護や障害者総合支援法の申請権に着目して

課題を抱える住民の困りごとが生活困窮、障害や認知症等である場合、これまでは市町村に生活保護申請、地域包括支援センターに障害者総合支援法や介護保険法による介護給付に関する相談を行ない申請に至るのが通常で

あった。とりわけ生活保護については、2012年以降の国会議員による生活保護バッシング等の影響により、要保護者であっても生活保護のスティグマから申請するのがためらわれる状況が続いている。こうした状況にありながら、実現本部が想定する「我が事・丸ごと」地域共生社会では、社会保障の要保障事故（法で対応することが予定されている事柄）について、地域での自助（互助）が優先されるのか、生活保護等の申請権はいかに新たな仕組みで担保され、阻害要因と不服申し立ての関係はどのようになるのかは不明である。

　冒頭で挙げた浅田訴訟は、原告が65歳になったことにより、それまで利用していた障害者総合支援法から介護保険法への移行に関する訴訟である。実現会議の資料によれば、「地域共生社会の好循環」として、「高齢者」は「子育て支援などで役割を持つことが、予防に効果」であり、「障害者」は「活躍する場を持つことが、自立・自己実現に効果」が記述されている。浅田さんの場合は65歳を過ぎると、「障害者」から「高齢者」になる。カテゴリが変わること自体が、課題を抱える住民を「丸ごと」としてとらえておらず、従来の縦割り制度の域を出ていない。実現本部のいう「丸ごと」でいえば、浅田さん本人がどのように生活したいかの意向が重視されなければならないだろう。本人の経済事情により、生命・生活を支える介護給付量に大きな影響を与えることも、「丸ごと」とはいえないだろう。市町村や専門機関が、浅田さんの「丸ごと」を前提にした社会保障制度設計と運用をしない限り、「ご近所や自治会」「地区活動を行う地区社協、福祉委員会等」などは、縦割りの社会保障制度からはみ出す部分を補てんする役割にすぎなくなる。浅田さんが自ら望む生活を営むため、意思疎通の問題なども含めて介護福祉士の専門家からの介護を望むのか、「地域の社会資源（インフォーマル等）」のボランティアを望むのかの決定権がなければならないであろう。ボランティアを用いた場合に、介護事故への事後対応や事業の継続性の確保など、問題はさらに複雑化することが想定される。このような調整はどこが行なうのかも不明である。

2）民間の取組みと社会保障給付との関係

　現在、都市部を中心に、少子高齢化や核家族化により、日中の地域活動の停滞が問題になっている。さらに地方部であっても、経済的事情や継続的な家族や本人の介護問題を、隣近所に実情を開示し助けを求めるのは、大きな障壁があり困難であるのは想像に難くない。たとえば、全国各地に「認知症カフェ」が開設されているが、主催者が想定する認知症である本人や家族の参加が少ないことがしばしばいわれる。同様に、「こども食堂」も主催者が想定する社会階層の参加が少ないことも指摘されている[3]。経済格差が広がるなか、主催者が善意で事業を起こしても、対象となる本人や家族にとってはスティグマがともない、参加しにくい現状があることにも留意しなければならない。さらに「認知症カフェ」や「こども食堂」に対象となる住民が参加したからといって、介護保険法や生活保護法、児童手当法による給付を受ける権利や実質的な給付に影響を与えることはあってはならないのはいうまでもない。

（２）医療・福祉人材の最大活用のための養成課程の見直しについて

　実現本部は、多数にのぼる潜在有資格者の存在を挙げるが、潜在有資格者になっている原因については考察せず、養成課程の見直しで対応しようとする。これは大きな矛盾である。介護、福祉現場の離職率の高さや人手不足は、長時間労働と労働に見合わない低賃金にあることは、多くの人たちの知るところである。社会福祉基礎改革以降に、障害福祉分野に市場化・営利化の仕組みが導入され、営利企業が続々と参入した。障害がある利用者の、事業所選択における選択肢を増やしはしたが、それ以上に「悪しきＡ型」問題に表われるように、事業所が提供するサービスの質や経営運営のあり方について大きな格差が生まれた。とりわけ2017年障害支援報酬改定以前は、就労継続支援Ａ型事業が利益を上げられるモデルとして、各種ビジネスセミナーが開催されるのが珍しくない状況になっていた。こうしたなかで、冒頭に挙げた倉敷市内の就労継続支援Ａ型事業の事業閉鎖が起こったことを忘れるわけにはいかない。

　本来、社会福祉サービスとして障害のある人たちの雇用（就労ではない）、

社会参加や日中活動をどう位置づけるのかが検討されなければならないし、改めて営利企業の位置づけが再検討されなければならない。こうしたなかで介護福祉士等の専門家が継続して働くことができる条件を作ることが先決であろう。

また、津久井やまゆり園殺傷事件から医療・福祉人材のあり方は、根本から問われなければならない。事件を起こした元施設職員は、入職前はもちろん勤務3年間も、介護福祉士等の福祉資格は有していなかった。多くの社会福祉施設や福祉事業所では、慢性的な人材不足状態にあることに着目しなければならない。潜在有資格者が多いなか、無資格者である者が採用されやすい現状にこそ目を向けなければならない。さらに、実現本部のいう「丸ごと」を支える専門家は、これまで以上の高度な専門性が求められることはいうまでもない。同時に、医療・福祉従事者こそ、人権保障の歴史と現代的課題を学び、問い続ける環境が求められよう。

おわりに——人権としての社会保障を目指して

本稿では、最初に障害のある人の生命権、生活権、労働権等の侵害の現状について、浅田訴訟、就労継続支援A型事業の相次ぐ倒産、津久井やまゆり園殺傷事件を例にとり考察した。安倍政権はこうした事態を直視することなく、市場化・営利化を認めた障害者総合支援法を見直すことなく、さらに市場化・営利化にのらない障害福祉サービス、「我が事・丸ごと」地域共生社会づくりを行なおうとしている。この危機感から、「我が事・丸ごと」地域共生社会が打ち出された経緯、内容について概観し、その問題点につき、「住民主体の課題解決の欺瞞」と「医療・福祉人材の最大活用のための養成課程の見直し」につき検討してきた。安倍政権が進める社会保障構造改革は、日本国憲法下で発展してきた社会保障制度を変容させ、戦前に逆戻りする政策であり、権利としての社会保障を否定する流れであることを強調しておきたい。

今後あるべき障害福祉政策の方向性については、国連が採択し日本も批准している障害のある人の権利条約が指針とされるべきである。2011年、民主党政権のもとで障害者基本法の抜本的改正が議論されたときには、障害の

ある人の権利条約の理念と具体的措置をふまえた、国内法にすべく議論が重ねられ、障がい者制度改革推進会議総合福祉部会から「障害者総合福祉法の骨格に関する総合福祉部会の提言―新法の制定を目指して―」が公表された[4]。こうした実績を再評価し、今後の障害福祉政策が検討されなければならない。なお、人権のにない手たる福祉労働者にかかわる法整備については、ＩＬＯ「看護職員条約」が参考とされるべきと考えており、詳細については別稿に譲る。

　1981年の国際「障害者」年のテーマは「全面参加と平等」であり、1982年に出された行動計画では「ある社会が、その構成員をいくらかでも締め出すような場合、それは貧しい社会である」ととらえている。この意味で、日本を豊かな国にするべく国および、それを実現させる私たちの努力が求められている。

1）厚生労働省「「我が事・丸ごと」地域共生社会実現本部について」1頁 http://www.mhlw.go.jp/file/05-Shingikai-12601000-Seisakutoukatsukan-Sanjikanshitsu_Shakaihoshoutantou/0000171016.pdf（最終閲覧2018年4月23日）。

2）厚生労働省課長会議資料 http://www.mhlw.go.jp/file/05-Shingikai-12201000-Shakaiengokyokushougaihokenfukushibu-Kikakuka/0000153276.pdf2017年2月22日（最終閲覧2018年6月26日）。

3）たとえば「『子ども食堂』急増の陰に"大人の都合"で休止も資金や人手不足継続へ模索続く」西日本新聞2018年4月4日 https://www.nishinippon.co.jp/feature/tomorrow_to_children/article/405899/ 最終閲覧2018年6月26日。

4）障がい者制度改革推進会議総合福祉部会「障害者総合福祉法の骨格に関する総合福祉部会の提言―新法の制定を目指して―」（2011年8月30日）http://www.mhlw.go.jp/bunya/shougaihoken/sougoufukusi/dl/0916-1a.pdf（最終閲覧2018年6月26日）。

第5章
なぜ、子育ての第一義的責任が強調される？
教育基本法改正、少子化対策基本法、児童福祉法改正、家庭教育支援法案を貫くもの

垣内国光

はじめに

　一見、実害はないようにみえる。が、子どもが育つ権利、子どもを育てる権利に関して静かなる危機が進行していると思えてならない。この間の子どもをめぐる一連の法改正の理念がそれである。少子化対策基本法、子ども・子育て支援法、教育基本法、児童福祉法の改正、そして、自民党が国会提出をもくろむ家庭教育支援法案である。
　ここでは、それらが有機的な連関をもっていることを明らかにし、日本の子育ての在り方にどのような変化をもたらすのか論ずることとしたい。

1. 道徳国家から決別したはずの日本
　　―「ヨイコドモ」から「人として尊ばれる子ども」へ

(1) 個の自立・解放としての教育基本法、児童福祉法

　戦後、日本国憲法によって立憲主義、国民主権、平和主義が定まり、その後の諸立法と諸制度が展開されてきたことは言を俟たない。その価値観をもっともよく表わしているのが教育基本法と児童福祉法であろう。戦後の政治過程を振り返れば、敗戦によって天皇制を基底とする全体主義が解体され、大日本帝国憲法が日本国憲法と変わって民主化が行なわれた後、朝鮮戦争を機にレッドパージが行なわれて再び民主主義が危機に瀕するいわゆる逆コースをたどって今日の日米安保体制に至っている。教育基本法と児童福祉法は

民主化の気風の溢れる時代の法である。両者ともに 1947 年にできたことが幸いしたといってもよい。

その教育基本法である。

「われらは、個人の尊厳を重んじ、真理と平和を希求する人間の育成を期するとともに、普遍的にしてしかも個性豊かな文化の創造をめざす教育を普及徹底しなければならない。」（教育基本法前文）

「教育は、人格の完成をめざし、平和的な国家及び社会の形成者として、真理と正義を愛し、個人の価値をたつとび、勤労と責任を重んじ、自主的精神に充ちた心身ともに健康な国民の育成を期して行われなければならない。」（同 1 条）

徹底した立憲主義であり、基本的人権にもとづく個の自立・解放を目指していることがわかる。児童福祉法は以下のようである。

「すべて国民は、児童が心身ともに健やかに生まれ、且つ、育成されるよう努めなければならない。2 項 すべて児童は、ひとしくその生活を保障され、愛護されなければならない。」（児童福祉法 1 条）

「国及び地方公共団体は、児童の保護者とともに、児童を心身ともに健やかに育成する責任を負う。」（同 2 条）

児童福祉法の精神をよく表わしているとされる児童憲章（1951 年国会議決）である。

「われらは、日本国憲法の精神にしたがい、児童に対する正しい観念を確立し、すべての児童の幸福をはかるために、この憲章を定める。

児童は、人として尊ばれる。

児童は、社会の一員として重んぜられる。

児童は、よい環境のなかで育てられる。」

児童福祉法制定時、国会での予想質問答弁資料（1947 年 7 月 30 日）で「法第 3 条における原理とは如何なる意味なりや」の問にたいし当時の厚生省児童局は次のような回答を用意している。

「憲法第 25 条は『全て国民は、健康で文化的な最低限度の生活を営む権利を有する。国は、すべての生活部面について、社会福祉、社会保障及び公衆衛生の向上及び増進に努めなければならない。』と規定されております。こ

れが社会福祉の原理であります。この原理を児童問題という対象に限定したものが法案第1条から第3条までに規定されている児童福祉の原理であります。また憲法第11条は、『この憲法が国民に保障する基本的人権は、侵すことのできない永久の権利として、現在及び将来の国民に与えられる。』とあります。従って、この憲法の条文の趣旨に鑑みますに、この法案の児童福祉の原理もまた『不断の努力によって、これを保持しなければならない。』のであり、『すべて、児童に関する法令の施行にあたって、常に尊重されなければならない。』という結論に到達するわけであります。」[1]

　児童福祉法もまた子どもを対象とした基本的人権の保障であり、生存権の保障であることが明確である。国家は人権を保障する義務を負うのであって、国家が人の道や家庭の在り方を支配した戦前とは異なることがわかる。

　戦前には、子どもが教育を受ける権利も愛され育てられる権利も存在せず、臣民として育てられることのみが存在していた。その大本となったのが明治天皇が自ら定めたとされる「朕惟フニ　我カ皇祖皇宗　國ヲ肇ムルコト宏遠ニ　德ヲ樹ツルコト深厚ナリ」で始まる教育勅語（明治23年10月30日御名御璽）である。

　教育勅語の大意は、大日本帝国に生まれた民は天皇の臣民として忠孝をつくし学問に励み道徳を磨かなければならない。いったん戦争などの危機があれば天皇と国家を守るために戦うことが正義であり、そうした考え方はあなたたちの祖先から受け継いだものであって世界に通用する真理であるので、これからも国民が心を一つにして実行していかなければならないということであろう。その中核には、「爾（なんじ）臣民　父母ニ孝ニ　兄弟（けいてい）ニ友（ゆう）ニ　夫婦相和シ　朋友相信シ　恭儉（きょうけん）己レヲ持シ　博愛衆ニ及（およ）ホシ　學ヲ修メ　業（ぎょう）ヲ習ヒ　以（もっ）テ智能ヲ啓發シ　德器（とくき）ヲ成就シ」というくだりにみられるように、天皇－家族（父母）－子ども、という階梯による"忠孝"がある。天皇を頂天とした家族観が根底にあって、勉強することも徳を磨くことも、すべては天皇の「家族国家」のためであり、子どもは権利主体ではなく教化される対象であって忠良なる臣民になる義務があるとされている。

　「個人の尊厳を重んじ、真理と平和を希求する人間の育成」を理念とした

教育基本法、「すべて児童は、ひとしくその生活を保障され、愛護」されることを理念とした児童福祉法とは、相容れない人間観、児童観があったことが理解されよう。

(2) 否定された人の道、ヨイコドモ

子どもたちがどのような大人になるべきか、もっとも直截に国民に示されたのが皇国教育の要ともいうべき道徳教育である。当時の教科書には、人の道、ヨイコとは何かがよく現われている。

「キグチコヘイガ　テキノチカクデ　スコシモオソレズ　三ドマデイサマシク　シングンラッパヲフキマシタ。ソノタメ　ワガグンハススンデ　テキヲウチヤブルコトガデキマシタガ　コヘイハ　タマニアタッテタフレマシタ。アトデミタラ　コヘイハ　ラッパヲクチニアテタママデシンデイマシタ。」

（第一期尋常小学校修身書巻2　2年）

「明カルイタノシイ春ガ来マシタ。

日本ハ、春夏秋冬ノナガメノ美シイ国デス。

山ヤ川ヤ海ノキレイナ国デス。

コノヨイ国ニ、私タチハ生マレマシタ。

オトウサンモ、オカアサンモ、コノ国ニオ生マレニナリマシタ。

オヂイサンモ、オバアサンモ、コノ国ニオ生マレニナリマシタ。

　　日本ヨイ国、キヨイ国。

　　世界ニ一ツノ神ノ国。

　　日本ヨイ国、強イ国、世界ニカガヤクエライ国。」

（第5期『ヨイコドモ』下　2年修身教科書）

菊の紋章の入ったラッパを死んでも口から離さなかったキグチコヘイのような忠良な臣民になりなさいと、美しい国、神の国、強い国、エライ国に生まれたあなたたちは選ばれた民であると。いずこかの首相が「美しい国、日本」と主張することの意味を理解することができる。

こうした教育観、子ども観、大政翼賛的思想は戦後に完全否定され、このような教育を二度と行なわないとして教育勅語の失効宣言「教育勅語等排除に関する決議」（1948年6月19日衆議院）が国会で行なわれている。

教育勅語が失効し国家が「人の道」を説くことが否定され、家庭の在り方、家庭教育の在り方に国家が関わることはなくなり、教育基本法と児童福祉法が制定され個の確立が謳われることとなった。子育ての在り方に国家や行政が関与しないことが明確にされたわけである。人の考え方や生き方、そして家族の在り方にまで国家が関与してきたことが反省され、子育ての在り方は多様であってよく、国家や行政が関わる公法領域の法律で律すべきでなく、私人つまり家庭の問題として対応すべきと位置づけられたと理解できる。

２．少子化対策基本法制定、教育基本法改正、児童福祉法改正に挿入された「子育ての第一義的責任」

　しかし、この間、それに反して家庭の子育てに関する法改正が次々に行なわれている。重要なものとして以下のものがある。少子化対策基本法、教育基本法改正、児童福祉法改正である。詳しくみてみよう。

（１）2003年成立の少子化対策基本法にみる出産、子育て観

　少子化対策基本法の前文である。
　「我が国における急速な少子化の進展は、平均寿命の伸長による高齢者の増加とあいまって、我が国の人口構造にひずみを生じさせ、21世紀の国民生活に、深刻かつ多大な影響をもたらす。我らは、紛れもなく、有史以来の未曾有の事態に直面している。
　しかしながら、我らはともすれば高齢社会に対する対応のみに目を奪われ、少子化という、社会の根幹を揺るがしかねない事態に対する国民の意識や社会の対応は、著しく遅れている。少子化は、社会におけるさまざまなシステムや人々の意識に深く関わっており、この事態を克服するためには、長期的な展望に立った不断の努力の積み重ねが不可欠で、極めて長い時間を要する。急速な少子化という現実を前にして、我らに残された時間は、極めて少ない。
　もとより、結婚や出産は個人の決定にもとづくものではあるが、こうした事態に直面して、家庭や子育てに夢を持ち、かつ、次代の社会を担う子どもを安心して生み、育てることができる環境を整備し、子どもがひとしく心身

ともに健やかに育ち、子どもを生み、育てる者が真に誇りと喜びを感じることのできる社会を実現し、少子化の進展に歯止めをかけることが、<u>今、我らに、強く求められている。</u>生命を尊び、豊かで安心して暮らすことのできる社会の実現に向け、新たな一歩を踏み出すことは、我らに課せられている喫緊の課題である。」

　国による子産みや子育ての自由に対する侵害であるとの国会での批判に「もとより、結婚や出産は個人の決定に基づくものではあるが」との一文が挿入されたものの、法の本質はそのままである。喫緊の課題であると指摘し国民の意識が遅れているとして、「今、我らに、強く求められている」と教導、「国民は家庭や子育てに夢を持ち、かつ、安心して子どもを生み、育てることができる社会の実現に資するよう努める」（6条）と義務を課している。法によって、国民は少子化対策に協力しなければならず、子育てに夢があることを教えられ子どもを産むことが奨励されている[2]。

　それまでにも、エンゼルプランなど子育て支援策は展開されてきていたが、少なくとも国民への出産・子育て奨励策あるいは"説教"としての法律は存在しておらず、その意味では画期的な法律であったとみることができる[3]。

（2）2006年の教育基本法改正で挿入された"態度の養成""第一義的責任"

　2003年の少子化対策基本法に続いて家庭の子育て領域に踏みこんだのが2006年の教育基本法の改正である。

　前文の見直しだけでなく全11条からなる法律を18条にまで拡大し、全体として国家主義的な教育観にもとづいて、教育への国家関与を強め国民の"義務"を強化した改正となっている。

　前文には、「<u>公共の精神を尊び</u>」が挿入され、第1条（教育の目的）から「<u>自主的精神</u>」が削除され、第2条（教育の方針）は（教育の目標）へと変えられ、以下のように全5項からなる具体的な目標が示された。

　「一　幅広い知識と教養を身に付け、真理を求める<u>態度を養い</u>、豊かな情操と<u>道徳心を培う</u>とともに、健やかな身体を養うこと。

　二　個人の価値を尊重して、その能力を伸ばし、創造性を培い、自主及び自律の精神を養うとともに、職業及び生活との関連を重視し、勤労を重んず

る態度を養うこと。

　三　正義と責任、男女の平等、自他の敬愛と協力を重んずるとともに、公共の精神に基づき、主体的に社会の形成に参画し、その発展に寄与する態度を養うこと。

　四　生命を尊び、自然を大切にし、環境の保全に寄与する態度を養うこと。

　五　伝統と文化を尊重し、それらをはぐくんできた我が国と郷土を愛するとともに、他国を尊重し、国際社会の平和と発展に寄与する態度を養うこと。」

　いずれもが国と社会に対する「態度を養う」で締めくくられ、子どもの教導に収斂している。「個人の価値をたつとび」「自主的精神に充ちた心身ともに健康な国民の育成」という個の尊重、個の人格形成を本旨とする教育基本法本来の精神とはかなり乖離がある。

　さらに、従来なかった家庭教育の条文が盛られている。

　「父母その他の保護者は、子の教育について第一義的責任を有するものであって、生活のために必要な習慣を身に付けさせるとともに、自立心を育成し、心身の調和のとれた発達を図るように務めるものとする。」（10条）

　教育基本法は日本国憲法26条の「すべて国民は、法律の定めるところにより、その能力に応じて、ひとしく教育を受ける権利を有する」を受けて国民に教育権があることを具体的に示すために制定されたものであって、国家の教育権を定めた法ではなかった。家庭教育については、すでに民法820条で「親権を行う者は、子の利益のために子の監護及び教育をする権利を有し、義務を負う」と明確にされている（2016年改正で「子の利益のために」が挿入された）。私法領域の問題として権利と義務が一体的に扱われていることが理解される。これ以上の説教めいた親の養育責任を義務づける法律が必要なのだろうか[4]。

3．2016年の児童福祉法改正で挿入された「第一義的責任」

　そして、この「子育ての第一義的責任」論は児童福祉法改正にも及ぶ。
　長く変えられてこなかった児童福祉法の総則が2016年に改訂された。

2016年3月29日に児童福祉法等一部改正法案が上程された際の説明資料によれば改定理由は以下の4点である。
　1．児童の福祉を保障するための原理の明確化、2．家庭と同様の環境における養育の推進、3．国・地方公共団体の役割・責務の明確化、4．しつけを名目とした児童虐待の防止
　一般には、契約で子どもの福祉サービスを提供するとした2012年制定の子ども・子育て支援法との整合性を図った改正と理解されているが、この児童福祉法総則規定の改定はそれにとどまらない意味を持っている。
　これまでの児童福祉法2条では、「全て国民は、児童が心身ともに健やかに生まれ、育成されるよう努めなければならない」とし、同条2項が「国及び地方公共団体は、児童の保護者とともに、児童を心身ともに健やかに育成する責任を負う」と、国と自治体の育成責任が明確であった。
　その第2条に新たな第2項をつくり、これまでの第2項は第3項へと繰り下げられた。その新第2項は「児童の保護者は、児童を心身ともに健やかに育成することについて<u>第一義的責任を負う</u>」である。
　また、新3条の2では、国と自治体の保護者への支援義務、家庭で養育困難な児童の家庭的環境での養育措置の義務が新たに書き込まれ、新3条の3では、市町村の児童福祉支援業務義務、都道府県の市町村への助言、援助義務、国の市町村、都道府県への助言情報提供義務が盛られている。
　簡単にいえば、国の児童福祉子育て支援責任は後方支援に転換され、代わりに保護者の子育ての第一義的責任論が登場したわけである。
　児童福祉法も教育基本法と同じく、児童福祉に関するすべての立法に優先する基本法であって、国家の国民への子育て義務を課した法ではなく国家への国民の子育ての権利請求を基調とする法であったはずである。これまでの児童福祉法2条2項「国及び地方公共団体は、児童の保護者とともに、児童を心身ともに健やかに育成する責任を負う」では足りないとでもいうわけである。
　新2項と3項は、矛盾を孕んでいる。改正案提出サイドからいえば、まず、家庭の第一義的責任を明確にしたうえで、その後に国家に児童育成の後方支援義務があると書き込めば足りたはずで、「国及び地方公共団体は、児童の

保護者とともに、児童を心身ともに健やかに育成する責任を負う」は不要である。改正理念は、子育て責任について保護者と国は同列の立場にはないからである。

　教育基本法同様、そこまで露骨な理念改定ができなかったのかも知れない。いずれにしても、国が前面に立って子どもの福祉を実現するという理念は事実上、空文化したとみて差し支えない。

　だが、この改正は光ともみえるところもある。日本政府が子どもの権利条約を批准したのは1996年であってあまりに遅きに失したの感があるが、この改正で子どもの権利条約（児童の権利に関する条約1996年批准）の精神が第1条に盛られた。「全て児童は、児童の権利に関する条約の精神にのっとり、適切に養育されるとともに、その生活を保障されること、愛されること、保護されること、その心身の健やかな成長及び発達並びにその自立が図られることその他の福祉をひとしく保障される権利を有する」と。

　問題は、この改正の基となった子どもの権利条約の18条「締約国は、児童の養育及び発達について父母が共同の責任を有するという原則についての認識を確保するために最善の努力を払う。父母又は場合により法定保護者は、児童の養育及び発達についての<u>第一義的な責任を有する</u>。児童の最善の利益は、これらの者の基本的な関心事項となるものとする」の「第一義的責任」が、恣意的に用いられたことである。

　子どもの権利条約では、「第一義的責任」に続いて、「児童が、その人格の完全かつ調和のとれた発達のため、家庭環境のもとで幸福、愛情及び理解のある雰囲気の中で成長すべきである」とし、さらにその後の各条文では、子どもに意見表明権、表現の自由、思想良心宗教の自由、結社の自由、平和的な集会の自由など選挙権を除くすべての市民的権利が明示され、それらの権利を実現するように条約締約国が義務を果たすことを求めている。前文冒頭の主語は「この条約の締約国は」であり、末尾は「次のとおり協定した」である。各条文も子ども自らの権利を記したところ以外はすべて「締約国は」ではじまり「確保する」「措置をとる」「講ずる」などで締められている。

　徹頭徹尾、子どもの権利保障のための条約であって、たんに家庭に子育ての「第一義的責任」があることを強制した条約ではないことに注意する必要

があろう。日本政府は子どもの権利条約の「第一義的責任」を利用しているとの誹りを免れまい。

4．家庭教育支援法案の意味すること

(1) 家庭教育支援法の内容

　この間の一連の法制定、法改正は、国家が家庭教育の在り方に介入し家庭を律しようとしていることが理解される。それだけでも大きな問題だが、さらに踏みこんだ法案が準備されている。自民党の家庭教育支援法案（仮称）である。

　同法案は自民党から法案として 2016 年 10 月 20 日に公表されたが、各方面からの批判を浴びて若干の修正を行ない未定稿とされたままのようである。公表された家庭教育支援法案の主な部分をみてみよう。

第1条（目的）　この法律は、同一の世帯に属する家族の構成員の数が減少したこと、家族が共に過ごす時間が短くなったこと、家庭と地域社会との関係が希薄になったこと等の家庭をめぐる環境の変化に伴い、家庭教育を支援することが緊要な課題となっていることに鑑み、<u>教育基本法（平成18年法律第120号）の精神にのっとり</u>、家庭教育支援に関し、基本理念を定め、及び国、地方公共団体等の責務を明らかにするとともに、家庭教育支援に関する必要な事項を定めることにより、家庭教育支援に関する施策を総合的に推進することを目的とする。

第2条（基本理念）　家庭教育は、父母その他の<u>保護者の第一義的責任</u>において、父母その他の保護者が<u>子に生活のために必要な習慣を身に付けさせる</u>とともに、自立心を育成し、心身の調和のとれた発達を図るよう努めることにより、行われるものとする。

2　家庭教育支援は、家庭教育の自主性を尊重しつつ、社会の基礎的な集団である家族が共同生活を営む場である家庭において、父母その他の保護者が<u>子に社会との関わりを自覚させ</u>、子の人格形成の基礎を培い、<u>子に国家</u>

及び社会の形成者として必要な資質が備わるようにすることができるよう環境の整備を図ることを旨として行われなければならない。
3　家庭教育支援は、家庭教育を通じて、父母その他の保護者が子育ての意義についての理解を深め、かつ、子育てに伴う喜びを実感できるように配慮して行われなければならない。
4　家庭教育支援は、国、地方公共団体、学校、保育所、地域住民、事業者その他の関係者の連携の下に、社会全体における取組として行われなければならない。

第3条（国の責務）　国は、前条の基本理念（以下「基本理念」という。）にのっとり、家庭教育支援に関する施策を総合的に策定し、及び実施する責務を有する。

　法案は、改正教育基本法の精神にのっとり家庭教育支援の基本理念を定めて国自治体が家庭教育支援に関する施策を総合的に推進するとし、家庭教育の在り方について以下のように指示している。
　①家庭教育は父母保護者に第一義的責任がある、②父母保護者には子に社会との関わりを自覚させ子に国家および社会の形成者として必要な資質が備わるようにする義務がある、③父母保護者は子育ての意義についての理解を深め子育ての喜びを実感できなければならない。
　そして、それらの理念を実現するために、文部科学大臣は「家庭教育支援基本方針」をつくって第9条で以下の三つの事項を定めるという。
　　1　家庭教育支援の意義及び基本的な方向に関する事項
　　2　家庭教育支援の内容に関する事項
　　3　その他家庭教育支援に関する重要事項
　家庭教育支援法案の文言をよくみると、これまでみてきた一連の少子化対策基本法、教育基本法改正、児童福祉法改正と連関していることがわかる。子育ての第一義的責任の押しつけである。抽象的でわかりにくいが見逃してはならないのは、「家庭教育支援の意義及び基本的な方向に関する事項」を文科大臣が定めるというくだりである。国家が「家庭教育の在り方」を法律によって定めるという。

(2) 自治体ですでに始まっている家庭教育支援の条例づくり

そうした家庭教育への働きかけ運動は事実上開始されている。熊本県が最初だといわれているが、市区町村を含めば相当数の自治体が条例を制定している。ほとんどが自民党関係議員、日本維新の会関係議員の提案であり、日本会議加入の議員が関係しているとみられる。日本会議は、憲法改正を訴えており、軍事力増強、緊急事態条項、家族保護条項の三つを憲法に盛ることを重点目標としている[5]。

ちなみに、安部晋三記念小学校のちに瑞穂の国小学校用地への国有地払い下げをめぐって大きな問題になった籠池泰典氏は日本会議大阪代表・運営委員であったとされ、同氏が理事長をつとめる塚本幼稚園では園児に教育勅語を暗唱させているとして話題になった。日本会議国会議員懇談会メンバーには安部晋三首相、麻生太郎財務相、稲田朋美議員ほか250名以上の国会議員が加入しているとされる[6]。

その日本会議が憲法に家族保護条項を盛るための戦略として自治体条例制定運動を進めているとみることができる。それら条例のいくつかを簡単にみてみよう。

くまもと家庭教育支援条例
第3条（基本理念） 家庭教育の支援は、保護者がその子どもの教育について第一義的責任を有するという基本的認識の下に、家庭教育の自主性を尊重しつつ、学校等、職域、地域その他の社会のあらゆる分野における全ての構成員が、各々の役割を果たすとともに、相互に協力しながら一体的に取り組むことを旨としなければならない。

静岡県家庭教育支援条例
第3条（基本理念） 家庭教育の支援は、保護者がその子どもの教育について第一義的責任を有するという基本的認識の下に、行政、学校等、地域住民、地域活動団体、事業者その他の社会の全ての構成員が、家庭教育の自主性を尊重しつつ、各々の役割を果たすとともに、社会全体が一体となって取り組むことを旨として行われなければならない。

ぐんまの家庭教育応援条例

第3条（基本理念） 家庭教育の支援は、保護者がその子どもの教育について第一義的責任を有するという認識の下に、学校等、地域住民、地域活動団体、事業者、行政その他社会の全ての構成員が、家庭の自主性を尊重しつつ、それぞれの役割を果たすとともに、相互に協力しながら、一体的に取り組むことを旨とする。

2 家庭教育の支援は、一人一人の子どものかけがえのない個性を尊重するとともに、多様な家庭環境に配慮して行わなければならない。

岐阜県家庭教育支援条例

第3条（基本理念） 家庭教育の支援は、子どもの教育については保護者が第一義的責任を有するものであるとの基本的認識の下、保護者が基本的な生活習慣、自立心、自制心、道徳観、礼儀、社会のルールなどを自主的に教え、又は育むことができるよう、地域、学校等、事業者、行政その他の社会の全ての構成員が、相互に協力しながら一体的に取り組むことを旨として行われなければならない。

　自民党の家庭教育支援法案に酷似していることがわかる。自治立法権にもとづいて地方議会の議決を経て制定する法規が条例であるが、これらの条例は何らかの設置条例でも規制条例でも補助条例でもない。罰則規定もなく住民に対する訓示ともとれる条例である。

　自民党の家庭教育支援法とも合わせて読めば、国自治体が人の道、道徳心、そして家族の在り方の規範を作ることを目的としていると理解できる。家庭教育支援法案9条に定める「家庭教育支援の意義及び基本的な方向に関する事項」とは、新しい教育勅語が想定されているのではないか。この法案は家庭教育"支援法"などではない。"家庭教育勅語"法であると評価することができる。ある種の国民精神運動のきな臭さが感じられる[7]。

　今のところ各方面の批判を恐れてか家庭教育支援法は国会に上程されていない。しかし、その理念は、これまでみてきたように少子化対策基本法、教育基本法改正、児童福祉法改正などにすでに反映しつつある。"家族再生"の精神運動は始まっているのかもしれない[8]。

5．家庭責任論・自己責任論と福祉利用契約化のリンク

　少子化対策基本法、教育基本法改正、児童福祉法改正、さらには自民党の家庭教育支援法ならびに自治体の家庭教育支援条例運動において、子育ての第一義的責任論が有機的な連関をもって盛り込まれてきたことをみてきた。それらは、復古的な家族再生思想に裏付けられ基本的人権の制限へと向かっているとみることができよう[9]。

　もう一つ残された問題がある。一連の子育ての第一義的責任論は復古的な家族再生精神運動のみが目的でないことである。福祉や保育・教育の自己責任化はそれらサービスの市場化、契約化と符合することである。

　この市場化、契約化で先行したのは2000年施行の介護保険法である。介護サービスを保険化しそこに多様な事業主体を参入させ介護サービスを提供するという仕組みが採られているが、その根幹にあるのは契約である。保険ではあるが、サービス提供を受ける側と提供する側が契約合意しなければ利用できない。国民の努力および義務が次のように規定されている。「国民は、自ら要介護状態となることを予防するため、加齢に伴って生ずる心身の変化を自覚して常に健康の保持増進に努めるとともに、要介護状態となった場合においても、進んでリハビリテーションその他の適切な保健医療サービスを利用することにより、その有する能力の維持向上に努めるものとする」（介護保険法4条）

　自助努力論、高齢者あるべき論が説諭されている。自己責任をベースとした福祉サービス契約論である。

　さらに、わかりやすいのが、2012年成立の社会保障制度改革推進法である。同法は、社会保障・税一体改革の基本法とされ、「自助、共助、公助」を基本概念とする。「自助、共助及び公助が最も適切に組み合わされるよう留意しつつ、国民が自立した生活を営むことができるよう、家族相互及び国民相互の助け合いの仕組み」をつくるとしている。法律上も社会科学でも意味不明の「公助」概念を巧みに使って、自助、共助と組み合わせ、「家族相互及び国民相互の助け合いの仕組み」をつくるというが、根本は自己責任論であ

る。「済貧恤救は人民相互の情誼」によるべしとした恤救規則（1874年〈明治7〉年）を想起させるほどに、権利性が後景に退いて「家族相互及び国民相互の助け合いの仕組み」が強調されている。

そして、同2012年成立、2017年施行の子ども・子育て支援法である。

法成立最終盤で一部保育所サービスのみが利用契約制度から外されたが、保育施設利用を契約にもとづく利用制度に統一し、価格変動をともなう保育価格を設定して利用者共通の施設型給付制度を創設したものである。従来の無認可施設なども取り込んで、施設型給付より低位の基準による地域型保育給付制度も盛りこまれている。

「子ども・子育て支援給付その他の子ども及び子どもを養育している者に必要な支援を行」（1条）うこととしており、施設型給付、地域型保育給付ともに、利用者直接補助（27条、29条）が採用されている。施設補助もしくは人件費補助の仕組みは採られていない。国自治体が第一義的責任は負わず、利用者は施設と利用契約を結び、利用者への直接補助金と自らのお金を合わせて保育サービスを購買する仕組みが採用されている。実際には、直接補助金を利用者に渡さず、施設側に代理受領させるという複雑な制度となっているが。

このような仕組みがとられたのは、保育サービス利用を利用者責任とし、保育サービス価格管理を通してニーズとサービス供給をコントロールしようとしているからにほかならない。多少の利用調整など行政責任はあるものの基本は自己責任である。

施設やサービスの選択に成功するか失敗するか、あるいはサービスを利用するかしないか、すべては自己責任である。営利企業の保育事業も積極的に推進されている。

この間の福祉諸法の成立および改正はいずれも、一定の制約があるにせよ、福祉・保育サービスには市場で変動する価格があり、そのサービスを契約によって購買するという仕組みが採られている点では共通している。福祉保育サービス自己責任論が基調にあり、とりわけ今次の児童福祉法の改正は、親の自己責任を強調することで利用契約化の流れとの整合性を図ったものであることが理解されるのである。

6. まとめにかえて

　以上みてきたように、第一義的責任論を前面に立てた国の出産・子育てへの介入は、少子化阻止と抱き合わせの復古的な国民精神運動の色彩を帯びており、子育て責任を家族に押しつけ公的責任を後退させて福祉サービスの市場化契約化に途を開くものであると結論づけることができる。親の規範、子どもの規範、「公共心」「愛国心」を国民に植え付ける従順な国民づくり、福祉保育の権利性を剥奪し福祉保育の産業化の基盤づくりである。復古主義と現代化であって一見矛盾しているようにもみえるが、その実、メダルの表裏の関係にある。従順な国民ほど儲かる対象はないからである。

1）厚生省児童局（昭 22.7.30）「予想質問答弁資料第一輯」児童福祉法研究会編『児童福祉法成立資料集成　上巻』ドメス出版、1978 年、所収、866 頁。
2）少子化対策基本法の評価については以下を参照のこと。
　垣内国光「少子化対策狂想曲を子育て支援の子守歌へ─次世代育成支援対策推進法、少子化社会対策基本法を読み解く」保育研究所『保育情報』323 号（2003 年 10 月）全国保育団体連絡会。
3）少子化対策基本法に至るまでのエンゼルプランなど子育て支援対策推移については以下を参照のこと。
　垣内国光・櫻谷真理子編著『子育て支援の現在─豊かな子育てコミュニティの形成をめざして』「第 2 章　育児支援政策の思想と現実」「第 3 章　検証・自治体版エンゼルプラン」ミネルヴァ書房、2002 年。
4）本稿は木村涼子氏に学ぶところが多かったことを記して感謝したい。
　教育基本法に保護者の「子の教育について第 1 義的責任」が盛られたことを木村涼子氏は鋭く批判している。
　「教育基本法の改正前には、子の教育に関して保護者が負っていた義務は、9 年の普通教育を受けさせることに限られていたが、その範囲が大幅に拡大されたことになる。しかも『第 1 義的責任』という文言が使われているのは、単に義務を負うということだけではなく、責任主体の序列が示されていると考えるべきではないだろうか。」（木村涼子『家庭教育は誰のもの？　家庭教育支援法はなぜ問題か』岩波書店、2017 年、28 頁。
5）朝日新聞 2016 年 3 月 25 日号「日本会議研究憲法編下─家族尊重条文明記を主張」。
6）https://ja.wikipedia.org/wiki/日本会議国会議員懇談会メンバー　2018 年 7 月 21 日現在。
7）この家庭教育支援法案にたいして自由法曹団が反対意見を表明している。そこでは、「本法案が成立してしまえば、国が求める『人材』を育てるため、『支援』の名のもとに家庭に介入する仕組みができることになり、国策のために『家庭教育』が利用された過去の過ちを繰り返すことになりかねない」として国家の家庭教育への介入を厳し

く批判している（自由法曹団「家庭教育支援法案の提出に反対する」2017年3月28日）。

8）今年（2018年）から新学習教育要領によって、「特別の教科である道徳」は小学校で正式科目「特別な教科 道徳」（中学校は2019年度より）いわゆる道徳科となった。国が検定した教科書が導入され生徒への評価も開始される。この道徳科においても家族は重要な指導の観点となっている。道徳科には小学校中学校各学年20程度の観点があり、全体として、正直、節度、親切、感謝、友情、規則の尊重など内省的な道徳観が示されている。たとえば、小学校第3学年および第4学年には20の観点があり、家族および関連分野では以下のようなものがある。
・家族など生活を支えてくれている人々や現在の生活を築いてくれた高齢者に、尊敬と感謝の気持ちをもって接すること。
・父母、祖父母を敬愛し、家族みんなで協力し合って楽しい家庭をつくること。
・先生や学校の人々を敬愛し、みんなで協力し合って楽しい学級や学校をつくること。
・我が国や郷土の伝統と文化を大切にし、国や郷土を愛する心を持つこと。
・美しいものや気高いものに感動する心をもつこと。

少なくとも障害者や子どもを含む人権が尊重されること、主張することの意味、価値観が違うことの意味、などは言及がないか極めて弱い。国、郷土、家族の階梯のなかでひたすらヨイコであることだけが求められている。成績評価のもととなる指導要録には数値評価は否定されて「学習状況及び道徳性に係わる成長の様子」を記述することとされるが、道徳性が高まっているか否かという目で教師が生徒の学校生活を見ざるえない教育とは何か問われざるをえないだろう。

"家族再生"の精神運動はすでに道徳科で始まっているとみることができる。詳しくは以下を参照のこと。

文部科学省『小学校学習指導要領（平成29年告示）解説総則編』および『小学校学習指導要領（平成29年告示）特別の教科 道徳編』東洋館出版社、2018年。

9）家庭教育支援法案が家族生活における個人の尊厳と両性の平等を謳った憲法24条改正に向かう危険性が指摘されている。詳しくは以下を参照。

若尾典子「第4章自民党改憲草案第24条の「ねらい」を問う」本田由紀、伊藤公雄編著『国家がなぜ家族に主張するのか』青弓社、2017年。

立石直子「『家』から憲法24条下の家族へ」中里見博ほか『右派はなぜ家族に介入したがるのか──憲法24条と9条』大月書店、2018年。

第6章
年金の持続可能性と皆年金
年金制度改革をめぐる対抗と課題

田中明彦

1．はじめに

　1985年年金法大改正を嚆矢とし、とりわけ2000年代に入って2000年年金法改正、2004年年金法改正、2012年年金法改正等、公的年金の持続可能性維持を名目とする法改正が矢継ぎ早に行なわれている。それらの法改正は、日本人口の少子高齢化の危機[1]を強調し、公的年金の被保険者（現役世代）と老齢年金受給者との対立を煽るものであり、その改正内容は、一貫して保険料（率）の引上げと年金給付水準の引下げがセットとなっている。憲法25条1項が規定する国民・住民の生存権保障と同条2項が定める国の社会保障向上・増進義務を放棄するものであり、国による立憲主義の否定に他ならない。日本の公的年金制度は、1959年の国民年金法制定により、国民皆年金政策を採用している点に特徴がある。国民皆年金は、憲法25条1項の国民・住民の生存権保障と同条2項の国の社会保障向上・増進義務を具体化したものである。

　まさに現在、国が進めている年金法制度「改革」の理念である年金の持続可能性維持と憲法25条を具体化した国民皆年金の理念・政策が対抗する関係にある。

　本稿は、まず年金の持続可能性維持の名のもとに行なわれた年金法改正の内容を概観し、つぎに国民皆年金政策を採用している公的年金の特徴と公的年金給付の法的性格を踏まえたうえで、年金の持続可能性維持論と皆年金理念がするどく対抗している年金引下げ違憲訴訟を取り上げ、その内容と意義

を検討するものである。

2．公的年金の持続可能性維持と年金法改正

（1）高齢化社会危機論と 1985 年年金法改正

　人口の高齢化を口実として危機を煽り、最初に年金給付水準を大幅に引下げ、保険料を大幅に引上げたのが、1985 年年金法大改正である。

　渡部恒三厚生大臣による同法案の提案理由は、次のとおりである[2]。

　「近時、我が国の社会経済は、人口構造の高齢化の進行、産業構造、就業構造の変化等により大きく変動しつつあります。これに伴い、年金制度のよって立つ基盤そのものにも重大な変化が生じております。……このような社会経済情勢の変化に的確に対応しつつ、長期的に安定した制度運営が維持されなければなりません。とりわけ、我が国社会が高齢化のピークを迎える二十一世紀前半においても、健全で安定した年金制度の運営が図られるよう長期的展望に立った制度全般にわたる見直しが迫られております。

　今回提出いたしました改正案……の主眼は、本格的な高齢化社会の到来に備え、公的年金制度の長期的な安定と整合性ある発展を図るため、国民共通の基礎年金を導入するとともに、給付と負担の均衡を長期的に確保するための措置を計画的に講ずることであります」。

　つまり、年金制度の長期的安定＝年金制度の持続可能性の維持、給付と負担の均衡＝対価性の強調、制度の整合性の確保であり、財政対策の視点からの改正であることが明白である[3]。

　公的年金制度は、1985 年 4 月の国民年金法および厚生年金保険法の改正、同年 12 月の国家公務員等共済組合法をはじめとする共済年金 4 法の改正によって、国民年金を、その適用を拡大し、全制度に共通する基礎年金を支給する制度としたうえで、厚生年金・共済年金を基礎年金に上乗せする報酬比例の年金を支給する制度に改める、いわゆる 2 階建ての年金制度に再編成されたのである。

　この改正により、「給付水準の適正化」の名のもとに公的年金史上、初め

て年金給付水準が引き下げられた。その理由として、渡部厚生大臣は、「現行制度のままといたしますと、受給者の平均加入年数の伸びに応じて給付水準が上昇し続け、将来の保険料負担が過大となり、世代間の公平が失われ、制度の円滑な運営が損なわれることが確実に予測されます。そこで、本格的な高齢化社会を迎える二十一世紀に向けて、……給付と負担の均衡を図る」[4]ためとした。

国民年金、厚生年金の老齢年金給付について、旧制度と新制度（成熟時点）の給付水準を1984年度価格で比較すると、単身者で40年加入の場合で約36％という大幅な引下げである。国民年金では、月額7万6,900円から5万円と34.9％も、厚生年金では、単身者の場合で月額19万6,100円から12万6,200円と35.6％も、夫婦の場合でも21万1,100円から17万6,200円と16.5％も引き下げられたのである[5]。

給付水準の大幅な引き下げに加えて、保険料負担の大幅な引上げが行なわれたうえ、国庫負担が大幅に削減された。国庫負担は、基礎年金給付額の3分の1に限定され、被用者年金に対する国庫負担（厚生年金に対する20％、国家公務員共済年金に対する15.85％等）は廃止された。法改正前と法改正後の国民年金・厚生年金の国庫負担の額は、1995年には4兆4千億円から4兆1千億円（改正前の93.18％）、2000年には5兆5千億円から4兆7千億円（同85.45％）、2010年には7兆5千億円から5兆7千億円（同76.0％）、2020年には8兆2千億円から5兆7千億円（同69.51％）、2030年には8兆2千億円から5兆1千億円（同62.20％）、2040年には7兆7千億円から4兆4千億円（同57.14％）、2050年には7兆3千億円から4兆2千億円（同57.53％）に減額されると推計されている[6]。以上に加えて、厚生年金等の被用者年金の老齢年金給付の受給資格期間が20年以上から25年以上に延長された。

1985年の法改正の主眼は、高齢化社会危機論による年金制度の持続可能性維持を口実に、①国庫負担の削減と、②本格的な老齢年金支給が目前に迫り、産業構造の変化にともなう被保険者の減少により、収支が均衡し、財政危機に瀕していた国民年金財政を、基礎年金拠出金を通じて被用者年金財政に依存するかたちで救済することにあったといえる[7]。1985年の法改正は、障害基礎年金の導入等による障害年金給付の改善や後述するように基礎年金

の給付水準を生活保護の2級地の生活扶助基準に依拠する[8]等の部分的な改善はあったものの、全体としては、生存権保障、社会保障向上・増進義務の観点からみて、権利内容を後退させる改正であったと評価できる。

(2) 少子高齢社会危機論と2000年年金法改正

少子高齢化危機論を口実に行われたのが2000年年金法改正である。

同法案の丹羽雄哉厚生大臣による提案理由は、次のとおりである。

「現在、我が国におきましては、急速に少子・高齢化が進展する一方、経済はいまだ厳しい状況を脱しておりません。このような中、今国民が安心できる社会を築くため、国民に信頼され、将来にわたって安定的に運営できる社会保障制度を構築していくことが必要とされており」[9]、「二十一世紀を展望し、年金制度における給付と負担の均衡を図り、将来世代の負担を過重なものとしないよう、制度全般にわたって見直しを行う」[10]ということである。

同改正により、①給付水準の「適正化」という名のもとに、厚生年金の報酬比例部分の支給乗率を1,000分の7.5から1,000分の7.25にすることによって厚生年金（報酬比例部分）の給付水準が5％も引下げられた。1985年改正時点からみると実に30％の引下げになる[11]。②既裁定年金の65歳以降の賃金スライド制が廃止された。これは、年金受給者を経済発展から取り残し、生活レベルを確実に引下げるものであり、社会保障向上・増進義務（憲法25条2項）の観点から問題である。③老齢厚生年金の報酬比例部分の支給開始年齢が65歳へと段階的に繰り延べられた。年金受給者にとって129.6万円から648万円の減額になる[12]。④賞与（ボーナス）を含む総報酬制が導入された。賞与が支給されない者や賞与の支給率の少ない者は、現行制度により年金給付額が低くなること[13]、多くの被保険者にとって負担増になった[14]。

2000年年金法の改正法案が審議されていた1999年は、国際高齢者年であったが、同改正法案は国際高齢者年の諸原則をまったく踏まえておらず、財政的観点を中心とした改正であり、基本的に権利内容を後退させるものといわざるをえない[15]。

（3）公的年金の持続可能性維持と 2004 年年金法改正

　明確に年金の持続可能性維持を名目に行なわれた改正が 2004 年年金法改正である。

　坂口力厚生労働大臣による同法案の提案理由は、次のとおりである。

　「我が国は、急速な少子高齢化が進行しており……、社会経済と調和した持続可能な制度を構築し、国民の制度に対する信頼を確保する……ため、制度全般にわたりその根幹にかかわる改革を行うこととした」[16]。

　2004 年法改正は、①国民年金法の本則上、満額の老齢年金額を 80 万 4,200 円から 78 万 900 円へと 2.9％引き下げた[17]。この 78 万 900 円は、物価が下落局面に突入する前の 2000 年改正法による満額の基礎年金額 80 万 4,200 円（1999 年度価格）を前提に、2000 年度・2001 年度・2002 年度・2003 年度・2004 年度の各物価スライド特例法により据え置かれた 1999 年度から 2013 年度分までの物価下落分、計 2.9％を控除した額に端数処理をした額である[18]。②最終的な保険料水準を固定し、基礎年金の国庫負担率を 2 分の 1 に引き上げたうえで、この収入の範囲内で給付水準を調整する保険料水準固定方式と給付水準自動調整（マクロ経済スライド）が導入された。国民年金の保険料は、2005 年度から毎年 280 円ずつ引上げ、2107 年度以降は 1 万 6,900 円に、厚生年金の保険率は、2004 年 10 月から毎年 0.354％ずつ引上げ、2017 年度以降は 18.30％に固定するとした。マクロ経済スライド制とは、保険料を負担する被保険者数の減少と年金給付費の増加につながる平均寿命の延びを、毎年度の年金額の改定率から減じる仕組みである。たとえば、物価が 2％上昇しても、被保険者の減少が 0.6％、平均寿命の延びが 0.3％であれば、年金額は 1.1％の引き上げにとどまる。このように、マクロ経済スライドにより、年金の給付水準は実質的に引き下げられることになる。そのため、モデル年金の所得代替率が 50％になった時点でマクロ経済スライドによる調整を終結することとされた。③以上のように、保険料水準固定方式を採用し、その負担の範囲内で給付を行なうためにマクロ経済スライドを導入したうえで、将来に向けて積立金水準を抑制していくことを基本とし、100 年程度の財政均衡期間において給付と負担の均衡を図り、財政均衡期間の最終年

度における積立金水準を支払準備金程度（給付費の約1年分程度）とする有限均衡方式が導入された。あわせて、5年に1度、年金制度の抜本的改正を行なう財政再計算を廃止し、代わりに単なる年金財政の現況と財政均衡期間における財政見通しを作成する財政検証を行なうとした。④18歳未満の子どものいない30歳未満の遺族配偶者に対する遺族厚生年金を5年間の有期年金にした。

　国庫負担の3分の1から2分の1への引上げという改善があったものの、それは、あくまで将来的に年金給付水準を所得代替率50％まで引き下げるためのものであり、2004年法改正は、全体としては、保険料の引上げと年金給付水準の引下げ、さらにはマクロ経済スライドの導入による年金の実質的価値維持の放棄という国民・住民の権利内容を圧縮する改悪であったといえる。

3．公的年金の特徴・性格と国民皆年金の意義

(1) 公的年金の特徴・性格——生存権保障（最低生活保障）

　以下、公的年金の特徴・性格を検討する。第一に、公的年金は生存権保障を目的としている。国民年金は憲法25条2項にもとづく制度であり（国民年金法1条）、憲法25条の解釈は、憲法25条1・2項一体説が憲法学上の通説[19]であることから、国民年金は憲法25条1項の生存権の具体化である。厚生年金については、社会保障制度審議会の1950年勧告、1962年勧告等において、少なくとも最低生活を保障するものとされている。第二に、憲法25条2項にもとづく国の生存権保障義務のあらわれとして、公的年金には国庫負担がある。国庫負担は、国の義務的経費で裁量的経費である単なる補助金とはまったく性格が異なるものである[20]。第三に、実際に納付した以上の保険料納付期間があったものとみなす給付額の底上げが行なわれる。2級の障害基礎年金・遺族基礎年金は、保険料納付月数と無関係に40年間保険料納付済みの老齢基礎年金と同額が、被保険者期間が300月に満たない場合の障害厚生年金・遺族厚生年金は、300月間加入したものとみなして年金

額を支給される。第四に、生存権保障にふさわしく年金の実質的価値を保つスライド制が採用されている。

(2) 国民年金法制定と国民皆年金政策

国民年金法は、生存権保障および国の社会保障向上・増進義務を具体化する国民皆年金を実現するために1959年に制定された。国民皆年金の趣旨は、「単に全国民をいずれかの年金制度に加入させるというにとどまらず、すべての国民に年金による保障を与える」[21]ことにある。国民年金法は、拠出能力の低い者こそ、年金保障が必要である[22]という観点から、低所得者・無業者も被保険者とした。国民年金の拠出制老齢年金の給付額は、25年から40年間拠出して月額2,000円から3,500円とされた。老齢年金額の最低基準2,000円は、生活保護の4級地の60歳以上の高齢者の基準額を基準として、家族単位での家計内の共通費用分を控除した額である[23]。3,500円という水準は、高齢者の消費支出を基準に算定された額である[24]。国民年金の給付水準は、生活保護基準・高齢者の消費支出を根拠に定められていることから、国民年金は老齢・障害・夫の死亡という事由に関して、生活保護に代わる最低生活保障制度として制度化されたといえる。

(3) 国民皆年金実現のための措置

国民年金法は、国民皆年金を実現するため、被用者年金法にはない仕組みや経過的措置を設けている。まず、低所得者・無業者も被保険者とした。そのため、保険料の納付が困難と認められる者にたいしては、保険料の免除という他の年金制度には見られない措置がとられた。その意味で、通常の社会保険を修正している。第二に、低所得等のため保険料の拠出が不十分な者にたいして、保険料納付要件を緩和して全額国庫負担で支給する補完的福祉年金を恒常的な制度として創設した。第三に、国民年金法は、施行日の時点ですでに老齢・障害・母子等の支給事由が発生している者、高齢であるため強制適用被保険者とならない者にたいして、国民皆年金の実現のため、経過的福祉年金を支給する規定をおいた。

(4) 公的年金給付の法的性格

1) 基礎年金給付の法的性格—最低生活保障

つぎに、国民年金法による基礎年金給付の法的性格を検討する。基礎年金の水準として5万円（1984年の価格）という額が設定された。その額は、①全国消費実態調査等にもとづく高齢者消費支出、②2級地の生活扶助基準、③保険料負担との関係を考慮したうえでの40年間保険料納付で5万円という政策決定にもとづくものとされている[25]。

基礎年金の水準は、「老後の生活の基礎的部分」[26]を基本的な考えにしている。その意味について、吉原健二年金局長は、基礎年金の水準が完全に生活保護基準以上でなければないという考えは採用されていないが[27]、おおむね単身高齢者の2級地の生活扶助基準額に「見合う額」と国会で答弁している[28]。

国民年金法は生存権の具体化立法であるから、「老後の生活の基礎的部分」の水準は、「健康で文化的な最低限度の生活」水準と解釈すべきである。基礎年金の水準が、生活保護基準および高齢者の消費支出に依拠していることからも、基礎年金の水準には最低生活保障の趣旨が明確に打ち出されたといえる。

ただし、①保護基準については、1983年度当時、生活扶助受給者の73.4%が住宅扶助を受給し[29]、高齢者の基礎的な支出項目に住居費が含まれていたにもかかわらず、年金額には生活扶助基準のみが考慮され、住宅扶助基準が含まれなかったこと[30]、②高齢者の消費支出の「基礎的部分」とされた範囲から、「健康で文化的な最低生活」の範囲に含まれるべきである「教養娯楽費、交通通信費、保健医療費、交際費」が雑費とされて、除外されたことから[31]、実際の基礎年金水準が5万円とされ、具体的に各人に適用される保護基準による最低生活費を下回る水準にとどめられたのである。基礎年金は、現実の水準には大きな問題があるものの、資力調査（ミーンズ・テスト）をともなう公的扶助（生活保護）方式ではなく、資力調査をともなわない年金形式で最低生活保障を目的とするものといえよう[32]。

2）厚生年金給付の法的性格―従前の生活水準維持保障

　厚生年金は報酬比例方式を採用している。年金給付額は就労時の賃金額と連動しているのであるから、1階部分の基礎年金給付額を含めた厚生年金給付は、最低生活水準を上回る従前の生活水準維持保障を目的とするものである。

4．年金引下げ違憲訴訟の現状と意義
―最低生活保障年金確立への第一歩と文字どおりの皆年金実現へ

（1）年金引下げ違憲訴訟の現状

　1999年から2001年にかけて物価が下落したが、政府は、2000年度から2002年度については、各前年度の額に据え置く物価スライド特例法を成立させ、物価スライドによる減額を行なわなかった。ところが、2012年になって、政府は、年金額を据え置いた結果、法律が本来予定している水準よりも2.5％高くなっているとして、年金支給額を2013年10月、2014年4月にそれぞれ1％、2015年に0.5％減額することを定めた2012年改正法を制定し、2013年10月以降の年金支給額の1％減額を具体化する政令を定めた（以下「2013年政令」という）。厚生労働大臣は、2012年改正法および2013年政令にもとづき、2013年10月から2014年3月分までの年金額減額を決定した。

　この年金減額決定にたいして、2015年2月17日、鳥取県で24人の原告らが、さらには5月29日、13都府県で、1,549人の原告らが、年金減額を違憲とする訴訟を一斉に提起した。その後も提訴が続き、2018年6月20日時点で、原告は、44都道府県で5,167人にも及び、39地裁に訴訟が継続している。この一連の訴訟が年金引下げ違憲訴訟である。

　年金引下げ違憲訴訟は、①2012年改正法が違憲であること、②厚生労働大臣が2013年に同法および2013年政令にもとづいて行なった年金減額改定処分が裁量権を逸脱し、違法であることを理由に、厚生労働大臣の年金支給額の減額決定処分の取消を求めている。

(2) 年金減額の違憲性

1) 1973年の物価スライド制の趣旨

　物価スライド制が制定された1973年前後は、ニクソンショック、オイルショックに代表されるように物価上昇が著しい時期であり、物価下落による年金減額は想定されていなかった。社会保険庁は、1973年法改正で「物価指数を指標とする自動スライド制が導入されたことはわが国の公的年金制度史上画期的」であると評価したうえで、「その意図するところは、年金額の実質的価値を維持することであり、……この自動スライド制の導入により、……今後とも国民生活の向上に即応した適正な年金額の水準の確保が制度的に保障されることになった」[33]としている。

　物価スライド制は、消費者物価指数に5％を超える変動があったときに発動するとの規定であったが、1989年年金法改正による完全自動物価スライド制が導入されるまで、ほぼ毎年の法律改正により、5％以下の物価上昇に対する年金額の改定を「特例」で実施してきた歴史があり、特例措置であっても事後にスライド率で減額されることもなかった[34]。

2) 一連の物価スライド特例法の立法趣旨

　2012年になって、突然、政府が「特例水準」を定めた根拠としたのが、2000年度・2001年度・2002年度の各物価スライド特例法である。ここでは、2002年度の特例法の趣旨について検討する。

　国会で宮路和明厚生労働副大臣は、「御案内のような経済情勢、家計も大変苦境に立たされておる、可処分所得もむしろ減少ぎみであると、そういう中にあって、現在のデフレ状況を一日も早くまた脱却するというようなそういう経済対策面も考慮しますときに、こうした法律にのっとったスライド制を回避させていただいた」[35]と答弁している。さらに、坂口力厚生労働大臣は、「今年のこの物価スライドの問題はございますけれども、ここは延期を、引下げを行わずにそのまま据置きを決めさせていただきましたが、……このことによって年金制度が大きくゆがむということは私はないというふうに思っています」[36]と答弁をしている。つまり、物価が下落したにもかか

わらず、物価スライドを適用せずに年金を減額しなかったことにより、年金財政に打撃を与えることはないと、厚生労働大臣が答弁しているのである。

3）2012 年改正法の「特例水準」減額規定およびそれを受けた 2013 年政令の違憲性
① 2012 年改正法による「特例水準」減額規定の立法趣旨とその不合理性

2012 年改正法の審議の際に、「特例水準」導入の経緯について質疑が行なわれ、小宮山洋子厚生労働大臣は「当時、大変厳しい社会情勢で、……年金受給者の生活の状況などに配慮をして、これは特例的に年金額を据え置」いたと答弁をしている[37]。小宮山厚労大臣の国会答弁によると 2004 年年金法改正の時点では「特例水準」を据え置いたうえで、「特例水準」は賃金・物価上昇により解消されるものとされていた。さらに、2012 年改正法の「特例水準」解消の根拠は、物価が上昇しないなかで、2004 年以降、「特例水準」がまったく解消されず、毎年約 1 兆円の給付増となっている状態にたいして、年金財政の安定、世代間の公平を図るためであるとされている。「特例水準」を 3 年間で解消した場合の削減額について、基礎年金と厚生年金を合わせた額で 1.2 兆円としている。

しかし、以下の点で、2012 年改正法の「特例水準」減額規定は合理性をもたない。

第一に、1973 年の物価スライド制の導入時には物価下落による年金減額は想定されていなかった。第二に、これまで何度も物価スライド特例法が制定されてきたが、2012 年改正法制定前までは事後的にスライド率で減額調整されることもなかった。第三に、後に政府が「特例水準」を定めたとする 2000 年度・2001 年度・2002 年度の各物価スライド特例法は、事後に物価スライドを適用しなかった分を減額することを想定していなかった。第四に、2012 年改正法案の審議の際、高橋千鶴子議員が、物価スライド特例法の趣旨説明で当時の坂口力厚労大臣が現役世代と高齢者の両方に配慮したと側面があったとの答弁があった旨を確認したのにたいして、小宮山厚労大臣はその点を認めている。第五に、小宮山厚労大臣も、2004 年改正法では、「特例水準」は賃金・物価上昇により解消されるものと答弁しているように、年金

額を減額することによる「特例水準」の解消は想定されていなかった。第六に、「特例水準」を解消しないと年金の持続性が保てないとしているが、これは2012年度物価スライド特例法の審議の際の坂口厚労大臣の年金制度が大きくゆがむことはないとする答弁に矛盾する。仮に、年金財政に大きな影響を与えるとしても、年金受給者・被保険者の保険料を原資とする莫大な積立金を活用すれば、財政的にも問題がない。厚生労働省「厚生年金保険・国民年金事業年報（平成28年度版）」によると2015年3月末の時価ベースの積立金は、厚生年金が173.7兆円、国民年金が9.0兆円にも及んでいる。

2000年度から2002年度は、テレビ・冷蔵庫等の大型家電の価格が大幅に下落したことにより、消費者物価指数は下落していたものの、社会保険料の大幅な引上げにより可処分所得は減少していた。物価スライド制の目的は、年金の実質的価値の維持であるから、消費者物価指数が下落したとしても、高齢者の可処分所得が減少している状況を踏まえ、物価スライド制を適用しないとした物価スライド特例法は、合理的理由があったといえる。

②老齢基礎年金の減額は憲法25条1項（生存権）違反

老齢基礎年金は最低生活保障を目的とするにもかかわらず、年金減額処分当時の老齢基礎年金は満額でも保護基準による最低生活費未満であり、年金減額処分は最低生活費未満の年金をさらに減額するものであり、2012年改正法による「特例水準」減額規定の立法趣旨には合理性がないので、2012年改正法による「特例水準」減額規定は、生存権を保障した憲法25条1項に違反する。

③老齢厚生年金および基礎年金の減額は憲法25条2項の向上・増進義務違反

老齢厚生年金は、1階部分の老齢基礎年金を加えて、最低生活を上回る従前の生活水準維持保障を目的としている。そのため、老齢基礎年金を加えた老齢厚生年金の額が、2012年改正法の「特例水準」減額規定の適用により、生活保護の最低生活費未満になる場合は、憲法25条1項違反になるものの、老齢基礎年金を加えた老齢厚生年金の額が最低生活費を上回る場合は、憲法25条1項違反にはならない（ただし、1階部分の老齢基礎年金に対する減額は、前述したとおり、憲法25条1項に違反する）。しかし、社会保障向上・増進義務を定めた憲法25条2項に対する違憲性が問題となる。憲法25条2項につ

いては、1976年に日本が批准して国内法となった国際人権規約・A規約の制度後退禁止原則の内容を踏まえての解釈が必要である。したがって、合理的理由のない給付の減額等の制度後退措置は憲法25条2項違反になり、その際の立証責任は国に課せられるのである[38]。制度後退措置が国際人権規約A規約の内容を踏まえて憲法25条2項違反になり得ることについては、2015年12月15日の兵庫生存権訴訟大阪高裁判決（『賃金と社会保障』1663・64号10頁）も認めるところである。2012年改正法による「特例水準」減額規定には合理的理由がなく、国もその合理性を立証していないので、老齢厚生年金に関して、2012年改正法の「特例水準」減額規定は、憲法25条2項に違反する。同様に、老齢基礎年金に対する減額規定は、憲法25条2項違反である。

4）2013年政令の違憲性

2012年改正法の「特例水準」減額規定は、憲法25条1項・2項に違反するので、同法の「特例水準」減額規定を受けた2013年政令も当然、憲法25条1項および2項に違反する。

（3）年金引下げ違憲訴訟の意義

年金引下げ違憲訴訟は、社会保障の中心を担う公的年金の役割・法的性格を正面から問うものであり、文字どおりの皆年金の実現を求める点で大きな意義がある。第一に、基礎年金の最低生活保障としての性格を裁判所に認めさせることを求めており、そのことは最低生活保障年金確立のための第一歩であり、満額でも最低生活保障水準に満たない基礎年金を生活保護による最低生活費まで引き上げさせることにつながる。第二に、GDP世界第3位の経済大国である21世紀の日本にふさわしいレベルの公的年金制度の確立を求めている。従前の生活水準維持保障を目的とする老齢厚生年金を十分生活できるレベルに引き上げさせることにつながる。第三に、スライド制の本来的意味を取り戻し、マクロ経済スライド制を廃止させることを求めており、それは、年金の実質的価値維持の回復の実現につながる。第四に、改悪に次ぐ改悪で国民・住民の信頼性が低下した公的年金の信頼性を取り戻すことに

なる。その意味で、公的年金の拡充が国民の政治要求につながるという問題を提起している。第五に、年金受給者・被保険者の積み立てた莫大な年金積立金を活用した年金の改善を求めるものである。

以上のとおり、年金引下げ違憲訴訟は、国が強引に進める年金の持続可能性維持を名目とする年金「改革」＝改悪の歯止めとなり、文字どおりの皆年金実現へとつながる重要性をもつものである。

1) 高齢化社会危機論、持続可能な社会保障論（少子社会危機論）の問題点については、川口弘・川上則道『高齢化社会は本当に危機か』（あけび書房、1989年）、川上則道『徹底解明　これで高齢化社会は支えられる』（あけび書房、1994年）、公文昭夫・庄司博一『年金のはなし』（新日本出版、1990年）44～45頁、阿部敦・渡邊かおり『「少子高齢社会」の描かれ方—高等学校検定教科書（公民・現代社会編）は何を教えようとしているのか—』（大阪公立大学共同出版会、2005年）、里見賢治『新年金宣言—基礎年金を公費負担方式（税方式）へ』（山吹書店、2008年）43～85頁を参照されたい。
2)『第百一回国会衆議院会議録』18号（1984年4月17日）4頁。
3) 坂本重雄『社会保障と人権—年金・医療の再生と生存権—』（勁草書房、1987年）66頁参照。
4) 前掲『第百一回国会衆議院会議録』18号5頁。
5) 里見賢治「公的年金制度の財政」右田紀久恵ほか編著『福祉財政論』（ミネルヴァ書房、1989年）178頁。公文・庄司・前掲書『年金のはなし』44～54頁以下参照。
6) 田村正雄厚生省年金局数理課長の答弁（『第百二回国会参議院社会労働委員会会議録』12号（1985年4月9日）15頁）、公文昭夫『やさしい年金問題』（学習の友社、1993年）60～61頁。
7) 坂本・前掲書『社会保障と人権—年金・医療の再生と生存権—』74頁参照。
8) 法改正前は25年間保険料納付した場合の年金給付水準を生活保護の生活扶助基準（法制定当初は最も低い4級地の基準）に依拠していたのにたいして、改正後は40年間保険料納付した場合の年金給付水準を2級地の生活扶助基準に依拠したため、大幅に給付水準が引き下げられた点は、生存権保障および社会保障向上・増進義務の観点から大いに問題がある。
9) 衆議院厚生委員会における丹羽厚生大臣の厚生大臣就任演説（『第百四十六回国会衆議院厚生労働委員会議録』1号（1999年11月5日）2頁）。
10)『第百四十六回国会衆議院会議録』4号（1999年11月16日）1～2頁。
11) 公文昭夫「99年度『年金制度改定』政府案をどうこなすか」『賃金と社会保障』1247号（1999年）9頁。
12) 公文・前掲「99年度『年金制度改定』政府案をどうこなすか」10～11頁。
13) 堀勝洋『年金制度の再構築』（東洋経済新報社、1997年）112頁参照。
14) 公文・前掲「99年度『年金制度改定』政府案をどうこなすか」19頁参照。
15) 詳しくは、田中明彦「国際高齢者と年金保障の課題—国民皆年金の実現のために—」『会津大学短期大学部研究年報』57号（2000年）58頁以下参照。
16)『第百五十九回衆議院会議録』19号（2004年4月1日）3頁。

17）他方で、2004年改正法は、2004年改正法附則7条において、老齢基礎年金等の国民年金の給付水準を1.7％分引き上げる措置を講ずることとし、当該措置にもとづく年金額は、物価が下落した場合には、その下落率分の減額改定を行ない、物価が上昇する場合には増額改定を行なわない旨の趣旨を規定した。この規定は、2000年度・2001年度・2002年度の各物価スライド特例法にもとづく給付水準を段階的に解消していくための規定であり、同物価スライド特例法にもとづく給付水準は、賃金、物価が上昇した場合に、物価スライドを行なわないため、2004年改正法による本則上の給付水準との差は段階的に解消されていき、最終的には、2004年改正法による本則上の給付水準が同物価スライド特例法にもとづく給付水準を上回ることになる。この改正法附則7条は、過去3年分の物価スライドの「特例措置」（1.7％）については、2005年度以降、物価が上昇する状況下で解消するとした政府の国会答弁内容を規定したものである。具体的には、「2004年改正後の規定により計算した額（2004年度で78万900円）」と「2004年の改正前の2000年改正法の規定により計算した額（1999年度価格で80万4,200円）に2001年から2003年物価変動率1.2％をマイナススライドして計算した額」を比較して、後者が前者を上回った場合には、後者の額を支給するという規定である（『七訂国民年金　厚生年金保険改正法の逐条解説』（中央法規出版、2009年）687頁参照）。また、老齢厚生年金等の厚生年金給付については、同改正法附則27条において、同附則7条と同様の内容を規定している。

18）前掲書『七訂国民年金　厚生年金保険改正法の逐条解説』30、687頁参照。

19）中村睦男「生存権」（芦辺信喜編『憲法Ⅲ人権（二）』有斐閣、1981年）357頁。

20）有泉亨・中野徹雄編『国民年金法（全訂社会保障関係法2）』（日本評論社、1983年）229頁。

21）社会保険庁運営部・年金管理課・年金指導課編集『国民年金三十年のあゆみ』（ぎょうせい、1990年）103頁。

22）小山進次郎『国民年金法の解説』（時事通信社、1959年）38頁。

23）小山・前掲書『国民年金法の解説』164～165頁。

24）前掲書『国民年金三十年のあゆみ』58頁、小山・前掲書『国民年金法の解説』165頁。

25）『第百二回国会衆議院社会労働委員会議録』4号（1984年年12月13日）26～27頁における吉原健二年金局長の答弁。

26）前掲『第百二回国会衆議院社会労働委員会議録』4号26～27頁。

27）前掲『第百二回国会衆議院社会労働委員会議録』4号27頁、『第百二回国会衆議院社会労働委員会・内閣委員会・地方行政委員会・大蔵委員会・文教委員会・農林水産委員会連合審査会議録』1号（1984年12月21日）26頁。

28）『第百二回国会衆議院社会労働委員会内閣委員会地方行政委員会大蔵委員会文教委員会農林水産委員会連合審査会議録』1号（1984年12月12日）24、26頁、前掲『第百二回国会衆議院社会労働委員会議録』4号、27頁。

29）総理府『平成元年版・社会保障統計年報』（社会保険法規研究会、1989年）99頁。

30）前掲『第百二回国会衆議院社会労働委員会議録』4号、27頁の吉原年金局長の答弁参照。

31）前掲『第百二回国会衆議院社会労働委員会・内閣委員会・地方行政委員会・大蔵委員会・文教委員会・農林水産委員会連合審査会議録』1号24、26頁参照。

32）高藤昭『社会保障法の基本原理と構造』（法政大学出版局、1994年）91頁参照。

33）前掲書『国民年金三十年のあゆみ』211頁。

34）1979年改正法（法36）附則8条、1982年改正法（法79）附則5条、1984年の国民年金法・児童扶養手当法改正法（法68）附則4条、1987年の児童扶養手当法等改正法（法44）附則5条、1988年の児童扶養手当法等改正法（法56）附則5条による

特例措置。
35)『百五十四回国会参議院厚生労働委員会会議録』2号（2002年3月19日）34頁。
36) 前掲『百五十四回国会参議院厚生労働委員会会議録』2号、35頁。
37) 小宮山厚労大臣の答弁については、『第一八十回国会衆議院社会保障と税の一体改革に関する特別委員会議録』11号（2012年5月30日）30～34頁参照。
38) 井上英夫「公的扶助の権利」河合幸尾編著『「豊かさのなかの貧困」と公的扶助』（法律文化社、1994年）140頁以下。

第7章
生活保護制度をめぐる対抗と課題

村田隆史

はじめに——基本原理を対象とした改革

　本稿の課題は、生活保護制度をめぐる対抗と課題について考察することである。具体的には、近年の生活保護制度改革で焦点となっている、最低生活保障と自立助長をめぐる動向を分析する。

　今日の社会保障改革の特徴は、社会保障の基本原理を改革の対象としていることである。社会保障は憲法25条の生存権、生活権、健康権を実現するため、国の責任において所得再分配を行うことに意義がある。そして、国民はそれを権利として享受できることになっている。

　1990年代後半の社会保障構造改革以降、社会保障は改革の対象とされ続けている。社会保障費用削減と社会保障の市場化・営利化・産業化が改革の中心課題であったが、2012年に制定された社会保障制度改革推進法では、基本原理そのものが変更された。社会保障制度改革推進法では、社会保障は「自助・共助・公助」や「家族相互及び国民相互の助け合い」によって成り立つものとされ、改革はそのことを前提に議論が進められている。社会保障における国の責任と国民の権利は軽視されているのが実態である[1]。

　生活保護法1条では、憲法25条の理念を具体化した制度であることが明記されている。しかし、実際の生活保護行政においては、権利性が明記されながらも人権侵害が発生していた。全国各地で、生活保護申請をさせない「水際作戦」が横行し、結果的に生活保護を必要とする人々が制度を利用できず死に至ることもあった。そのような実態にもかかわらず、社会保障改革の一環としてさらなる生活保護制度改革が進められようとしている。

　日本の生活保護制度は最低生活保障とともに、自立助長の機能をもってい

表1 今後に予定される生活扶助基準の見直し（一部抜粋） （単位：円）

地域	2017年12月時点	2018年10月〜	2020年10月〜
親子4人（40代夫婦、中学生、小学生）			
都市部	205,000	202,000	196,000
地方	164,000	162,000	159,000
親子2人（30代親、小学生）			
都市部	147,000	148,000	149,000
地方	122,000	125,000	131,000
親子3人（40代親、中学生、小学生）			
都市部	200,000	197,000	192,000
地方	165,000	166,000	166,000

出典：朝日新聞2017年12月23日版より筆者が作成。
注1：都市部は最も高い地域（1級地-1）で、地方は最も低い地域（3級地-2）の額である。
注2：母子加算と児童扶養加算を含んだ額である。

ることに特徴がある。今日の生活保護制度改革は、この二つの基本的機能の役割を変更すべく進められている。その改革の行きつく先は、社会保障水準全体の引き下げにつながっており、社会保障改革の目的とも一致している。社会保障の基本原理を対象とした改革は、明らかにこれまでとは異なるステージに入っている。本稿では、改革への対抗と政策的課題についても検討する。

1．最低生活保障をめぐる改革の動向

まずは、最低生活保障をめぐる動向を分析する。現在の生活保護制度改革の動向を分析するうえで、重要な報告書が2017年12月に二つ出された。社会保障審議会の生活保護基準部会[2]と生活困窮者自立支援及び生活保護部会[3]での議論を経て、出された報告書である。生活保護基準部会では、2017年1月から12月にかけて議論が行なわれた。

生活保護基準部会の議論では、必ずしも基準引き下げを容認するものではなかったが、2018年10月から約70％の世帯の生活扶助基準が引き下げられる方向で調整されている。世帯類型に関係なく生活保護受給者への生活の影響は大きいが、政策的に「子どもの貧困対策」が進められているなかで、有

子世帯も引き下げの対象となったことは強い批判を招いている（表1）。部会委員の岩田正美（日本女子大学名誉教授）は、部会での議論や報告書の内容を軽視して、生活扶助基準が引き下げられていることを厳しく批判している。しかし、厚生労働省は部会での議論を参考にしつつも、最終決定権は厚生労働大臣にあることを強調し、その批判に応えていない[4]。

　生活保護基準引き下げの議論は今日に始まったことではなく、2000年代に入ってから継続的に行なわれている。根本的な課題も共通しているので、その経緯もみていく。生活扶助基準については、2000年頃までは基準の引き上げもしくは維持で運営されていた。最初に基準引き下げが議論され始めたのは、老齢加算と母子加算の加算制度であった。加算制度は「特別な需要への対応」であり、「特別な需要があるか否か」が議論の対象となった。老齢加算と母子加算については、低所得世帯との比較で需要の有無を検討され、老齢加算は06年度内、母子加算は08年度内で完全に廃止された（母子加算は09年12月に民主党政権の樹立にともない復活した）。

　2011年に生活保護基準部会が常設となり、生活扶助基準のみならず、各種扶助も議論の対象となった。基準部会での議論は多岐にわたり、引き下げを容認する結論が出たわけではないが、結果的に13年8月から15年4月まで3回に分けて生活扶助（基準生活費）、15年7月からは住宅扶助、15年10月から冬季加算の引き下げが実施された。ここでもやはり、低所得世帯との比較が行われた。

　2000年以降の生活保護基準の議論は、「一般低所得世帯との均衡」が前提とされる。「均衡」がそのまま引き下げを意味するものではないが、日本の生活保護制度では、制度を利用できるにもかかわらず、何らかの理由で利用に至っていない「漏救」が存在することはよく知られている。厚生労働省も10年4月に「生活保護基準未満の低所得世帯数推計」を出しているが、低所得世帯数に対する被保護者世帯数の割合（保護世帯比）が32.1％であるとしていた[5]。この「漏救」の問題を解決したうえで、「一般低所得世帯との均衡」を議論しないかぎり、生活保護基準引き下げは今後も続くことになる。

　また、数字上の議論と生活実態をいかに整理するかということも重要である。生活保護基準部会では、経済学を専門とする研究者と社会福祉学を専門

とする研究者が委員を務めている。部会での議論をみていくと、社会福祉学を専門とする研究者からは「相対的貧困線が低下しているならば、何らかの絶対的評価基準を考える必要がある」、「消費水準を考える上で、例えば社会生活に参加できるといった視点なども考えられ、この点も踏まえての家庭の生活実態及び生活意識に関する調査を活用してはどうか」という、数字だけでは捉えられない生活実態をふまえた発言がされている[6]。

2. 自立助長をめぐる改革の動向

つぎに、自立助長をめぐる動向を分析する。社会保障審議会の生活困窮者自立支援及び生活保護部会では、2017年5月から12月にかけて議論が行なわれた。議論の過程や報告書では、「地域共生社会の実現」、「早期の予防的な支援」、「貧困の連鎖を防ぐ」、「高齢の生活困窮者に着目した支援」、「信頼による支え合い」がキーワードになっている。生活困窮者自立支援と生活保護の両制度ともに、個別支援がより重要になってくる。2017年12月に出された報告書の内容は、制度の充実とも読み取れるものであるが、低所得者に対する自立支援の問題点は、これまでの実態を分析した方が明らかになる。

2000年以降、生活保護基準と同時期に自立支援が議論の対象となった。社会保障審議会福祉部会に生活保護制度の在り方に関する専門委員会が設置され、04年12月には最終報告書が提出された。最終報告書では、これまで生活保護の自立といえば就労による経済的自立が重視されていたことを指摘し、新しく三つの自立概念（就労自立、日常生活自立、社会生活自立）に整理し直した。そして、05年度から自立支援プログラムが導入されることになった[7]。

当初、三つの自立概念は並列であり、就労による経済的自立が優先することはないと説明されていた。また、自立支援プログラムは生活保護受給者にたいして、強制するものではなく、ケースワーカーと受給者が協力関係を築いて実施されることとなっていた。しかし、実際に自立支援プログラムが実施されると、就労自立を目的としたプログラムが重視された。さらに、あれだけ議論して導入されたにもかかわらず、今日では積極的に活用されてもい

表2 生活困窮者自立支援制度の実施状況

	新規相談受付件数	プラン作成件数	就労支援対象者数	就労者数	増収者数
2015年度	226,411件	55,570件	28,207人	21,465人	6,946人
2016年度	222,426件	66,892件	31,970人	25,588人	4,878人
2017年度	229,685件	71,293件	31,912人	25,332人	4,414人

出典：厚生労働省ホームページ「生活困窮者自立支援状況調査の結果について」より筆者が作成。

ない。

　生活困窮者自立支援制度は「対象者を制限しない」、「生活を支える」ことを目的として、2015年4月から実施されている。今後も運用面が改善される可能性はあるが、3年間の実施状況を分析すると別の側面もみえてくる（表2）。具体的には、本当にあらゆる人々を対象にしているのかという点と、就労が優先されているのではないかという点である。15年度からの3年間では、毎年約22〜23万人が新規の相談に訪れている。増加傾向にあるとはいえ、そのなかでプラン作成に至ったのは、15年度が約5万6,000人、16年度が約6万7,000人、17年度が約7万1,000件に留まっている。そして、制度の紹介（とくに成果として強調される場合）の際には、就労支援対象者数、就労者数、増収者数が記載されている[8]。

　他の社会保障制度でも同様であるが、生活保護制度の自立支援や生活困窮者自立制度でも政策効果が問われる。低所得者への自立支援の政策効果として目にみえやすいのが、就労や増収であることは事実である。就労を強制する支援が行われ、対象者自体を選別するということにもなりかねない。結果的に最低生活保障が侵害されるという事態を防ぐためにも、政策の動向と実態を注視していく必要がある。

3．改革がもたらす生活への影響と問題点
―社会政策における最低生活保障機能の低下

　ここまで、最低生活保障と自立助長をめぐる動向を分析した。つぎに生活保護制度改革がもたらす生活への影響と問題点をみていく。結論からいえば、社会政策における最低生活保障機能のさらなる低下が引き起こされる。

生活保護基準が引き下げられれば、生活保護を受給できる人々が減少する。同時に、以前までの基準であれば受給できた人々や、生活保護基準ギリギリのボーダーライン層を増加させる。そして、ボーダーライン層の増加は、生活保護受給者にたいして厳しい目を向けさせることになり、「一般低所得世帯との均衡」がより厳密に議論されると考えられる。さらなる生活保護基準引き下げの圧力が生まれることが予想される。

　生活保護基準の引き下げは、受給者やボーダーライン層の生活に影響するだけではない。生活保護基準は、就学援助制度、生活福祉資金貸付制度、社会保険の保険料や利用料、住民税の非課税限度額、などに利用されている。生活保護基準引き下げは、結果的に社会保障水準全体の引き下げになる[9]。

　また、最低賃金法第9条第3項では生計費原則として、「労働者が健康で文化的な最低限度の生活を営むことができるよう、生活保護に係る施策との整合性に配慮するものとする」とされており、生活保護基準と最低賃金が関連していることを表している。この条文は「最低賃金で働く人が生活保護受給者よりも低い水準で働いていること」を問題として、最低賃金が引き上げられることを期待して導入されたが、実際には「生活保護受給者が最低賃金で働く人よりも高い水準で生活していること」を問題視し、生活保護基準引き下げに利用されている面もある。いずれにしても、生活保護基準が引き下げられれば最低賃金も整合性をとるため引き下げられる可能性があり、結果的に労働者の生活に大きな影響を与えかねない。

　日本の生活保護行政は、一貫して稼働能力者に厳格な対応をとってきた[10]。失業者や非正規労働者は生活が厳しい状況にあっても、生活保護制度を受給することが困難であった。それでも、リーマンショック以降は、稼働能力があっても生活保護を受給できるケースが増えてきた。しかし、稼働能力をもった生活保護受給者の増加は結果的に、自立支援の議論を加速させることになった。戦後日本の労働者にたいするセーフティネットは、雇用保険の受給期間も短く、生活保護制度も受給できない状態であった。つまり、失業もできない状態であったと言い換えることもできる。

　どんな状況でも働く労働者の増加は、労働市場全体を歪め、不安定化させることになる。本節の最初に生活保護改革が、社会政策における最低生活保

障機能を低下させると述べたのは、生活保護基準が社会保障水準と関連しているからだけでなく、結果的に労働市場にも影響を与えると考えられるからである。

4．生活保護制度改革への対抗と政策的課題

つぎに、生活保護制度改革への対抗と政策的課題について検討していく。これには、短期的視点と長期的視点が必要だと考えられる。

大きな制度改革が必要なく実現できるのは、適正な制度運営である。一見自明のことではあるが、戦後生活保護行政は「適正化政策」を名目としてさまざまな人権侵害を発生させてきた。1980年代には、『「福祉」が人を殺すとき』[11]というショッキングなタイトルの書籍が出版された。生活保護行政への批判も強かったが、「不正受給撲滅」を強調されたこともあり、根本的に解決されることはなかった[12]。

2008年度からの生活保護の実施要領では「第9 保護の開始申請等」として、「生活保護申請に基づき開始することを原則としており、保護の相談に当たっては、相談者の申請権を侵害しないことはもとより、申請権を侵害していると疑われるような行為も現に慎むこと」が新設されている。しかし、実施要領が改善され、以前ほど深刻な実態ではないにしろ、全国各地で生活保護行政における人権侵害が発生している事実は存在する。先述の「漏救」の解決も含めて、適正な制度運用が必要である。

同時に、中長期的視点から生活保護制度の政策的課題をみておかなくてはならない。現在の生活保護制度は八つの扶助（生活扶助、医療扶助、住宅扶助、教育扶助、介護扶助、生業扶助、出産扶助、葬祭扶助）から構成され、最低生活を総合的に保障する仕組みとなっている。生活保護制度の受給に至れば、あらゆる扶助を利用したうえで最低生活を保障されるというメリットも存在するが、あらゆるものを利用したうえで、生活に困窮していなければ制度を利用できないというデメリットを発生させている。なおかつ、困窮状態を証明するためにミーンズテストが課されることになっている。結果として、生活保護受給者にスティグマを発生させている。

現在の社会保障改革のなかに生活保護制度が含まれているのは、生活保護受給者の減少とともに、社会保障水準全体の引き下げを狙っているためである。生活保護制度改革が断行されるたびに、社会保障のセーフティネット機能は低下していく。生活保護制度のみに最低生活保障を担わせてよいのかを含めて、他の社会保障制度に低所得者を包摂する機能をもたせることも検討すべきである[13]。

　生活保護制度をめぐる状況をみると、改革への対抗が適正な制度運営に留まっている。たしかに、現在の生活保護制度は適正な運営を行なうことで、多くの人々の最低生活保障が実現する。しかし、社会保障体系における生活保護制度という視点から考えると、唯一のセーフティネットとなっている構造は、デメリットの方が大きいと考えられる。生活保護制度は最後のセーフティネットでならなければならない。

おわりに——「人権としての生活保護」を実現するために

　本稿では、生活保護制度をめぐる対抗と課題について、近年の生活保護制度改革（とくに最低生活保障と自立助長）をもとに分析してきた。生活保護制度についてはさまざまな問題が存在するが、「劣等処遇思想」の克服こそ早急に取り組まなければならない課題である。

　生活保護行政で起きている日常的な人権侵害や生活保護基準引き下げについては、一部の研究者、専門職、運動団体からは厳しく批判されているが、その批判は残念ながら多くの国民に支持されていない。むしろ「不正受給は許さない」、「生活保護受給者が自分より良い生活をしているのは許さない」という改革を後押しする力の方が大きいのが実態ではないか。

　だからこそ、「人権としての生活保護」を掲げることに意味がある。生活保護法は、四つの基本原理（国家責任の原理、最低生活保障の原理、無差別平等の原理、補足性の原理）から構成されている。また、憲法25条の基本理念を具体化したものであることも明記されている。その基本理念の実現を目指す実践と研究こそ、今日求められているといえる。

1）村田隆史「社会保障の基本原理と憲法25条—社会保障改革における『自助・共助・

公助』論の批判的検討―」医療・福祉問題研究会『医療・福祉研究（第25号）』2016年、9〜15頁。
2）社会保障審議会生活保護基準部会『社会保障審議会生活保護基準部会報告書』2017年。
3）社会保障審議会生活困窮者自立支援及び生活保護部会『社会保障審議会生活困窮者自立支援及び生活保護部会報告書』2017年。
4）「第25回 社会保障審議会生活保護基準部会（2016年10月7日）」の議事録。
5）厚生労働省社会・援護局保護課「生活保護基準未満の低所得世帯数の推計について（2010年4月9日）」。ただし、実際の生活保護行政では、地域、資産、世帯などをふまえて受給の可否が決まるので、すべてが「漏救」とはいえない。
6）「第27回 社会保障審議会生活保護基準部会（2016年11月25日）」における厚生労働省の提出資料（「これまでの生活保護基準部会における平成29年検証に関する議論の整理」）。
7）当時は自立支援プログラムに関する書籍が多数発行された。たとえば、生活保護自立支援の手引き編集委員会編『生活保護自立支援の手引き』中央法規、2008年、などが挙げられる。
8）しかし、生活困窮者自立支援制度の実践内容については、自治体や事業主ごとに異なるため、実態をふまえて結論を出さなければならない。
9）吉永純『生活保護「改革」と生存権の保障―基準引き下げ、法改正、生活困窮者自立支援法』明石書店、2015年、8〜32頁。
10）後藤道夫「なぜこんなに歪な制度になったのか―生活保護制度からの勤労世帯排除の歴史とその意味」後藤・安田記念東京都市研究所『都市問題』104巻5号（2013年）、4〜8頁。
11）寺久保良光『「福祉」が人を殺すとき』あけび書房、1988年。
12）2000年代には、北九州市で「餓死事件」も発生した。藤藪貴治・尾藤廣喜『生活保護「ヤミの北九州方式」を糾す』あけび書房、2007年。
13）井上英夫「社会保障の法と政策―社会保障法学の立場から―」日本社会保障法学会『社会保障法』22号（2007年）、法律文化社、161〜175頁。筆者の所属する社会保障政策研究会では、高齢期に限定しているが、生活全体をとらえた社会保障改革の分析を行なっている。社会保障政策研究会編『高齢期社会保障改革を読み解く』自治体研究社、2017年を参照。

第8章
社会保障の財源問題をめぐる対抗と展望

横山壽一

はじめに

　社会保障は、国民生活を支える基盤であり、その内容と水準は国民生活の変化とともに絶えず見直しが必要とされる。国民の標準的な水準が高まっていけば社会保障の水準もそれに対応して高めていかなければ、その役割を果たせなくなる。また、虐待や社会的孤立などの新たな問題が生じれば、そのための施策を講じなければならない。もちろん、時代とともに新たな制度にとって代わられて姿を消していくものもあるが、総じて、一度作られた制度は、レベルを高めながら更新されていく。それにともなって、当然ながら社会保障を維持・向上するための費用は高まっていかざるをえない。

　国や自治体の予算は、いわば国民や地域住民の「共通の財布」であり、国民の生活にとって最も必要な事柄に優先的に使うのが最もふさわしい使い方である。その意味では、予算の多くの部分が、国民生活と直接かかわる社会保障に充てられることは、異常でも偏重でもなく、きわめて正常な財政の姿である。しかし、財政を経済成長に優先的に使うことや財政で利益を得ることをねらう人たちは、そうした財政の使い方を問題にし、社会保障を攻撃して削減することを求める。

　国や地方の財政状況が厳しくなり、財政赤字が深刻になるにつれて、社会保障への攻撃は激しさを増していく。社会保障の増大が財政の赤字を招いた元凶である、社会保障削減が財政再建の最優先課題などなど。そして、社会保障予算の増額のためには消費税の増税しかない、10％の消費税でも社会保障費用は賄えないなど、削減と増税の両面から社会保障への攻撃が相次ぎ、後退が余儀なくされていく。

こうして、社会保障の維持・向上のためには財政・財源問題への対応が最重要の課題となっている。以下、その対抗の状況と取り組むべき課題について検討する。

1. 社会保障の財政問題とは何か

　まず、社会保障の財政問題とは何か、問題の所在はどこにあるのか、具体的な内容に入る前に整理しておきたい。社会保障の財政規模が大きくなりすぎたことが問題なのか、社会保障の財源が確保できず借金に頼っていることが問題なのか、それとも社会保障に必要とされるだけの予算額が確保されず十分な執行ができないことが問題なのか、はたまた社会保障には不効率な部分があり予算に無駄が生じていることが問題なのか。

　社会保障の予算規模は、上述したとおり、その性格から増大する傾向にある。しかし、絶対額それ自体が問題にされたことはなく、むしろ予算総額にしめる比率、あるいは一般歳出に占める割合が問題にされる。とはいえ比率に上限が設定されているわけではないため、予算規模はむしろ増大し続けることに対する懸念、歳入規模や財政状況との兼ね合いでのアンバランスが問題にされる。国の予算規模は無制限に拡大できるわけではないので、確かに他の歳出とのバランスは無視できないが、必要があって増大していく予算を確保すること自体に批判を加える根拠はないし、問題とは指摘できない。

　社会保障の予算規模が問題にされるのは、主に、歳出や財政状況との兼ね合いである。一般歳出が租税収入で賄えないいわゆるプライマリー・バランスがマイナスの状態で予算規模が増大し続けると財政赤字が拡大するため、全体に歳出削減が求められる。そうしたなかで社会保障予算が増大を続けると批判が加えられることになる。社会保障への批判は、社会保障の予算規模拡大にたいしてのみならず、社会保障が財政赤字を拡大させている、社会保障の財源は借金に依存しているといった、財政赤字の原因をもっぱら社会保障に求めることで、批判は高められていく。

　では、社会保障予算が財政赤字を拡大している、社会保障予算は借金に依存しているという指摘は正しいか。それ自体は正しくはないが、否定はでき

ない。それはなぜか。予算は個別の費目ごとに財源が特定されているわけではないので、ある特定の費目を取り上げて、予算が足りているとか不足しているという指摘は誤りである。予算には「ノン・アフェクタシオンの原則」があり、特定の歳出と特定の財源を結びつけてはならないことになっている[1]。実際にも、一部に例外はあるものの、歳入は予算全体に充てられるもので初めから特定化されているわけではない。それを踏まえれば、いくら社会保障の予算規模が大きくても、そのことをもって財政赤字の責任を問うことはできない。その意味で「正しくない」。

だが、一般歳出と一般歳入のバランスが崩れ財政赤字が生じていることから、社会保障も財政赤字の要因のひとつではある。その意味では「否定できない」。とはいえ、赤字にともなう借金は社会保障だけが生み出したものではないし、社会保障だけに使われるのでもないので、その意味で「正しくない」。さらにいえば、限度はあるが赤字財政がそれ自体を問題ありとすることは直ちにはいえない。財政は、一般家計の財布と違い「量出制入」の原則があり、必要な歳出には借金をしてでも執行しなければならないことがあり、それは予算運営として認められた方法だからである。

問題を整理しよう。以上のことを踏まえると、社会保障予算は、財政規模が大きいことも増え続けることもそれ自体として問題ではなく、財政赤字の責任も社会保障だけに求めることはできない以上、問題にすることはできない。では何が問題なのか。問題は、財政赤字や国の歳入不足を理由に、社会保障に必要な予算が確保されず、むしろ財源がないとして必要な予算まで削減されていることである。政府は、財政再建のためにはさらに削減が必要だといい、国民はこれ以上の削減は許されないと主張する。社会保障は国民生活に直結しているので、必要ないとはいえない。そこで財政赤字を根拠に社会保障の削減を迫る。これが現在の対抗の核心である。

そうであれば、問題は次のように置き換えることができる。財政赤字のもとで、社会保障の財源は本当に確保できないのか、財源はないのか。つぎにこの点を検討する。

2. 社会保障の財源は不足しているか

　ここでも、検討の前に「社会保障の財源」とは何か、どうとらえる必要があるか、あるいはどうとらえてはいけないか、確認しておく必要がある。というのは、財源の理解の仕方によって「不足」の理解も異なってくるからである。

　財政は、上述したように「ノン・アフェクタシオンの原則」にしたがって、特定の費目と特定の歳入を結びつけることはしない。したがって、社会保障の財源とは、予算レベルでいえば、歳入すべてである（ただし、目的税として位置づけられているものは除く必要がある）。

　歳入が紐つきでない以上、どの歳入も社会保障の財源に充てられる可能性をもっているからである。実際には、他の歳出項目との間で予算配分されることになり、配分された時点でそれが社会保障の財源となる。

　ここで問題になるのは消費税である。消費税は、1999年度以降、税収のうち国の歳入に回される分を社会保障（基礎年金・老人医療・介護・子ども子育て）に充てることとされており、「福祉目的税」として位置づけられている。しかし、梅原英治氏が指摘しているとおり、実際には「目的税」とはいえず、その後「社会保障財源化」と呼んでいるように、消費税充当経費として社会保障費目が挙がっているにすぎず「あくまで予算編成上の話」である。実際にも、消費税を社会保障に充てたとはいうものの、「消費税が社会保障に使われていることは確認できない」[2]。したがって、消費税を社会保障の特定財源として扱うのは誤りである。

　社会保障の財源は、税収だけではない。社会保障財源全体のなかでも高い比率を占めているのが、社会保険制度における保険料収入である。保険料収入は、被保険者本人が負担する保険料だけでなく、被用者保険の場合には事業主が負担する保険料もある。この保険料は、いうまでもなく社会保険の財源であり、他の制度への充当はできない。また、利用の際に利用者から徴収する各種の利用料も財源の一部を構成する。さらには、年金制度における積立金の運用収入も財源の一部である。さらには、資産の処分などによる収入

など、その他諸々の収入がある。なお、社会保険の財源には、保険料だけでなく税も投入され財源を構成するが、この部分は広く税収として位置づけておく。

　以上を踏まえて、社会保障の財源不足問題について考える。財源不足は、言うまでもなく支出に対する収入の不足の意味である。あらためて社会保障の財源を構成する項目、すなわち収入に充当できる項目を挙げると、税収、保険料、利用料、運用収入、その他の収入である。このうち、税収以外は使途が特定された収入であり、その水準も制度ごとに決められているので、増額のためには制度の変更が必要である。まず、制度は変更しないケースで考えると、そのつど調整可能な財源は税収しかない。しかも税収は、紐付きではないので、すべての税収が社会保障の財源として充当される可能性をもっている。支出に合わせてまずは使途が特定されている財源を充て、それらでは足りない不足分を税収で賄う。このようにすれば不足は生じない。まさしく「量出制入」の方法である。

　ところが、税収を充てる際に上限を設ける、特定の税収のみに限定する、他の費目を優先して社会保障に充当しないなどの運用が行なわれると、たちどころに不足が生じることになる。したがって、社会保障財源の不足とは、まずは、充当されるべき税収が必要な額だけ充当されないことをさす。この不足は、財源の絶対的不足による不足ではなく、税収の運用からくる「相対的な不足」である。

　では「絶対的な不足」はありうるのか。当然ありうる。必要最低限の公的サービスや国・自治体の機能維持に必要な経費を、その時の税収で賄えない状態が生じたときには、社会保障に優先的に予算配分したとしても、必要な額を確保できないことがありうる。すべての税収が社会保障の財源となりうるとはいえ、すべてを社会保障に充当するわけにはいかないからである。ただし、ここでも不要不急の費目については見直し社会保障に回すことも可能であることを踏まえれば、矛盾するようだが「絶対的不足」も「相対的」ではある。

3. 増大する社会保障費の財源は確保できるか

　つぎに、社会保障の支出が増加を続ける場合を考えよう。社会保障は将来にわたって増加していかざるをえず、現在はともかくも将来にわたって財源不足は避けられないとする議論がたびたび登場する。こうした議論は、もっともらしい社会保障支出の将来推計によって裏付けのあるものに仕上げられて補強され、少なからぬ影響力を及ぼす。これらの将来推計は、しばしば最大限の上位推計を示して困難さを強調する傾向があるが、ひとまずその将来推計を前提にして考える[3]。

　将来の社会保障支出を賄う財源の確保のためには、一般的には、財源を構成する項目のいずれか、あるいはいずれもが増加する必要がある。「一般的には」としたのは、財源が増加しなくても、先ほど触れたように、他の支出に充当していた予算を社会保障へ充当することができれば財源の増加の必要はなく、そうしたケースもありうるからである。ただし、いまはこのケースについては除外して考えよう。

　社会保障の支出増加に対応すべく収入＝財源の増加が必要となる場合、いくつかの選択肢がある。それは大きく分けると、税収を増やす方法、税収以外の財源を増やす方法、そのいずれも増やす方法である。

　まず、税収を増やす方法について検討しよう。税収を増やすためには何らかの増税が必要だが、どの税を増税するかで国民への影響は大きく異なる。直接的な影響がすべての国民に及ぶ増税は消費税の増税である。ただし、その影響は均一ではなく、所得の低い層により重い負担が及ぶ逆進的性格をもつ[4]。したがって、消費税を社会保障の目的税とすることはもちろん目的税的に運用すること自体も、平等化を目指す社会保障の目的とは相いれない。

　つぎに、所得税はどうか。税負担の公平性からすれば、所得税による増税が最もふさわしい。

　ただし、増税の方法によっては、消費税と同様の逆進性をもつ。たとえば、課税最低限度を引き下げれば課税対象を拡大し税収を増やすことができるが、低所得者には過重な税負担となる。税の公平性を徹底させるならば、累進課

税を実施することが必要である。ここ10年余りの間に段階的に引き下げられてきた最高税率を引き上げたうえで累進的に税率を設定することで、低所得者への課税強化を行なわなくとも、高額所得者に担税能力に見合った税を課し、税収を増大させることができる。

　さらに、法人税の見直しによる税収の増大も重要な選択肢である。法人税率は、所得税同様にこの間引き下げが行なわれてきたことで税収の減少を招いてきた。これを見直し、税率を引き上げるとともに累進税率を導入する[5]。また、課税ベース（課税対象額）を拡大することで税収を増やすことが可能になる。課税ベースについては、租税特別措置によって法人株主の受取配当の全部または一部が「益金」から除かれて課税されない仕組み（益金不算入、外国子会社から受け取る配当も95％は益金不算入の扱い）を改める必要がある。

　これら所得税・法人税の見直しに加えて、企業の内部留保に対する課税、資産課税の拡充・強化、金融取引税の導入、タックス・ヘイブンに対する規制と課税の強化などにも取り組む必要がある[6]。

　では、税収以外の財源はどうか。ここでは保険料について考える。保険料による財源の拡大は、保険料率の引き上げ、標準報酬の段階区分の見直し（上限の引き上げ）、賃金（報酬）の引き上げ、被用者保険の適用対象の拡大（非正規雇用への拡大等）などの方法がありうる。

　ここでも応能負担の徹底を原則とするならば、標準報酬の段階区分の見直しを行ない、相対的に負担が軽くなっている高所得階層の負担を強化することが適切な対応である。また、賃金の引き上げによって全体としての保険料収入を増やすことも、中低所得層の負担強化にはならないので望ましい。さらには、保険料率の引き上げを行なう場合には労使の負担割合の見直しを同時に行ない、事業主負担の引き上げで増収をはかることも、社会保険に対する企業の責任を踏まえれば検討すべき方法である[7]。

　以上を踏まえると、税収だけでも不公平な仕組みを見直せば、社会保障費用の増大に十分対応できる。税制改革を段階的に進めながら、社会保険については一部を保険料の見直しで賄う選択肢もありうるが、その際には現行の仕組みのままで保険料を引き上げるのではなく、あくまで応能負担原則を徹底する原則に即して行なわなければならない。

4. 社会保障の拡充は財政再建への確かな途

　財政赤字と近年の人口減少を逆手に取った社会保障抑制の動きは、社会保障のあり方をめぐる議論に少なからず影響を及ぼしている。国民の間にも、財政赤字のもとでは社会保障の抑制もやむをえないとする声が広く存在する。政府は、年金や医療保険、介護保険などを例に将来における財政破綻の可能性を示唆し、「持続可能な社会保障」のためには給付の抑制と負担の引き上げ、制度の適用範囲の見直しが避けられないと説く。国民が政府に求める施策のトップは一貫して社会保障の充実であるにもかかわらず、社会保障の抑制にも国民が一定の理解を示すのは、こうした世論操作に依るところが大きい。

　国と地方の財政赤字（長期債務残高）は、2017年度には1,000兆円を超え、ＧＤＰの240％にも達する。この額を示されれば、社会保障の拡充など口には出せない雰囲気になってしまう。しかし、歳出の削減を続けても、それだけで財政再建ができるわけではない。なぜなら、税収がそれを下回ってしまえば財政赤字は増え続けるからである。財政再建のためには、何よりも税収が増大する環境を整えなければならない。

　社会保障についていえば、削減すればするほど家計は厳しさを増し、国民の担税能力は低下するばかりで税収の増加は望めない。財政再建を図ろうとすれば、逆説的だが、むしろ社会保障の歳出を増やして生活改善や雇用環境の改善を図り、家計収入を増やす必要がある。

　たとえば、給付削減・負担増の介護保険見直しから給付の大幅な拡充に転換し、家族介護の負担を大きく減らすことができれば、介護のための離職を減らし働き続けることを可能にして家計収入を増やすことができ、担税能力を高めることができる。また、失業手当を拡充し、再就職のための職業訓練・資格取得等への支援も併せて拡充すれば、再就職できる可能性を高めることができる。さらには、生活保護の拡充も、一般には仕事から遠ざけるように理解されているが、生活不安を取り除き生きる意欲を取り戻すことは、執拗な就労指導の強化よりもはるかに就労への意欲を高め、再就職への可能

性を高める効果がある。もちろん、就職することがその人にとって最もふさわしい選択肢とは限らないので慎重でなければならないが、貧困の恐怖を取り除き人生を設計し直すチャンスを持てることは、意欲をもって将来を考えることを可能にし、将来の好循環をもたらす。社会保障の拡充は、まさしく財政再建への確かな途である。

　社会保障の拡充のためには、国家予算からこれまで以上に社会保障へ予算を振り向け各制度における国の財政負担を高めることが必要である。また、社会保険における保険料収入を増やすことが欠かせない。まず、国の財政負担の引き上げのためには、税収の確保・増大のための税制改正を行なわなければならない。ただし、すでに触れたように、消費税増税は社会保障の目的・役割とは相いれないので選択肢には含めない。具体的には、所得税、法人税などについてこれまで説明してきた方向での改革による税収の確保・拡大を実現する必要がある。また、保険料収入の増大についても、すでに説明したような高所得階層への負担強化と事業主負担の引き上げを基本とすることが求められる。

　社会保障財源をめぐっては、主要な財源は社会保険料であるとして公費を補完的役割にとどめ、税制度の改革を二義的な課題とする動きもあるが、社会保障財源の問題は今日における格差・不平等をどう克服するかという問題と一体不可分の問題であり、税制度の改革抜きには改善はあり得ない。そのことを踏まえた議論が求められている。

1）植田和弘・諸富徹編『テキストブック現代財政学』有斐閣、2016年、22、26頁。
2）梅原英治「消費税は社会保障に使われているか」『経済』2018年6月号。
3）内閣官房・内閣府・財務省・厚生労働省は、2018年5月21日に「2040年を見据えた社会保障の将来見通し（議論の素材）」を公表した。この推計によると、2018年度に121.3兆円であった社会保障給付費は、2025年度に現状投影で140.4～140.8兆円、計画ベースで140.2～140.6兆円に、2040年度にはそれぞれ188.5～190.3兆円、188.2～190.0兆円に増大するとしている（ただし経済の前提がベースラインケースの場合）。
4）馬場義久氏は、10％の単一税率にした場合、所得階級別の負担率は、最も高い層である第X分位では3.55％であるが、最も低い第1分位では8.48％との推計を示している（馬場義久他『日本の財政を考える』有斐閣、2017年、205頁）。
5）菅隆徳税理士の試算によれば、法人税の累進税率適用によって、2014年度に10兆180億円であった法人税収を、25兆6,914億円まで増収することができる。
6）鶴田廣巳氏は、これらの税制改正によって、年間21兆円から29兆円の増収を実現

することができると試算している（「日本の財政を見る視点」『月刊保団連』2018年6月号、18頁）。
7）島崎謙治氏は、健康保険の事業主負担は、法にもとづき事業主に義務付けられた特別な負担であって福利厚生費ではないとし、その根拠を労働者を雇用することに伴う「配慮義務」、つまり雇用契約に付随する責任及び健康保険の運営に対する責任によるものとしている。そのうえで、事業主負担割合をいかにするかは、理論的には決することができない問題であり、「政策判断の問題」だとしている（島崎謙治「健康保険の事業主負担の性格・規範性とそのあり方」国立社会保障・人口問題研究所編『社会保障財源の制度分析』東京大学出版会、2009年、第6章）。「労使折半」も、その意味で「政策判断」によっていつでも変更可能な状況にあり、それ自体を「不変」な原則と考える必要はない。

第3部

人権としての医療・福祉研究の到達点
―― 研究会活動の蓄積と成果① ――

第1章
医療・福祉と貧困

江口英一

　今、御紹介いただきました江口でございます。御参考になるような話ができるかどうかわかりませんが、始めさせていただきます。といっても、私の能力を超えていることがはっきりしています。自信はあまりないのですが、このようなことを考えています。

1．課題

　まず、「医療・福祉と貧困」とありますが、貧困あるいは生活の方に重点をおきたいと思います。その第一としまして、少なくとも高度成長が壁にぶつかるまで、日本人の生活はかなり豊かになった。その後の1980年代半ばまで、今年は1987年ですので少なくとも昨年、一昨年あたりまで、周知のように中流意識の支配が言われ、日本人の生活が大変に豊かになったといわれてまいりました。しかし、その過程のなかでも、家計支出の構造をみていくと、一言でいいますと、何かことがありますと、短期間に家族生活がくずれていくような「もろさ」というものが、随分蓄積されてきたという点があります。それが第一です。

　第二は、1980年代になりますと、政治的にいうと中曽根内閣になってからですが、貧しさというものが急速に今までの姿と少し違ったかたちで非常に深まってきたということができます。とくに、生活の上下格差が、1980年を境に非常に増大し、その格差は単なる量的格差だけでなく、いわば階層的な質的な格差、つまり階層的格差というかたちをとって増大し、それとともに格差の固定化が進んでまいりました。最も下のところから、いうならばしみ出るように、いろいろな新しい貧困現象が、あらわなかたちで顕

在化しはじめるということ、それが第二であります。

　第三として、ここ1～2年ぐらいに、我々として見過ごすことのできないドラスチックなことが、今までみられなかった暗い陰惨なかたちをとって、現れてきています。ご存じのように、札幌でおきたことが新聞にいわれています。餓死が生じてきているということであります。アフリカ・第三世界などで餓死がおこるということはいわれても、中流意識支配下の現在の日本で餓死が生じるということは、本当にひどいことであります。これはどうしてかという点であります。

　ここ10年を考えますと、1980年ごろを境にして、客観的には急速に変わってきました。貧困化の様相が実際に強くなってきたと思いますが、こういう国民生活の圧縮・悪化と不安の増大ということにたいして、逆に社会保障、とくに医療保障、さらに社会福祉の施策を含めて、生活保障の後退が拍車をかけて進んできているということです。とくに80年代に入り、高齢化社会危機論あるいは日本型福祉社会論、あるいは自助論がいわれ、イデオロギーとしても大きな圧力を加えながら、社会保障の後退が、最近の国民生活悪化に拍車をかけてきている。これが第四の問題であります。

　それからもう一つ、このような状況が世界的にみましても進んでいる。社会保障は世界的に確かに後退しつつある。もっとも日本と同じテンポで後退している国はないと思いますが、一方での軍事費の増大に反比例しまして、たとえばアメリカでもイギリスでもフランスでも、あるいは第三世界の国々をみましても、生活がかなり悪化して、世界的にみましても社会保障の後退は否定できないと思います。

　かつて、1948年にイギリスでベヴァリッジ・プランが実施にうつされましたが、それ以前の1942年ベヴァリッジ・プランがつくられた頃、生活・社会に関する我々の理想、すなわち自由と民主主義といった理想があったし、あるいは1961年に世界労連が世界社会保障憲章というものをつくり、それに日本の労働組合も参加していますが、そこには築くべき社会と生活の明確なイメージがあった。このようなことを考えましても、我々の生活あるいは社会はこうあるべきだということが、明確に考えられていたと思います。ところが、この10年ぐらいの間に、世界的にみましても我々の社会や生活が

どうあるべきかという、その理想というものが、急速に失われて、世界的にペシミズムの風が流れているように思います。さらにそれに加えて、核兵器を軸にした軍備が地球全体を覆いつつあるという情勢があるわけですが、このような情勢のなかで我々は生活、その生活の土台となっている医療・福祉をどう築くのか、どう再構築するべきか、どのような考えで実践していくべきかといったことが、現在、我々に課せられている課題だと思います。

　私はこれらに十分に答えられる自信はまったくありませんが、その何分の一かについて答えようと思い、皆さんの集まりに喜んで参加して参ったわけです。

2．まえおき

（1）医療・福祉と貧困＝生活の位置ないし関係

　まず、前置きとして、一つ二つ考えておきたいことがあります。それは第一に、与えられた課題としての「医療・福祉と貧困」という場合の医療・福祉と貧困との関係であります。貧困というのは、ここでは具体的な生活、日常生活の一つの状態、あるいは局面だと考えますと、この間の関係はこのように考えたらどうかということです。これは図式 a に示されると思います。それは、医療・福祉というものは日常生活の土台であるという関係にある。日常生活とは、ここでは日常の消費生活を意味します。医療・福祉というものは日常生活の前提であり、これなしには日常消費生活は営めないという一般的前提だということを改めて考えておこう。日常生活というのは社会の日常生活でありますから、医療・福祉は社会生活あるいは社会そのものの前提でありまして、社会がなりたつ土台に医療・福祉があるのだということであります。これは簡単なことでありますが、普通、これら全体を広い意味の生活といっているということです。

　図式 b は、日常消費生活が二つに分かれており、Aの部分は社会保険等が支えとなる日常消費生活部分、つまり日常生活がいわば社会化されてこうなっている。Bは我々が普通いっている日常消費生活部分で医療・福祉とい

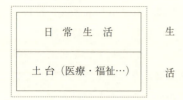 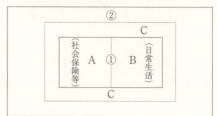

う「土台」の部分がある。医療・福祉以外に教育サービス、住宅等がこの周りにあります。

①は、個々の私的な消費生活部分

　①のAは、そのうち社会保障、社会福祉などによる生活の直接的「社会化」された部分

　①のBは、市場商品の消費による個々の私的な消費生活であり、生活の商品的「社会化」の部分

②は、生活の基礎・条件であるとともに、共同的に消費される部分（住・教・医など）

　②のうちCは、それらが有料化された部分

　消費生活とその「土台」になっているものの間の関係について、議論すれば長くなりますし、私自身まだあいまいな点もありますので、一応仮にこう考えておくとしまして、議論を進めたいと思います。その意味で「土台」たる医療・福祉の部分の最近の1980年以降の改悪・後退、つまりこの「土台」のくずれが、その上にある日常生活を陥没させ、一方消費生活そのものもそれ自体の構造に危うい面、弱い面が資本支配のもとに含まれているものですから、社会生活全体が悪化させられていく必然性を、これから説明していきたいと思います。これが第一の点です。

（2）課題を考えるための時期区分

　第二に、このような課題を考えるための時期区分であります。時期区分といえば、もっと長い流れのなかで、基本的な点をふまえながら、もう少し精

密に分析のうえ、たてなければいけないのでしょうが、この時期区分は与えられた問題を考えるためのさしあたりの意味での時期区分です。それを掲げますと、最近の10〜15年ぐらいの時期です。国民生活構造上の特徴からみると、1980年を境とし二つの時期に分けられます。第一はそれ以前中流意識がいわれ、一見豊かにみえるが、生活＝家計構造はいわば「もろさ」をしだいに増大させる。生活面でも大資本主導性が確立し、金融資本も入り込む。一方、家計は金銭的に傍聴してきた時期です。第二は、1980年以降、このような傾向は不変のなかで、生活の格差構造が強化されてきた。格差構造が強化されて、失業率が上がり、生活上の孤立現象としがらみの強化の増大が顕著にみられる。そして、ここ1〜2年のことですが、中流意識が急速に消えうせたといわれてきた。今年（87年）1月3日の朝日新聞、毎日新聞の報道によれば、「80〜90％の中流意識の保持率が、50％に急落した」と。そしてこれまでになかった暗い陰惨な貧困現象が露呈しつつある。一応、このように大きく整理することができると思います。

　つぎに、社会保障を窓口としてみた動向は、不完全なので、ぜひ皆さんから教えていただいて、拡充しなければならないところです。まず、1973年に「老人医療費無料化」なるものがカッコづきながら実現し、「福祉元年」といわれたことが非常に特徴的なことだったと思います。この間にいろんなことが入り、81年には「第2臨調」がはじまり、83年に老人保健法により老人医療の無料化がふっとび、矢つぎ早に84年に健保1割自己負担、その他その間に社会福祉サービスの有料化、さらに福祉のビジネス化、営利化の道が進められてきました。

　政治的な事項では、東京では1980年直前に美濃部都政から鈴木都政に変わる。日本全体としては、82年には鈴木政治から中曽根政治になった。

　その他では、私の感想をつけ加えたものですが、1980年以降、とくに高齢化社会危機論が横行したし、日本型福祉社会論なるものが横行し自助論が進められます。そして、スティグマの増大と貧困の罪悪視ということです。

課題を考えるための時期区分

		1970	1975	1980（昭55）		1985（昭60）	1987
国民生活構造	上の特徴	中流意識がいわれ、一見豊かにみえるが、生活＝家計構造はモロさを増大。生活面でも大資本主導性確立。金融資本も入りこむ。家計は金銭的に膨張。			左記の傾向は不変の中で、生活の格差構造が強化された。失業率上がる。孤立としがらみ。		中流意識が急速に消え失せ、これまでになかった陰惨な貧困露呈。
社会保障を中心とした事項			73 福祉元年といわれ老人医療無料化実施		81 第2臨調始まる。	83 老人保健法による有料化	84 健保一割自己負担 福祉サービス有料化と市場化
政治的な	事項	東京美濃部都政 鈴木政治		81		鈴木都政 中曽根政治	
	その他	貧困は消滅した、あるいはネグリジブルとなったというウソの支配			高齢化社会危機論 日本型福祉社会論 自助論 stigmaと貧困の罪悪説		

　スティグマというのは汚辱感あるいは恥辱感といわれるものでして、生活保護ならば生活保護を受けていることが非常に恥ずかしいという社会的な心理なのです。これが非常に拡げられまして、一方で貧困というものを罪悪視する、貧困状態に陥っている生活や人を軽蔑するような考え方がずっと広がってきているということです。これを通じまして、1970年から今日まで全体的には、貧困は消滅した、あるいはネグリジブルとなったというウソが支配してきた時代というようにいえるのではないかと思います。このようなタイムテーブルを前にして、話を進めてみたいと思います。そこで本論に入ります。

3. 1970年代（高度経済成長期の延長）に形成された貧困化を内攻させた生活＝家計構造

（1）家計の膨張＝消費生活の商品化的社会化の進展と
　　 大企業製品の大量流入＝社会的強要費膨張

　まず第一は、1970年代というのは高度経済成長期およびその延長期といえる時期です。1973年にオイルショックがありますが、その後も同じ構造が引き続いてきたという意味で、生活的には延長であるとすると、1970年代に形成された貧困化を内攻させた生活あるいは家計とは、どんな構造なのかを考えたいと思います。

　まず、1980年代以前の特徴です。一言でいうと、これは家計構造に生活継続上のいわば耐久力のなさ、もろさが蓄積されてきたということです。それは、どんな点から証明するかということですが、まず家計というものを分析する場合の分類、家計費の分類の仕方を考える必要があります。もともと家計というのは消費生活を記帳したものでありまして、とくに消費生活の金銭的出入りを記帳したものです。金銭的出入りを記帳した家計は、我々の生活を反映している一つのいい材料だとしまして、家計費でもって消費できる消費費目を分類して、どんな支出構造になっているかということです。たとえば、統計学者エルンスト・エンゲルはそれを分類して、食費はとても大切だということで食費率係数を出して、周知のように「エンゲル係数」といわれるものの重要な位置づけをしています。

　それでは今日、どのような分類をすればよいかということが問題ですが、家計の構造にひそんでいる生活を長期に継続していくうえでのその安定性、社会生活を継続していくうえにおける強さ、弱さを反映するような分類にする必要があります。そこで、家計費目の分類を、再編成してみます。それがAⅠ-①の生活・家計の社会性—「社会化」の分析のための支出費目分類としてある表です。それに関わってAⅡ-①〜⑤までの表があります。BⅠおよびBⅡの表は、消費生活の格差を示そうとしたものです。

AI-①　生活・家計の社会性―「社会化」の分折のための支出費目分類

	直接的消費支出費目	直接的消費支出以外の支出費目	I、II、Ⅲについての注記
I　個人的非社会的再生産支出費	食料（外食、調理食品を除く） 被服（洋服、シャツ、セーター類、被服関連サービスを除く） たばこ、身の回り品、寝具、家事雑貨、家事用消耗品	I'掛買	肉体再生産的日常的消費財でII、Ⅲの社会化された費目と異なり、個人的消費傾向の強い費目、低経済成長下で消費支出の停滞性の強い費目
II　社会的強要性の強い商品的社会化される部分への支出費目（間接的社会化費目）	①家具家事用品（家庭用・家事用耐久財、冷暖房用器具、一般家具）自動車等関係費、教養娯楽用耐久財　洋服、シャツ・セーター類　保健医療用品・器具、医薬品　室内装飾品、理美容用品　光熱（灯油・プロパン） ②交際費・贈与金　教養娯楽（同耐久財を除く）　一般外食・調理食品　被服関連サービス、一般仕送り金、こづかい、理美容サービス　諸雑費のその他（信仰・冠婚葬祭費）	II'月賦ローン支出	①高度経済成長期以来、市場独占率の高い大量生産による工業製品、デモンストレーション効果および商品市場性の強い費目、低経済成長下では消費支出の停滞性の強い費目 ②都市化の進展にたいする生活防衛、社会的標準的生活維持・保全のための支出費目、また社会化の著しく進行した消費費目で、市場を経由して供給される商品群、低経済成長下でも消費支出の増大傾向の強い費目
Ⅲ　直接的社会化される部分への固定的支出費目（公共的サービス部門を含む）	①家賃・地代、設備修繕維持費、教育費、学校給食、修学仕送り金、交通・通信（電話を含む）　電気・ガス・水道　その他交際費(つきあい費) ②保健医療サービス（医療サービスの自己負担）　家事サービス（福祉サービスの自己負担）	Ⅲ'土地家屋借入金返済（住宅ローン）、奨学金返済 Ⅲ"勤労所得税・その他の税　社会保障拠出金 Ⅲ"貯金、有価証券購入、財産購入　民間保険掛金	①社会的共同生活・地域社会の生活基盤確保のための公共サービス色彩の強い、しかも個人の消費選択の著しく狭い財・サービスの消費費目、低経済成長下で消費支出の増大化傾向の強い費目 ②公共的サービスの有価化にともなう個別家計の個人負担部分、今後増大が予想される。 金融市場を経由して、国民経済循環に組み込まれる費目で、低経済成長下の不安定な家庭経済のなかで、ますますその支出割合が増大する費目

　AI-①の費目の分類はI、II、Ⅲとありまして、Iは個人的な再生産費目で、主に食料と被服がそこに入ります。IIは①と②となっておりまして、①の家具家事用品と②の交際費その他とありますように、それらは社会生活をしていくうえにおいて、必要なものです。とくに、「社会的強要性が強

い」と書いてありますが、いわゆるデモンストレーション効果をともないながら入ってきた大企業製品を中心にしたものと、そうではない交際費に分かれます。Ⅲは生活の前提・土台という意味になるのですが、①が家賃、住宅費、教育費、交通・通信費、電気・ガス、それから②の保健医療サービスの費用です。

　Ⅰの個人的費用というのは、肉体的にはどうしてもなくてはならない費用であります。しかし、ある意味では弾力性がないわけでもない。Ⅱは社会的強要性の強い費目です。これも弾力性がまったくないわけではない。しかし、かなり社会的に規制されて出ていく費用です。Ⅲは社会的に固定化されて出ていく費用です。消費生活における消費費目または消費財貨を全部分けて、この中にぶちこむということになるのですが、ある程度無理はあります。しかし、一応この三つに分けて考えるわけです。

　右の方にダッシュがついているⅠ′、Ⅱ′、Ⅲ′は、月々の直接の消費支出ではないもので、住宅ローンとか、また貯金とか、消費のためのものも含まれますが、出ていくもの、税金とか社会保険費など、とにかく出ていくものです。要するに「実以外支出」といわれるものであります。ダッシュのⅢ′、Ⅲ″、Ⅲ‴は、消費とはかなり遠いところのものです。Ⅲ′は土地家屋借入金返済ですから、これは消費財貨の返済ですが、その下のⅢ″は税金、その他の社会保障関係の拠出金あるいは負担金で、直接、消費と関係ありません。それから、Ⅲ‴は貯金・有価証券買入れなど。いつかは消費として出ていくけれども、日々の消費と直接関係して出ていくわけではないものです。

　このように大きく右と左を分けて、家計構造をみているのが、以下の細かい数字の書いてある表です（AⅡ－①）。このことを説明すると、大変時間がかかりますので、簡単にそれによるところの様相を述べます。

　支出総額は、ダッシュをつけ加えた全体の実額が示しています。その実額は1963年1ヶ月平均8万3,000円から、71年に19万円になり、81年に59万円になるというように、非常にふくれていくわけです。さてその中味です。それぞれの消費支出の示す割合をみます。表頭に示されている「含む」「含まず」とは、合計に繰越金を「含む」「含まず」ということです。最近では繰越金の内容はあやふやです。それは銀行振込なので、貯金と区別つかなく

AⅡ-① 「社会化」という視点からみた家計全体、生活の構造とその変化

		1963年		1971年		1981年		1963年			1971年			1981年			左からさらに貯金を除く
		円		円		円		繰越金含む	〃 (含まず)		繰越金含む	〃 (含まず)		繰越金含む	〃 (含まず)		
	支 出 総 額	83,186	1.0	192,549	2.3	598,555	7.2	100.0	100.0		100.0	100.0		100.0	100.0		100.0 (346,708)
	Ⅰ 個人的再生産費目	18,859	1.0	34,528	1.8	75,181	4.0	22.7	30.9		17.9	23.7		12.6	15.5		221.8
消費支出	Ⅱ 社会的強要費目	13,826	1.0	36,026	2.6	108,476	7.9	16.6	22.7		18.7	24.7		18.1	22.2		31.3
	①家電製品自動車等の費目	3,976	1.0	11,105	2.8	30,664	7.7	4.8	6.5		5.8	7.6		5.1	6.3		8.8
	②社会的体裁維持費目	9,850	1.0	24,921	2.5	77,812	7.9	11.8	16.2		12.9	17.0		13.0	15.9		22.4
	Ⅲ 社会的固定費目	7,563	1.0	26,921	2.2	55,857	7.4	9.1	12.4		8.8	11.6		9.3	11.4		16.1
	Ⅰ+Ⅱ+Ⅲ	40,248	1.0	84,475	2.1	240,014	6.1	48.4	66.0		45.4	60.0		40.0	49.1		69
	Ⅰ′ 掛 買 払	1,711	1.0	1,878	1.1	2,993	1.8	2.1	2.8		1.0	1.3		0.5	0.6		0.9
	Ⅱ′ 月 賦 払	1,697	1.0	3,906	2.3	8,048	4.7	2.0	2.8		2.0	2.7		1.3	1.6		2.3
	Ⅲの他類型(1)	1,131	1.0	3,046	2.7	15,465	13.7	1.4	1.9		1.6	2.1		2.6	3.2		4.5
	土地家屋借金返済	1,131	-	1,424	-	12,578	-	-	-		-	-		-	-		-
	他の借金返済	-	-	1,622	-	2,887	-	-	-		-	-		-	-		-
消費支出以外	Ⅱ′+Ⅲ′	2,828	1.0	6,952	2.5	23,513	8.3	3.4	4.7		3.6	4.8		3.9	4.8		7
	Ⅲの他類型(2) 所得税、その他の税	4,222	1.0	10,253	2.4	49,832	11.8	5.1	6.9		5.3	7.0		8.3	10.2		14.4
	社会保険負担	2,447	1.0	5,619	2.3	27,452	11.2	2.9	4.0		2.9	3.9		4.6	5.6		7.9
	その他	1,647	1.0	4,476	2.7	22,041	13.4	2.0	2.7		2.3	3.1		3.7	4.5		6.4
		128	1.0	158	1.2	339	2.6	0.2	0.2		0.1	0.1		0.1	0.1		0.1
	Ⅲ″の他類型(3)	11,939	1.0	39,377	3.3	173,146	14.5	14.4	19.6		20.5	30.0		18.9	35.4		6.0
	貯 蓄 金	8,977	1.0	30,454	3.4	142,790	15.9	10.8	14.7		15.8	20.9		23.9	29.2		-
	財 産 購 入	245	1.0	2,859	11.7	9,471	38.7	0.3	0.4		1.5	2.0		1.6	1.9		2.7
	保 険 掛 金	2,018	1.0	5,043	2.5	18,248	9.0	2.4	3.3		2.6	3.5		3.1	3.7		5.3
	有価証券購入	580	1.0	773	1.3	1,867	3.2	0.7	1.0		0.4	0.5		0.3	0.4		0.5
	その他	119	1.0	248	2.1	770	6.4	0.1	0.2		0.1	0.1		0.2	0.2		0.2
	(いわゆる非消費支出 (+実以外支出の計)	60,948	-	145,935	-	489,498	-	24.9	34.0		31.9	42.1		41.7	51.0		30.8
	繰 越 金	22,238	-	46,614	2.1	109057	4.9	26.6	-		24.2	-		20.2	-		-

出所:江口英一編著「生活分析から福祉へ」光生館,1987年,表4-5。

なり、不確かな数字なので、「含まず」の数字でみます。繰越金を含まない合計を100としてみますと、1963年に消費支出のⅠ＋Ⅱ＋Ⅲが、全体の66％を占め、71年には60％になり、81年には49.1％になり、半分以下になっています。直接消費のために使われているところの金額以外のものが、半分を超えています。消費支出以外の比率が下に書かれています。

　そして、半分になった消費支出の中でⅠ、Ⅱ、Ⅲはどんな比率になっているかということですが、Ⅲの社会的固定費は1963年の12.4、71年の11.6、81年の11.4は固定してそう動いていません。Ⅱの社会的強要費目が増えています。そしてⅠは減っています。Ⅱの社会的強要費目は、①の家電製品自動車等の費目と、②の社会的体裁維持費目ということです。これは交際費などを含むものです。その中味は、AⅡ-②の大企業製品の消費支出に占める品目別ウエイトで1万分比でみています。『工業統計表』で大企業製品をみており、合計で23.53％と出ています。ここで収入の第Ⅰ5分位とか第Ⅴ5分位とあるのは全体を五つの階層に分けて、たとえば100人を20人ずつに高い方、またその次の高い方というふうに分けて、第Ⅰが一番低い20人、第Ⅴが一番高い20人で、その平均値です。そこで、第Ⅰ5分位では27.93％、第Ⅴ5分位では26.87％です。むしろ、低い方にウエイトがかかっているように思えるということです。とにかく消費生活のなかに、消費財貨では4分の1のウエイトで大企業製品が入ってきているということであります。

　要するに、1980年以前の高度成長の過程でつくられた家計は、このように膨張しながら、しかもⅡの社会的強要品目、とくに大企業製品的なものが、かなりのウエイトとしてもってふくらんできた。さらに、社会的固定費目が家計の中でコア（核）のようになり、しかもかなりの重みをもってくる、それが1980年以降も一貫して強い傾向として、現在も全然変わらず続いていることです。このことは数量的にも確認できるわけです。もう一つは、家計全体が膨張していること。お金がかかる生活ということにだんだんなりながら、家計のやりくりにおける柔軟性の欠如が進んでいるということをはっきりと示しているわけです。

　現在、家計調査は1985年まで出されておりますが、以上の傾向は強まってきています。さらに生活を上下に分けてみると、低い方の第Ⅰ5分位で、

AⅡ-② 大企業製品の消費支出に占める品目別ウエイト（勤労者世帯、1973年）

（単位：1万分比）

大企業製品品目	東京都区部	収入五分位階層 第Ⅰ階層	収入五分位階層 第Ⅴ階層	大企業製品品目	東京都区部	収入五分位階層 第Ⅰ階層	収入五分位階層 第Ⅴ階層	大企業製品品目	東京都区部	収入五分位階層 第Ⅰ階層	収入五分位階層 第Ⅴ階層
食料費				居住費				雑費			
小麦粉	5	7	5	△セメント	6	6	7	胃腸薬（胃散）	5	5	5
パ ン	58	43	47	板ガラス	13	4	4	胃腸薬（総合A）	4	4	4
ソーセージ	28	23	24	△さっし	6	5	4	胃腸薬（総合B）	4	4	4
牛乳（配達）	118	116	96	△ガラスコップ	6	5	7	総合ビタミン剤	38	40	40
〃（店頭売）	30	29	24	△魔法びん	10	11	11	外傷薬	4	5	3
粉ミルク	17	33	7	なべ・やかん	7	6	7	皮ふ病薬	4	5	3
バター	11	5	9	バケツ	11	11	13	はり紙	6	7	6
チーズ	12	8	9	△ガスストーブ	3	2	1	生理用綿	16	11	17
肉ソーセージ	6	16	6	電灯球	1	2	1	体温計	3	4	3
魚肉ソーセージ	4	4	3	けい光灯	27	42	35	化粧石鹸	9	9	8
福神漬	9	7	5	△電気アイロン	2	3	3	シャンプー	7	7	7
△さけかん詰	9	3	4	△トースター	10	11	13	歯みがき	12	12	12
さんまかん詰	8	12	9	△ジャー炊飯器	5	15	19	タンク	30	37	37
△みかんかん詰	5	4	3	△トースター	20	10	5	整髪料	10	6	11
食塩	21	41	21	△レンジ	2	4	3	化粧水	16	17	19
しょう油	29	44	28	△テレビ（白黒）	6	3	6	△ファンデーション	7	7	11
砂糖	24	25	20	△テレビ（カラー）	22	26	6	口紅	7	12	13
△食パン	8	7	5	△電気洗たく機	112	138	139	歯ブラシ	7	6	7
マーガリン	7	6	7	△電気冷蔵庫	24	25	25	△かみそり替刃	4	3	3
マヨネーズ	12	13	11	△電気掃除機	25	36	17	洗濯剤	2	2	2
マカチーズ	5	5	4	△扇風機	12	24	11	殺虫剤	25	30	20
ケチャップ	18	26	16	○ルームクーラー	6	16	9	防虫剤	9	22	11
化学調味料	11	15	10	△目ざまし時計	20	5	21	乗用車	4	5	5
即席カレー	6	3	4	△腕時計	7	7	8	自動車タイヤ	87	157	199
即席みそ汁	3	3	4	カーペット	16	16	18	スパークプラグ	2	5	4
キャラメル	2	5	2	ベッド	15	12	25	タック	1	1	1

品目					品目				
チョコレート	16	24	18	17	ガソリン	18	18	89	105	132
チューインガム	5	9	9	4	自転車	5	9	8	13	17
合成清酒	3	3	5	1	ノートブック	5	9	16	7	10
しょうちゅう	3	11	9	3	レターペーパー	8	9	4	7	10
ビール	78	78	22	54	鉛筆	18	22	4	3	3
ウイスキー(特級)	5	2		3	クレヨン		19	1	1	1
ウイスキー(1級)	19	8		13	えの具		475	2	2	2
ウイスキー(2級)	16	18		10	万年筆			4	2	6
紅茶	6	3		6	ボールペン			2	2	1
インスタントコーヒー	15	13	44	12	△新聞代		12	123	157	128
サイダー	8	8	53	7	月刊誌		41	23	24	32
ジュース	16	18	85	12	△週刊誌		43	5	4	4
コーラ	23	16	182	14	△書籍		96	130	82	205
乳酸菌飲料	46	83		42					7	9
アイスクリーム	19	28		14	カメラ		17	17	10	29
小計	747	829		600	バレーボール		12	4	2	3
△石油ストーブ	4	9	5	17	フィルム(白黒)		14	4	2	3
△ミシン(普通)	1	3	5	4	フィルム(カラー)		8	6	4	21
△ミシン(ジグザグ)	3	(空)	8	1	ピアノ		13	6	4	21
クレンザー	54	78	19	3	ハーモニカ			13	10	22
台所用洗剤	3	2			レコード					
小計	13	18	513	475	たばこ			204	255	269
光熱費					小計			1,014	1,148	1,403
石炭	6	3	44	12	以上合計			2,353	2,793	2,687
灯油	12	13	53	41
プロパンガス	7	8	85	43
小計	12	18	182	96
被服費				
△学生服	14	16	17	17
婦人綿ベルベット長下地	42	83	14	12
木綿服地	14	28	12	14
ベンベルグ			7	8
毛糸			10	20
ぬい糸			2	3
マット合成皮革			4	5
ゴム長くつ			3	5
子供運動ぐつ			3	6
男子運動ぐつ			6	6
△男子洋がさ			8	9
登山ぐつ			10	15
小計			102	121

注：各品目は、総理府『消費者物価指数年報』(1973年) の特殊分類基準における「大企業製品」(食料工業製品大企業、繊維製品大企業、その他の工業製品大企業の各分類) に掲げられた品目である。ただし、△印のものは、『工業統計表』(1970年) の企業規模別出荷額の100人以上規模が総額70%以上を占めるものを確かめ、われわれが総理府統計局のあげたものに附加した品目である。

Ⅲの社会的固定費目が、大きな比率を示しています。家計の柔軟性という点で、生活が低位であるとともに構造的に硬直的であるといえます。このようにして第一に家計の膨張＝消費生活の商品化的社会の進展と、大企業製品の大量流入＝社会的強要費の膨張と、社会的固定費の大きな比率という様相で家計は進んできているということです。

（2）金融資本の介入と消費のかき立て

つぎに、金融資本の介入と消費のかき立てという点です。これは、先ほど申しましたダッシュのついた部分です。この部分は月賦ローンなどでありまして、いわゆるクレジットに代表されるような掛買いというものとして金融資本が介入すると同時に、これが消費をかき立てて、いっそう消費支出を大きくしているという意味です。

（3）消費支出の中の固定的経費のウエイトの増大と家計運営上の脆きの増大

第三に、消費支出のなかの固定的経費のウエイトの増大と家計運営上のもろさの増大というのもひとつの特徴であります。

（4）非消費支出の増大

第四に、非消費支出の増大です。これは、普通よくいわれているところの税金と社会保障、とくに社会保険費の増大です。これも明瞭に、先ほどの表に出てくるところです。

（5）収入構造と核家族の生活との矛盾

第五に、収入構造と核家族の生活との矛盾とありますが、これはAⅡ-③の収入の表であります。1963-81年までみますと、収入全体に占める本人収入のウエイトがだんだん小さくなってきて、そして妻の収入の占める比率がだんだん大きくなってくる。そして社会保障給付による収入というのはほとんどネグリジブルであり、貯金の引き出しが大きいという構造がここに描かれております。AⅡ-④の表も同じような主旨であります。

AⅡ—③ 全国勤労者世帯1世帯当たり年平均1か月の収入

(単位:円、%)

収入総額 〃(繰入金除く)	1963年		1966年		1971年		1976年		1981年	
	77,966 62,343	100.0	105,194 83,657	100.0	192,549 151,682	100.0	404,862 327,938	100.0	598,555 501,585	100.0
実収入	53,298	85.5	71,347	67.8	124,562	14.7	258,237	63.8	367,111	61.3
経常収入	52,093	83.6	69,564	66.1	121,630	63.2	251,665	62.2	358,485	59.9
勤め先収入	49,643	33.7	66,585	63.3	116,760	60.6	243,061	60.0	436,871	58.0
世帯主の収入	43,972	56.4	59,189	56.3	104,589	54.3	218,253	53.9	307,533	51.4
妻の収入	2,044	2.6	3,050	2.9	6,133	3.2	15,961	3.9	26,207	4.4
他の世帯員の収入	3,627	4.7	4,336	4.1	6,038	3.1	8,857	2.2	13,131	2.2
事業・内職収入	1,226	1.6	1,727	1.6	3,241	1.7	5,054	1.2	5,919	1.1
他の経常収入	1,224	1.6	1,252	1.2	1,629	0.8	3,551	0.9	5,695	1.0
財産収入	640	0.8	663	0.6	700	0.4	1,260	0.3	1,653	0.3
社会保障給付	384	0.5	408	0.4	690	0.4	2,052	0.5	3,789	0.6
仕送り金	200	0.3	181	0.2	238	0.1	239	0.1	254	0.0
特別収入	1,205	1.5	1,783	1.7	2,932	1.5	9,572	1.6	8,626	1.4
実収入以外の収入	9,045	11.6	12,270	11.7	27,119	14.1	69,700	17.2	137,274	22.9
貯金引出	5,132	6.6	7,785	7.4	19,512	10.0	58,615	14.5	121,692	20.3
保険金取	242	0.3	259	0.2	469	0.2	870	0.2	1,343	0.2
土地家屋借入金	536	0.7	841	0.8	964	0.5	2,287	0.6	3,715	0.6
他の借入金	—	—	—	—	448	0.2	811	0.2	970	0.2
月賦	1,201	1.5	1,351	1.3	3,337	1.7	4,015	1.0	5,410	0.9
掛買	1,565	2.0	1,632	1.6	1,723	0.9	1,939	0.5	2,719	0.5
有価証券売却	108	0.1	168	0.2	273	0.1	593	0.1	628	0.1
財産売却	72	0.1	36	0.0	121	0.1	71	0.0	562	0.1
その他	189	0.2	198	0.2	272	0.1	499	0.1	435	0.1
繰入金	15,623	20.0	21,537	20.5	40,867	21.2	76,924	19.0	93,970	15.7

資料:総理府『家計調査年報』。

AⅡ-④　全国勤労者世帯1世帯当たり年平均1か月の収入の費目別増加倍率

	1963年	1966年	1971年	1976年	1981年
収 入 総 額	1.0	1.4	2.5	5.2	7.7
〃（繰入金除く）	1.0	1.3	2.4	5.3	8.1
実 　 収 　 入	1.0	1.3	2.3	4.8	6.9
経 　 常 　 収 　 入	1.0	1.3	2.3	4.8	6.9
勤 め 先 収 入	1.0	1.3	2.2	4.9	7.0
世 帯 主 の 収 入	1.0	1.3	2.4	5.0	7.0
妻 の 収 入	1.0	1.4	3.0	7.8	12.8
他の世帯員の収入	1.0	1.2	1.7	2.4	3.6
事業・内職収入	1.0	1.4	2.6	4.1	4.8
他 の 経 常 収 入	1.0	1.0	1.3	2.9	4.7
財 　 産 　 収 　 入	1.0	1.0	1.1	2.0	2.6
社 会 保 障 給 付	1.0	1.1	1.8	5.3	9.9
仕 　 送 　 り 　 金	1.0	0.9	1.2	1.2	1.3
特 　 別 　 収 　 入	1.0	1.5	2.4	5.5	7.2
実 以 外 収 入	1.0	1.4	3.0	7.7	15.2
貯 　 金 　 引 　 出	1.0	1.5	3.8	11.4	23.7
保 　 険 　 取 　 金	1.0	1.1	1.9	3.6	5.6
土 地 家 屋 借 入 金	1.0	1.6	2.6	5.8	8.7
他 の 借 入 金	1.0	—	—	—	—
月 　 　 　 　 賦	1.0	1.1	2.8	3.3	4.5
掛 　 　 　 　 買	1.0	1.0	1.1	1.2	1.7
有 価 証 券 売 却	1.0	1.6	2.5	5.5	5.8
財 　 産 　 売 　 却	1.0	0.5	1.7	1.0	7.8
そ 　 の 　 他	1.0	1.1	1.4	2.6	2.3
繰 　 入 　 金	1.0	1.4	2.6	4.9	6.0

資料：AⅡ-③に同じ。

　このような支出構造を外国と比較してみたのが、AⅡ-⑤表であり、アメリカ、西ドイツ、イタリー等がとってあります。
　ともあれ、一言でいうと、1970年代、1980年以前に家計構造のなかに含まれる硬直性、いざという時の脆さが、80年代以前に家計のなかに積み重ねられてきたということです。

AⅡ-⑤ 「社会化」的費目分類による消費支出構造の各国比較

	消費支出合計	Ⅰ 個人的再生産費目						Ⅱ 商品化による社会的強要費目							Ⅲ 直接的社会化による固定的費目						Ⅳ 残余の費目	
		食料費	たばこ	被服費	家具・什器	教養・娯楽・耐久財	小計	計	設備・修繕費	家事サービス購入	理美容サービス費用・個人的装飾品	小計	計	家賃・地代	電気・ガス・他の燃料	保健医療サービス	交通・通信	教育費	計	その他	計
アメリカ(年間)1973年 勤労者全数	ドル 7,877.75 100.0	20.9	1.7	8.5	7.0	9.1	16.1	31.1	0.9	-	1.3	2.2	18.3 19.7	16.6	4.6	3.7	23.0	1.3	49.2	1.4	1.4
西ドイツ(月間)1973年 雇用者	マルク 1,877.04 100.0	26.5	1.5	10.4	11.7	10.3(含教育費)	22.0	38.4	-	-	3.1	3.1	25.1 25.7	13.9	5.0	1.6	15.3	-	35.8	0.6	0.6
勤労者全数	1,647.50 100.0	26.7	1.3	12.0	11.5	10.1(含教育費)	21.6	40.0	-	-	3.1	3.1	24.7 25.3	15.0	5.3	2.6	13.6	-	36.5	0.6	0.6
イタリア(月間)1976年 雇用者	リラ 200,174 100.0	37.8	2.1	10.6	9.2	6.9	16.1	50.5	2.0	0.2	-	2.2	18.6 20.5	9.2	3.2	3.7	12.8	0.3	29.2	2.2	2.2
勤労者全数	440,152 100.0	38.6	2.0	10.0	8.9	6.4	15.3	50.6	2.1	0.3	-	2.4	17.7 20.0	9.8	3.5	3.8	12.1	0.2	29.4	2.3	2.3
イギリス(週当り)1975年 勤労者全数	ポンド 54.61 100.0	29.9	3.6	9.0	7.0	9.7	16.7	42.5	2.0	0.4	-	2.9	22.0 24.5	11.1	5.5	0.7	15.1	0.6	33.0	2.5	2.5
フランス(年間)1972年 勤労者全数	フラン 25,927 100.0	36.3	1.1	9.1	8.0	5.4	13.4	46.5	-	0.7	2.7	3.4	16.8 23.5	5.0	4.5	6.6	13.2	0.7	30.0	6.7	6.7
オランダ(年間)1974～75年 雇用者	ギルダー 25,681 100.0	23.8	1.2	9.0	8.5	12.6	21.1	34.0	-	1.9	1.5	3.4	24.5	16.8	3.5	8.5	11.9	0.8	41.5	-	-
スウェーデン(年間)1969年 勤労者全数	クローネ 21,802 100.0	27.8	2.5	9.9	8.0	13.2	21.0	40.2	2.2	0.3	3.1	5.6	26.8 29.0	10.0	2.6	2.5	15.2	0.5	30.8	2.2	2.2

資料：Ｉ.Ｌ.Ｏ. Household Expenditure Statistics より作成。

注1：Ｉ.Ｌ.Ｏ.の考える費目分類によって、細分化された費目別支出をまとめたものであって、われわれの先の分類に合わせるべく作成してみたが、結局先掲表ＡⅠ-①の日本の分類に合わせるように組みかえることはできないように思う。特にこの「残余の費目」とされているのは、一括して交際費、教養娯楽費等が含まれるので、それはⅡに含まれるべきであると思うので、それをⅡの計の内のＶの数字の下に仮定の数字で示した。

2：Ⅰ個人的再生産のうちで気づくのは「交通・通信」で、それが大きいのは「自動車関係費」がここに含まれていると考えられること、「家賃・地代」が大きいのは、持ち家の場合、その部品数などを考え、家賃換算してここに含めているということである。なお、水道料はここに含まれている。

第1章 医療・福祉と貧困

4. 1980年代に入って顕著となってきた生活の格差とその構造

(1) 収入

　そこで、1980年以降になってどのようになるかということです。先ほど申しましたように構造上の特徴は変わらない。むしろいっそう強く貫くことが証明されるわけです。けれどもそれに加えて「格差」が増大していくということであります。それが、Bグループの表であります。

　「格差」を示す指標は、しかしそんなに豊富ではなく、今後拡充していかなければならないものです。賃金などを含めて考えなければならないのですが、ここには載せてありません。ここにあるのは、格差というのはいろんな分析があると思いますが、常套手段にならいまして、第Ⅰ5分位から第Ⅴ5分位までとりまして、まず最初は年間の収入であります（BⅠ-①）。これをとっている材料は、全国消費実態調査です。非常に膨大な調査で、5年に1回行なわれている国民の消費実体の調査であります。これによって、まず年間収入についてであります。第Ⅴ5分位を100にして、どのようにそれと開いているかということです。低い方の第Ⅰ5分位は昭和44(1969)年に29.4、昭和49(1974)年に29.2、昭和54(1979)年に31.6というように、むしろこれは格差が少なくなるのですが、昭和54年の翌年は1980年ですから、その後の数字はほとんど変わっていないと判断できる。昭和59(1984)年は30.2となっています。これは他の指標でも同じようなことがいえれば、格差が開く傾向にあるといえると思います。

　つぎに貯蓄現在高があります。これは明らかに開いております。あわせて、負債の現在高もとってあります。負債というのはどういう性質のものなのか、もう少し負債の本当の意味をふまえて考えなければならないのですが、そこに示されているように低い方でも負債はもちろんしているわけです。昔は低い方では負債は少なくなるといわれておりました。

　それから、BⅠ-②で消費支出をとっています。消費支出はある意味では消費水準を示しているもので、昭和54年も格差は縮まったわけではないの

BⅠ-①　勤労者世帯年間収入の格差（実収入）

	第Ⅰ5分位階層		第Ⅱ5分位階層		第Ⅲ5分位階層		第Ⅳ5分位階層		第Ⅴ5分位階層	
イ．年間収入										
1969年	609,000	29.4	873,000	42.2	1,058,000	51.1	1,318,000	63.7	2,069,000	100.0
1974年	1,292,000	29.2	1,850,000	41.7	2,288,000	51.6	2,877,000	64.9	4,435,000	100.0
1979年	2,270,000	31.6	3,195,000	44.5	3,916,000	54.6	5,862,000	67.8	7,176,000	100.0
1984年	2,829,000	30.2	4,089,000	43.7	5,075,000	54.2	6,263,000	68.0	9,364,000	100.0
ロ．貯蓄現在高の格差										
1969年		17.8		26.4		37.2		50.6		100.0
1974年		22.1		32.5		43.5		57.1		100.0
1979年		26.1		35.8		47.1		61.5		100.0
1984年		22.8		35.8		46.2		61.6		100.0
ハ．負債現在高の格差										
1969年		16.2		29.8		44.3		62.2		100.0
1974年		17.8		32.3		48.4		63.5		100.0
1979年		22.7		45.3		62.0		78.8		100.0
1984年		21.6		44.9		65.0		77.4		100.0

資料：総理府（総務庁）『全国消費実態調査』。

BⅠ-②　年間収入階級別勤労者世帯消費支出（1ケ月）

	Ⅰ		Ⅱ		Ⅲ		Ⅳ		Ⅴ	
1969年										
1974年	101,466	50.9	122,590	61.4	138,374	69.4	158,317	79.3	199,521	100.0
1979年	155,205	49.8	186,686	59.9	210,522	67.6	244,327	78.5	311,410	100.0
1984年	184,489	47.2	229,064	58.6	259,796	66.4	301,384	77.0	391,210	100.0

資料：BⅠ-①に同じ。

ですが、昭和59年には相当ダウン、下の方に開いていっているということです。

なお、この表にはありませんが、年齢別にみるとどうなるかというと、年令別に第Ⅰ5分位から第Ⅴ5分位をとると、高齢者、60歳、70歳以上になると、格差が非常に開くということです。これらは世帯主の年齢は込みで出ていますが、世帯主の年齢を区分してこのような表をとりますと、高齢者の方は低い方と高い方が非常に開きます。ここにあるようなレベルではなく、もっと大きな開きであると同時に、その開きも増大してくるということが明らかにみられるわけです。

つまり、生活をつらぬく硬直性、それが低い階層ほど硬直性がつらぬいて

いるということと、このように格差が開くということを総合的にどのように理解していくのかということが非常に大事になると思います。要するに格差というのは、ここでは量的なものとして、収入の格差とか、支出の格差とかみています。

　ここでいう第Ⅰ、第Ⅱ、第Ⅲというのは、量的なものとして示されています。しかし先ほど申しました年齢別などのように、だんだん「質的な格差」を示すものになるように思います。

　先を急ぎますが、要するに、高度成長を経て低成長といわれる今日でも、とにかく資本蓄積はどんどん進んでいく、一方で失業が増える。つまり相対的過剰人口といわれるものは増大する。このことは資本の支配、資本の力がますます強くなってきている。支配の力が強められ、資本の位置が高まり、その逆に働く者の位置が低まり、結局、従属の度合が強くなってきているということであり、このことから生活・家計の脆さ、そして「格差」の両方が発しているということであります。両方がそのようなことから出ながら、生活の硬直的な様相や、格差構造がつくられながら、総合すると、その下の方からしみでるように今日的な姿をとるいろいろの貧困者が出てくるということになるのだということであります。

(2) 貯蓄

　ところで、もう一度表に返りまして、BⅡ-①は格差を示そうとしてつくった表です。そこで貯蓄をみています。とくに貯蓄現在高としまして、その中味は金融機関で通貨性預金と定期性預金と生命保険、有価証券、その下に負債もあります。たとえば第Ⅰ5分位は貯蓄現在高353万円、第Ⅴ5分位が1,311万ということになっています。その中味は、通貨性なのか定期なのかをみています。さらに上の方の第Ⅴ5分位では有価証券なども相当大きいです。第Ⅳ5分位と比べますと、相当離れています。これをみますと、日本の貯蓄は高いといいますけれども、第Ⅴ5分位という一番上の方でも、総理府でつかまえられているものとしては1,300万円で、そのなかの有価証券が347万円ということです。その上の年間所得をみますと、第Ⅴ5分位で1,015万円となっていますが、貯蓄現在高がいろんなものを集めて1,300万円、第

BⅡ-①　全国全世帯平均年間収入五分位階級別
１世帯当たり収入、貯蓄、負債現在高及び持家率　（単位：円、人、％）1984年

	平均	第Ⅰ5分位		第Ⅱ5分位		第Ⅲ5分位		第Ⅳ5分位		第Ⅴ5分位	
世帯人員	3.86	3.19		3.73		3.98		4.09		4.31	
有業人員	1.67	1.26		1.50		1.66		1.85		2.12	
年間収入	5,488,000	2,353,000	23.2	3,980,000	37.2	4,871,000	48.0	6,278,000	61.8	10,158,000	100.0
実収入(月)											
世帯主収入(月)											
妻の収入(月)											
消費支出	264,408	188,835	51.0	225,683	61.0	253,037	68.3	285,181	77.0	370,233	100.0
貯蓄現在高	6,710,000	3,538,000	27.0	4,368,000	33.3	5,500,000	41.9	7,074,000	53.9	13,114,000	100.0
金融機関	6,499,000	3,490,000	27.8	4,237,000	33.8	5,247,000	41.8	6,704,000	53.4	12,554,000	100.0
通貨性預金	529,000	400,000	46.5	408,000	47.4	455,000	52.9	526,000	61.2	860,000	100.0
定期性預金	3,273,000	1,877,000	30.6	2,214,000	36.0	2,712,000	44.2	3,435,000	55.9	6,142,000	100.0
生命保険	1,272,000	730,000	35.1	981,000	47.2	1,201,000	57.8	1,381,000	66.5	2,078,000	100.0
有価証券	1,365,000	484,000	13.9	635,000	18.3	881,000	25.3	1,363,000	39.2	3,476,000	100.0
金融機関外	271,000	48,000	8.6	131,000	23.4	253,000	45.2	371,000	66.3	560,000	100.0
負債現在高	2,638,000	870,000	19.0	1,794,000	39.1	2,620,000	57.2	3,320,000	72.4	4,583,000	100.0
住宅・土地のため	2,277,000	606,000	15.0	1,487,000	36.8	2,308,000	57.2	2,962,000	73.1	4,036,000	100.0
その他	254,000	173,000	40.7	200,000	47.2	204,000	48.0	253,000	59.5	425,000	100.0
月賦・年賦	106,000	91,000	74.6	108,000	88.5	109,000	89.3	105,000	86.1	122,000	100.0
持家率	74.4	62.2		62.7		73.5		82.9		90.8	

資料：BⅠ-①に同じ。

BⅡ-②　全国全世帯平均年間収入五分位階級別
１世帯当たり収入、貯蓄、負債現在高及び持家率(勤労者)　（単位：円、人、％）1984年

	平均	第Ⅰ5分位		第Ⅱ5分位		第Ⅲ5分位		第Ⅳ5分位		第Ⅴ5分位	
世帯人員	3.87	3.43		3.80		3.96		3.98		4.21	
有業人員	1.59	1.31		1.40		1.54		1.71		1.97	
年間収入	5,544,000	2,829,000	30.2	4,089,000	43.7	5,075,000	54.2	6,363,000	68.0	9,364,000	100.0
実収入(月)											
世帯主収入(月)											
妻の収入(月)											
消費支出	273,188	184,489	7.2	229,064	58.6	259,796	66.4	301,384	77.0	391,210	100.0
貯蓄現在高	5,632,000	2,413,000	22.8	3,786,000	35.8	4,889,000	46.2	6,517,000	61.6	10,576,000	100.0
金融機関	5,268,000	2,332,000	23.6	3,557,000	36.0	4,546,000	46.0	6,050.00	61.3	9,872,000	100.0
通貨性預金	374,000	250,000	44.4	295,000	52.4	345,000	61.3	419,000	74.1	563,000	100.0
定期性預金	2,618,000	1,245,000	26.9	1,880,000	40.6	2,359,000	51.0	2,985,000	64.5	4,630,000	100.0
生命保険	1,115,000	650,000	38.9	908,000	54.3	1,078,000	64.4	1,275,000	76.2	1,673,000	100.0
有価証券	1,160,000	187,000	6.2	474,000	15.8	765,000	25.4	1,371,000	45.6	3,006,000	100.0
金融機関外	364,000	81,000	11.5	229,000	32.5	343,000	48.7	467,000	66.3	704,000	100.0
負債現在高	2,766,000	965,000	21.6	2,010,000	44.9	2,908,000	65.0	3,465,000	77.4	4,476,000	100.0
住宅・土地のため	2,563,000	804,000	19.2	1,855,000	44.2	2,713,000	64.6	3,242,000	77.2	4,197,000	100.0
その他	101,000	57,000	32.9	60,000	34.7	96,000	55.5	123,000	71.1	173,000	100.0
月賦・年賦	101,000	105,000	98.1	96,000	89.7	100,000	93.5	100,000	93.5	107,000	100.0
持家率	67.6	43.0		56.0		70.4		79.9		88.7	

資料：BⅠ-①に同じ。

Ⅴ 5 分位という国民全体の非常に上の方なのですが、まあこんなところの数字となっています。BⅡ-②が勤労者だけを示したものです。

　重要なことは、「格差」と「硬直化」の相乗効果で、社会の下の方から、貧しい人びとが今日的な姿をとりながら、じわじわと出てくるということなのです。

5．貧困の広がりと隠蔽

（1） 1972 年調査結果

　実は先ほどの時期区分に書きましたように、貧困は消滅した、ネグリジブルになったというようなことがいわれましたが、本当はそうではなく、もっと前からはっきりしたかたちで、貧困が膨大に存在すること、それを具体的に証明することができるということを、私たちはやったわけです。それを行なったのが、オイルショックの時点、直前であります。

　1972 年に東京都の企画調整局の依頼で、東京都民の階層構造と生活水準の調査を依頼されたことがありました。いい機会だと思いましたので、今淑徳大学にいる川上昌子教授と一緒に、東京都中野区の全住民、全世帯の収入、所得を調べたことがありました。収入・所得と申しましても、この場合には、個人ではなくて世帯の所得です。世帯所得はなかなかとりにくいのですが、世帯内個人の所得を束ねたわけです。そして、中野区全世帯、当時 10 万世帯ありまして、この世帯について世帯ごとに、世帯収入にたいして世帯人員にあわせた生活保護基準をあてはめたのです。保護費をもらえるかどうか、また、もらえないとすればその収入は保護基準の何倍になっているのかということを調べたわけです。これは、何も生活保護基準が貧困を示す水準であるということではありませんが、一応公認の最低限であるとみて、こういうやり方でやってみたわけです。こういうやり方は、実はイギリスでも、私たちは知らなかったのですが、1960 年代の貧困の再発見といわれるときに行なわれた方法です。我々も同じような方法で、高度成長のなかでの、いうならばイギリスでいう戦後のディスカバリー・オブ・ポバティ（貧困の再発見）

を、やっていたということになるのです。もとのデータは税務署の台帳です。

　それによりますと、簡単にいいまして、全世帯10万世帯のうち、保護基準と同じあるいはそれ以下という世帯が、全体の26.2％という大きな数になったわけです。これは1972年時点であります。この数字について、私は学会の連中や政府の関係の人たちに、そんなバカな話はないといってえらくやられました。26％なんてとんでもない、税務署には過少申告するから、保護基準できっても低い申告額だから比率が高くでるのは当たり前だというわけです。そこで我々は、これから自営業世帯を除いたのです。サラリーマン世帯だけをとったのです。それ以上の詳しい職業の区分はのっていませんので、それにより再集計しましたところ、やはり16％、10割未満というのが16％もあったのです。この数字を公にして出しましたが、政府の方も研究者もみんなほっかむりで、問題にもしないのです。

　その後、貧困問題とか最低限の問題は、全部忘れてしまって、たとえば政策としては新しい福祉だとか称して、福祉サービスの「有料化」「市場化」の方向がずんずん進められてきたわけです。世の中、すっかり裕福になっちゃったというわけで、まことに薄っぺらなものです。

(2) 今日の低所得＝貧困層の形態的特徴

　それからつぎに、本当は貧困な人びとは相当たくさんいるが、どうしてはっきり出てこないのかということがあります。それは家計構造でもわかりますように、先のAⅠ-①のⅡの中に交際費というのがありますが、その交際費が低い層では急速に減っていく。こういうことは孤立・分散ということを表します。それから、分散してなかなかつかまえられないということであります。先ほどのは1972年時点のことでありますが、1980年代の今日では、確かに年金給付を受ける層は数量的には増えてきて、まったくの無収入は減ってきた。ただし、年金額は非常に低いのです。低いのでそれを補助するために働いて、低い勤労所得とあわせながら生活していくという意味での低所得層、今日的なかたちでの低所得層がだんだん広がってきているということに注目せねばなりません。それは明日の米に困るという、明日の米がなくて餓死するということではないかもしれませんが、保護基準からみるとそれ

以下の生活を営み、しかもそれが隠蔽されてしまう必然性があるということ、そのような大きな特徴があると思います。

6. 1980年に入ってからの社会保障、生活基盤制度の圧縮・後退による貧困化への拍車

(1) 社会保険の後退、社会福祉の後退

ところが1980年代に入ってまいりますと、先ほど申しました年金については、低い年金さえ受けられない無年金者が、だんだん顕在化してくる。さらに、最近非常に問題になっている国民健康保険手帳が手渡されないで、医療の保障からまったくもれてしまうというような人びとが相当出てくるということ、それから先ほど申しました社会福祉の関係で、たとえば介護家庭奉仕員、介護員のサービスの有料化の路線がでてくる。それが無料でやっている場合もあるでしょうけど、原理的に有料の方が主導的であるべきだということになってまいりますと、またことが違ってくるわけです。私など思うのですが、実体からみまして、低所得の人はお金がかかる家庭奉仕員に頼もうとするよりは、むしろ黙って寝ている方が多いのではないかと思うのです。それははっきりしています。有料で奉仕員にきてもらうという人は、お金の相当ある人なのです。「有料化」の考え方自体が、貧困がないという前提にたつ、あるいはマイナーだという前提にたっているものですから、結局そういう意味でも福祉からもれるという人が、ますます増大してくることになってくると思います。

(2) 最低限思想の喪失とスティグマの拡大

そういうようなことがずっと広がっていくと、我々は社会保障、社会福祉というものを今もっており、医療制度をもっており、その土台としての医療保障制度をもっているけれども、やがて最低限という概念自体が喪失されていくなかで、結局貧乏に陥っている人は罪悪というか、社会的罪というか、その人が自分の責任でそうなっていくどころか、そういう状態にあること自

体が、社会にとってマイナスであるという思想がだんだん広がっていく。しかも自分たちがそういう者を養わなくてはならないという苦情がでてまいります。こういう人たちは社会的につまはじきされるし、すべきであるという社会的感情が広がり、そういうなかからスティグマが生じ、やがて近代民主主義社会が崩壊するという心配さえ生じてくるのです。ファシズムが打ちほろぼされ、第二次大戦後出てきた生活の最低限を保障するという思想、かの1961年の社会保障憲章はもっと高いところを目指していたわけですが、それはもちろん、前者すらかなぐり捨てられて、今やあれほど熱烈に迎えられた近代社会保障の考え方がどこかへ消えうせていく。社会全体にスティグマというものがずっと広がって、民主主義社会にほど遠い非近代的な日本に、今なりつつあるような心配が強くなってくるわけです。

7．生活の再構築と我々の望ましいと思う社会の再建への道

あれこれ申してまいりましたが、最後に、では我々はどのようにして国民生活を再構築し、我々の望ましいと思うような社会を築いていくべきかに触れていくべきであると思うわけです。

第一にいうならば、最初にも申しましたように、今日核兵器の均衡の上に平和はもたらされるというへりくつが進められ、いやがうえにも核兵器を中心に軍備が進められる。軍事費がどんどん増やされるということ自体、これはもう論外であります。これはいうまでもなく生活者にとっては逆である。戦争であるとか、核兵器はまっぴらということ、そういう社会では困るということ、それはいうまでもありません。

これを前提にしながら、やはりこの際社会保障や社会福祉・医療というものを、ともあれ再構築していくべきである。その際社会保障などには、コスト主義とか、費用主義とか、コスト一点ばりという思想が、ますます強く入ってきていることはどうかなと思います。先ほど申しましたミニマムの軽視とスティグマの広がりと同じことなのですが、そういうなかで、コスト一点ばり主義がずっとのさばっていると思うのです。それではコストとは一体何だということです。そしてコストを支払って得られる利益とは、一体何だ

ということです。たとえば、国民健康保険の方を非常に切り詰めてやると、そうしますと保険証を持っていない人はどうするかということになれば、生活保護しかないというふうになる。そして生活保護も切り詰めて、適用しないということになれば死ぬ以外にない。しかし、死ぬのにも費用がかかる。死んだ人にたいしては、社会が火葬場に運んでその費用がかかるはずです。その過程でそれに付随して、いろいろな社会的な悪がどんどん出てくるにちがいない。そのあまりにも切り詰める費用主義から、悪がどんどん出てくるにちがいない。コストというものを一つの制度のなかで考えるのではなくて、社会全体でコストと社会が受ける利益というものを対比して考えるというようなコストの考え方に、一度帰っていく必要があるのではないかというような感じをもつのです。

　私は昨年フランスの自動車工場の実態を調査する機会がありました。これは大学の経済研究所から行ったのですが、その目的は社会保障の調査ではなく、プロダクティビリティ、生産性を調査にいったわけです。フランスのリヨン大学と中央大学が提携してそれをやるということで、向こうからも来ましたし、こちらからも行きまして向こうのリヨン大学の先生と一緒に自動車工場を回ったのです。私は別行動を一部とりまして、ＣＧＴというフランスの全国的労働組合中央組織にまいりました。そこで議論しているうちに、ＣＧＴの人が「お前はどんな調査にきたのか」というものですから、「プロダクティビリティの問題できたのだ。フランス人はプロダクティビリティが低いといわれている。どうしてかということについて調べにきたのだ」といったら、「プロダクティビリティというものを、ちゃんと考えたことがあるか」というのです。そして「１分間に自動車が何台でてきたということで、プロダクティビリティというものを考え得ると思うのか。ある工場でプロダクティビリティがどんどん上がったって、他の工場がつぶれてそこで失業者が出てきて、１分間に全然自動車が生産されないというならば、どうしてプロダクティビリティが上がったといえるのか。プロダクティビリティというのは、もっと社会全体で考えるべきではないか。トヨタという大工場だけが輸出を伸ばして、その余波で地場産業がどんどん円高のなかでつぶれていくというようなことで、どうしてプロダクティビリティが日本全体で上がった

といえるのか」ということをＣＧＴの労働者が私にいうのです。私は「なるほどなあ」と教えられたことがあります。

　そういうことで、社会保障について申しますと、ヨーロッパの進歩的な社会保障の研究者は、ソーシャル・ゲインというようなことをいうようです。つまり、社会的なプラスですね。コストが出ても、社会的プラスというものがどうなるかを考えなければならないという議論が、広がっているようです。

　全体的に申しまして、最初にもいいましたが、社会保障の世界では軍備がどんどん進むなかで事実はだんだんと後退し、相当ペシミズム、悲観論が流れている。社会保障の将来について悲観論が強くなっておりますけれど、我々は再び座り直して、社会保障というものをもっと根本的に考え直し、生活や社会を守るべき方策を、再構築していく道を講じなければならない。

　そしてつぎに、その再構築のために、古いようですが最低限・ミニマムというものを確立していくということ。このミニマムというのは一体どこで確立するかということですが、私はやはり高齢者の問題として確立すべきであるというのが一つのポイントであると思っております。なぜかというと、高齢者というのは一番弱い社会層であり、先ほどそこに格差が一番開いていると申しましたが、しわよせがいくわけです。我々が年をとってから、ちゃんと生活できる、医療もあるというようになるということは、我々の生活がどれだけ安定するかということだと思います。だから、1973年の老人医療の無料化は大きなことだったと思います。大いに老人も安心したし、若い者もしたと思います。その安心がとっぱらわれたわけです。これはまことに大きいと思います、だから最低限というものをもう一度確立することを、高齢者をめぐって考えるとよいと思います。医療問題をこちらの会でやっておられるわけですが、医療の問題自体も議論しなければならないと思います。医療の問題は最低限だけでは解けないと思います。

　何よりも重要なのは、生活の最低限問題、つまり生活問題に対する医療・健康というものの位置に関する省察です。一言でいえば、このお話の始めの方でもちょっと触れましたが、医療は人間自身の存在に関わる問題ですから、人間の存在がなければ生活も何もない。したがって医療、そして健康は生活、そして労働以前に、まずもって前提としてあるもので、したがって人間そし

てその社会の成立の根本条件たるものであり、より基礎的で基盤的なものであるということは確かなのであります。

しかしながら、そうかといって医療があって、たとえば少し言い方が悪いが、生活がなければこれはどんなものか。もともと私は生活、貧困の状態についての社会調査にずっとしたがってきたものでありますが、現代の巨大なスラムである東京の「山谷」の調査に没頭していた頃、こんな経験をして、考えこんだことがあります。つまり、暗い日々をおくる山谷の体をこわした日雇労働者に、福祉センターの無料の診療所のお医者さんが「お前、そんなことしてたら死んでしまうぞ！」と怒ったところ、その労働者が「死んでもいいよ。どうせこんなところでみじめな毎日を送るよりはね、面白くもねえや」と言ったものです。酒も少し入っていたようですが……。

やはり、毎日の生活そして労働が明るく将来に向かって希望があるものでなければ、いわば「医務室あって医療なし」ということになる傾向がある。やはり社会の生活が明るいものでなければ、医療もちゃんとしないだろう。それでは生活とは何で、医療とは何かということが改めて問われなければならない。

実は、これからが本題ということになるのでしょうが、能力がないことと、時間がないことをいいことにして、本日のところは問題を提起したというだけにして、またの機会にゆずらせていただきたいと思います。

【解題】

　　　　　　　　　　　　　　　　　　　　　　　　　　　　　　伍賀一道

医療・福祉問題研究会設立総会（1987年7月）の記念講演の講演録。タイトルは「医療・福祉と貧困」だが、高度成長末期から1980年代までの貧困および生活のあり方全体を総括的に論じている。

80年代の日本は二度にわたる石油危機による世界不況からいち早く脱出し、「ジャパン・アズ・ナンバーワン」と評されるまでになった。しかし、江口英一氏は、繁栄の深部で広がっている貧困化、国民生活の悪化と不安の増大を凝視するよう警告している。

本論では、はじめに1960年代から70年代にかけての家計の支出構造につ

いて分析。時代が下るにつれ、家計の規模は膨張するとともに、社会的に強要されるような商品の購入と、住宅費、教育費、電気・ガスおよび保健医療サービスなどの社会的固定費によって、家計の社会化が進んだこと、消費支出に占める固定的経費の増加は家計のもろさ、硬直化を示していることなどを、総務庁（現在の総務省）統計局「家計調査」をもとに実証している。

1972年、江口氏は川上昌子氏と共同で東京都中野区の全世帯を対象に収入・所得調査を実施し、生活保護基準以下の世帯が全世帯の26.2%に及ぶことを明らかにした（詳細は江口英一著『現代の「低所得層」』（上）、未来社、1979年、参照）。この調査結果は学界で大きな反響と議論をよびおこした。

80年代になると貧困が見えにくくなった。生活構造の硬直化をともないつつ、家計収入の格差が拡大したが、低所得層ほど交際費が減少し、孤立と分散が進んだためであった。

貧困が見えないことを理由に、政府は「日本型福祉社会構想」にもとづいて、社会保障や生活基盤制度を後退させた。「医療・福祉」と「貧困」の関連について、本論文によれば、貧困は日常生活の状態あるいは局面だが、その土台に医療・福祉が位置づけられるという。それゆえ、医療・福祉の後退は生活全体の悪化をもたらさざるをえない。

貧困が見えにくくなるにともなって、最低限保障の思想が後退するとともに、貧困に陥る人々の自己責任を追及する議論が登場した。貧困者をつまはじきする社会的感情が広がり、スティグマが生じている。江口氏はこうした傾向は、やがて近代民主主義社会の崩壊をもたらすのではないかと危惧している。まるで30年後の今日の事態を予言していたかのようである。

論文は末尾で、悲観論に陥ることなく、「我々は再び座り直して、社会保障というものをもっと根本的に考え直し、生活や社会を守るべき方策を、再構築していく道を講じなければならない」と提起している。私たちは江口氏のこの先見的呼びかけに応えるべき責務を負っているように思う。

第2章
医療・福祉と人権
農村医療の経験から

若月俊一

　ただいまご紹介いただきました、長野県の佐久総合病院の若月でございます。きょうは、先ず何よりも医療・福祉問題研究会の10周年おめでとうございます（拍手）。

　私、今ご紹介いただきましたように、信州の山の中の病院に来ましてから50年たちまして、それを話せとおっしゃるものですから、何か少しでも皆さんのお役に立つことならと思って話します。

戦時中に小松での調査で二度目の逮捕

　実は私は、今から60年前、石川県の小松に1年間、あそこの春木病院に働いていたことがあります。そこには「小松製作所」があって、戦争の最中ですからタンクを盛んに作っていたんです。そこには8,000人ばかりの労働者がいて、私は外科医ですから怪我しますとみんな私のところへ来ました。それをいろいろ調査しまして論文に発表したり本に書いたりしたんです。その結論は、ちっとも「安全」対策がないじゃないかということです。「安全」というのはちょうど「予防」と同じで、怪我しないように、病気しないように、いろいろな工夫をするのは当然です。ところがその安全対策がぜんぜんないんです。

　そのデータをくわしく発表しましたら、昭和19年1月警視庁につかまり目白署にいれられました。治安維持法違反だといわれました。どうしていけないかというと、「安全」を説くとは何ごとだ、戦争がこれから厳しくなるときに1台のタンクでも、1台の飛行機でも、1台の軍艦でもほしいという

ときに安全を説くとは戦争に反対する証拠だと。

最初は学生運動で逮捕、そして転向

　私は学生時代、学生運動やっていた。そんなこともあってついに目白署へ１年間入れられてました。ちょうどそのとき三木清先生が捕まった。日本のすばらしい哲学者でした。京都の西田先生のあとを継ぐはずだったすばらしい哲学者。ちょうど私に前後して捕まりました、彼は半年で警察で死にました。

　私は学生運動やって共産党に入るつもりだったんですけど、無期停学になっちゃいました。当時の東大の永与学長のところへ行きまして、「無期停学は助けてください」とたのんだら、「それじゃ転向するか」「はい」で１年の落第で済んだのです。そんないきさつがありまして、警視庁が私をずっと睨んでいたらしいんですね。そして、小松でそんなことやったもんですから、それまたやったというわけでつかまっちゃいました。

拘置所で尿毒症にさせられた三木清

　三木清先生は半年で死にました。そのときの死に方は、私も幾度か経験しましたから一言だけいいますと、疥癬というダニが原因なのです。股などの柔らかいところに食い込んで、夜になると暴れるんです。痒いから掻くでしょう。そうすると、湿疹になる、汚いところだし、食べ物も悪いし。そして、大体３ヶ月で湿疹から腎炎を起こし、そしてまた３ヶ月たつと慢性腎炎になる。今は慢性腎炎になっても透析法がありますから安心ですが、当時は慢性腎炎から３ヶ月たつと尿毒症になって死んでしまうんです。私は何とか助かった。ですから、この石川県の小松というととっても思い出があるんです。

佐久の山の中で農村医科大学を構想する

　それから、私が何であの信州の山の中へ行ったかというと、私の東大の恩

師が大槻菊男教授で当時天皇陛下の侍医でした。この人が左翼の私を引き受けてくれていたんです。「おまえみたいな不勉強な医者は世の中のためにならない、やめたらどうだ」と３回ぐらいおこられました。でも危ないときにはいつも助けてくれました。昔の人はそういうところがありました。

　その恩師の大槻教授のお宅に私が牢屋から帰って、すぐ謝りにいったんです。そのとき先生はこうおっしゃいました。いつもなら怒鳴られるところですが、怒らないんです。「ぼくは天皇陛下の侍医だからいろんなインフォメーションは入るんだけど、どうもこの戦争は負けそうだ」ということをいうんです。そして長野へ行けというんです。

　長野県の農業会トップの米倉龍也さんと大槻先生が仲がよかったらしいんですね。それで、佐久の山の中に小さい病院つくるから、おまえのところの外科医をよこしてくれと、たのんだらしいんですね。それで私が行くことになりました。

　病院といっても診療所みたいな小さな、入院患者一人もとったことのないというところでしたが、そこへ私が行ったのは昭和20年の３月の初めでした。東京に大空襲があるちょっと前です。そこへ勤めてからとうとう50年たっちゃったんです。

　山の中に農村医科大学をつくろうと考えてました。というのは医者が農村へ来ないんですよ。今でもそういう傾向はありますけれども。私は農村を愛せるような医者をつくろうじゃないかとさかんに書いたりしゃべったりしていたんです。そのときの総理大臣は田中角栄先生で、角栄先生はあそこはだめ、あそこの佐久病院はアカだから、あんなところにはつくらせないといったというんですよね。

　ところが私の意見を東京の革新都政の美濃部先生が聞いて、東大の白木教授を通して私のところにいってきたんです。政府は君のところでは農村医科大学をつくらせないらしいから東京都へ来ないかとおっしゃるんです。都立医科大学をつくるという。

　私はそのとき佐久病院を中心にして135億で医科大学をつくろうと思ったんです。そしたら美濃部先生が500億でつくるから東京へ出てこいというんですよ。しかし私はお断りしました。なぜなら私は農村医療をやろうと思っ

て、農村の民主化をしたかった。それがまだちっともできてない、とても東京へ行くなんてわけにはいかない。じゃあなたは50年たった今はどのくらい農村の民主化をできたのと聞かれるならば、やっぱり2、3割ですね、ほんのわずか。恥ずかしいけれども、それが現実なんです。とにかく当時私は美濃部先生にお断りしたわけです。

クロポトキンの相互扶助論

　あまり大きなことはいえないが、率直に若い皆さんに話しかけたいのは、私が農村に行ったときの一番の動機は、一体なぜ大学に入ってからすぐに左翼運動といいますか、いわゆるアカですね、この運動を始めたかということなんです。それが今の私の仕事につながっているんです。
　しかし、井上先生からいわれていることは、今日の福祉と医療の問題、とくに人権の問題を入れて話してくれといわれていますのでもちろんその話をします。
　じつは私の父も母も山梨県の百姓なんです。おふくろは「出戻り女」で大百姓のところへ行って子どもを一人生んだのですが、その姑にうんといじめられて、そして追い出てきた。私の父は村の収入役をやっていたんですね。山宮村という小さな村でそこの収入役をやっていた。その時母は父より5歳年上なんですが、母が父を誘惑して2人で東京へ逃げた、つまり「駆け落ち」ですね。東京へ出てきて、何でも家は芝で、尾崎紅葉の隣だったそうですよ。そこで私が生まれたんです。私は関東の大震災（大正12〈1923〉年）で死にそうになったんですけれども、それは中学校2年生の時でした。皆さんはマルクス、レーニンは知ってますよね。しかし私どもはちょっとその前なんですよ、クロポトキン、ロバート・オーエンの無政府主義です。マルクス、レーニンがけなした連中です、あんなのは「空想社会主義」だと。
　皆さんは大杉栄が関東の大震災で殺されたのは知らないでしょうね。それからその前に「幸徳秋水」事件（明治43〈1910〉年）で天皇陛下を殺そうとしたというでっちあげで12人が死刑になっちゃうんですよね。そういう事件があった。そのときの彼らの考え方はマルクス、レーニン以前なんです。

アナキズム（無政府主義）といいましてその代表がクロポトキンでした。私なんかはクロポトキンを中学生のとき読んでいた。クロポトキンの「相互扶助論」、やっぱり今でもいいと思います、皆さんおひまがありましたら読んでください。

　もちろん大正から昭和にかけては、アナキズムなんていう考えは馬鹿がやることだ、マルクス、レーニンでなきゃだめだという時代でした。ですから私もその後はマルクス、レーニンにかぶれましてね。そして、マルクス、レーニンの一番の基本的な考え方は、ご承知のとおり、資本主義社会が発達するとブルジョアができてプロレタリアとの戦いになる。そして、それが進むと資本家はブルジョアになり、貧乏人はプロレタリアになる。結局プロレタリア即ち賃金労働者は「失うものは鉄鎖のみ」、売るものは自分の労働力しかない。

　それじゃあ農民は？　農民はプロレタリアではない。大変苦しい生活をしてきているがこれはプチブルジョアである。なぜかというと、田んぼや畑を若干持っているし、家畜も持っている。生産手段を持っている。理屈で云うとそうなる。

　私どもとしては一番大事なのはプロレタリアだが、革命をやるには農民も必要だ。労働者と農民が手を握って次の社会をつくらねばならぬと。

　私はそれで、小松へ来て一生懸命製作所の労働者、プロレタリアに安全の必要性を説いたのです。それで昭和19年結局また治安維持法にひっかかり目白署に1年間拘置されます。殺されそうになっちゃったものだから、また勘弁してもらって、転向を「2回」やるわけです。そして、昭和20年信州の今の山の中に入って農民のために医療をやったのです。当時まだ福祉なんていう言葉はなかった。

　福祉なんていうのは戦後できた言葉です。その前にもちろんウエルフェアという言葉は国際的には戦争最中に日本語に訳されて、今は「厚生」省となったいきさつがあります。厚生省は昭和13年にできたんです。そのときは戦争最中です。昭和12年に日中戦争が始まってます。そして、戦争が始まってなかなかうまくおさまらない。たちまち上海はやっつけたけれども、その後が大変だった、ずいぶん私の友達なんか上海事変で死にました。

フランス大革命と明治維新と大正デモクラシーと

　私が信州の山の中へ行きまして、半年たって戦争は終わりました。そこの農村で私が考えたのは、どうも世間というのは単純に労働者と農民だけじゃない。どうも労働者のなかにも農民のなかにも一般の庶民のなかにも、それだけじゃ話がつかないものがたくさんある。保守的なものがたくさん残っている。結論だけいいますと、日本の資本主義の変革、封建社会から資本的なものへの変革、つまり「明治維新」、これがいんちきだった。これが今日の政・財・官の癒着のもとになっている。

　フランス大革命のスローガンは「自由、平等、それから博愛」。民衆はラ・マルセイエーズをうたいながら王政を廃止した。日本の明治維新とはまったく違います。明治維新の憲法はまったくの欽定憲法でした。つまり天皇中心でした。自由、平等、博愛の反対です。天皇の絶対主義国家だった。フランス大革命のときはフランスの農民がずいぶん参加してる。明治維新のときは農民は参加していない。みんな下級武士です。それは高杉晋作にしても西郷隆盛にしても大久保利通にしてもみんな下級の武士だった。下級の武士が天皇をたてる新しい国家をつくった。

　私の小学校のときは、天皇陛下、皇后陛下の御真影があった。その前を通る時は最敬礼しなきゃならない。天皇のいうことは何でもきかなきゃならない。もっとも、それでなきゃ戦争はできませんからね。私も戦地（満州）へ行った、戦地行って若い兵隊さんが死ぬでしょう。私は看護卒でしたから塹壕の中を歩き回ってね。隊長が打てと命令しても私は頭を下げて鉄砲だけ出してうっていた。私が戦ったのは支那の共産軍ですからね、向こうは弾が少ないからちゃんと狙って撃つからこわい。こっちは、適当に銃を上げてぽんぽんと撃っていた。

　戦争となれば、ちょっと大正デモクラシーの話をしなければならない、皆さんは与謝野晶子知ってますか、あなたがたは与謝野晶子はとくれば「柔肌の熱き血潮に触れも見で」と、こう来るでしょう。しかし、そればかりじゃない、彼女は自分の弟が日露戦争に連れていかれるとき、「君死にたもうこ

となかれ」と、有名なうたをつくっているのです。あんな戦争に行って死んじゃいけないよと。「すめらみことは、戦いにおほみづからは出でまさね」と天皇は行かないじゃないか、とちゃんとうたに書いてある。これは大正デモクラシー精神です。今のデモクラシーはちょっと違いますよ。だって皆さんのデモクラシーはマッカーサーからもらったものですからね。

戦後も日本人のなかに封建制が

　私が信州へ行った昭和20年3月、このときもう日本は負けるに決まっているというので、東独のポツダムへアメリカのルーズベルト、イギリスのチャーチル、ソ連のスターリンが集まって、日本は負けるがその降伏条件をどういうふうにするかを決めた。三つの条件がありました。
　第一が農地の開放。第二が労働者が労働組合をつくる権利。昔は労働組合なんてことをいったら、それだけでつかまった。警察にひっぱられた。第三番目は男も女も20歳になったら選挙権と被選挙権をもつ。こんなことは私の学生時代には考えられなかった。女の人が選挙権をもつなんていうことは。しかしこのような民主化はフランス大革命のように民衆が戦い取ったものではなくいただいたものですからね。あとになってアメリカからマッカーサーが入ってきて、マッカーサーの命令に従ってやったんです。
　ご存じのとおり昭和25年になりますと朝鮮戦争で南と北がえらいさわぎだったんです。中国がそれに参加しましてね。あのころ原爆がアメリカで27発できていましたね。マッカーサーはそれを使えば勝てると。しかしトルーマンは考えて、それをやっちゃまずいと。そしてトルーマンがマッカーサーをくびにして、アメリカへ帰した。
　それからまたベトナム戦争が始まる。ベトナム戦争にしても、みんな日本が基地になる。沖縄はかわいそうでした。今でもそうだけれども。あそこを基地にしてソ連、中国とはりあった。そのためにアメリカは日本と天皇をうまく利用した。
　私どもの心の中にもまだまだ封建制が強く残っていませんか。長野県は進歩的というでしょう。私はあそこに50年もいますからよく知ってますが、

そうでもないです。保守的なものが強く残っています。保守がいけないというんじゃないですけれども、きょうの話で一番大事だと思うんですが、人間はみな平等で自由であるという精神がないといけない。そこに問題があるのです。

いつも皆さん選挙のときなんか思うでしょう。だけどみんなに、まだまだ強いものに頼った方が得だという考えが強く残っている。損得の問題ですよ。いろんなことをイデオロギー、理屈で決めるんじゃない。そこに問題があるのです。そこにいい面もあるがずるい面もある。

絶対的天皇制と自由、平等、博愛

問題は、平等ということです。つまり、現在私どもは決して平等ではないということです。強いものと弱いものがいる。圧迫するものと圧迫されるものがいるという現実です。だから真にデモクラシーとはいえない。デモクラシーではなくてクレプトクラシー（盗人政治）だといわれても仕方ない。

人権論はルネッサンスよりもむしろフランス大革命ではっきりしました。フランスのモンテスキュー（啓蒙思想家「法の精神」を著す）など人権論者がたくさん出てくる。人間はみんな自由で平等じゃなくちゃいけないんだという考えです。

それまでは必ずしもそうじゃなかった。これはマルクスが「万国の労働者、団結せよ」という「共産党宣言」によく書いてある。一度お読みになるとわかるけど、人の世はすべて圧迫する者と圧迫される者、権力者と被支配者、つまり階級闘争から始まったという事実です。人間の社会はいつも少数の権力者が、全体を支配して、次の時代をつくってきた。つまり、圧迫されるものと権力者との戦いの歴史だった。この歴史をなくそうというのが自由、平等、博愛という精神であるわけです。

人間というものは元来個人として分けられている。「人間」というのは抽象名詞ですからね。しかし問題は個々人ですからね。そしてこの人間はみんな階級関係のなかにまきこまれてしまう。それにまきこまれないで平等、自由、博愛として個人的自覚にもっていく。

そういう考え方が世界に出てきたのは、大雑把にいって西欧流にルネッサンスよりもやっぱりフランス革命でしょうね。フランス革命でこれが確立した。そのなかから先ほどいった、権力否定という意味ではアナキズムもありました。しかし権力を否定するのにきちんとした政治経済的プリンシプルがなきゃだめだと、これを科学的に分析したのがマルクスの『資本論』でした。
　フランス大革命ではルイ16世をギロチンにかけちゃいました。マリー・アントワネットも首を切られてしまった。封建社会を全部根本的に破棄してしまったのです。しかし日本の場合は新しい権力―絶対的天皇制をつくった。だから、戦争ができた。日清戦争、日露戦争、満州事変、それから中国侵略、それからさらに英米を向こうにまわして大東亜戦ですね。ばかな話ですけど、そんなこと平気でやってきたんですよ、古い私の時代には。
　皆さん、考えられないでしょう。もし、それを批判したらえらいことになったんですよ、非国民ということで、こっちは殺されちゃうんです。昔は「英米鬼畜」っていっていた。先ほど私が話をした昭和16年ごろ。私が小松にいたころは英米は、鬼、畜生だった。でも、それを批判すれば殺されちゃう。自分が殺されるならいいけれども、一家じゅうが全部非国民になっちゃうんですよ。それが権力というものです。
　そこで、「人間」というものを見直さなければならない、それには権力と戦わなければならない。そこでフランス革命では王様を殺してギロチンにかけて、そして新しい時代をつくったわけですよ。

マルクスとケインズと

　しかし、ここに問題はある。誰がその主体者になったらいいのか、そもそも被圧迫階級はプロレタリアだけなのか、農民はどうなるのか、プチブルはどうなのか、ということ。
　そこで高齢化社会をむかえた今日、大きな問題になるのはきょうの福祉です。福祉で一番大きなテーマは、定年になってからの年金です。年金ということはマルクスはいわない。マルクス、レーニンは「福祉」という言葉はぜんぜん使っていない。なぜかというと、権力を獲ることが一番大切といった。

そして、レーニンは1917年ロシアに革命を起こしました。そして成功しました。しかしフランス、イタリー、イギリスやアメリカのような先進国では革命できなかった。なぜか。マルクスが『資本論』を書いたイギリスではブルジョア経済学者といわれたケインズが出てきた。ところがこのケインズが福祉の問題を出した。私どもの間にケインズの「ケ」も出てこないのはどういうことかわからないんです。

福祉は戦いである

　福祉は普通の仕事とちょっと違う。その仕事は戦いなんです。医療もそうですよ。昔は一般の庶民は医者にかかれなかった。私が山の中に行って一番苦労したのは一生医者にかかれないで死んでいく人がたくさんいることでした。そんな年寄りがたくさんいたんです。だいいち、あの佐久の山の中で23ヵ町村、23万人もいて、病院が一つもなかった。

　農村医療の話をしましたけれども、医者は今でもやっぱり山の中へ行かないです。なぜか。第一、先生の奥さんが嫌がる、田舎は汚いし、口がうるさい。金儲けができません、東京だったら偉い人や金持ちとくっつけば医者もずっと上位の生活ができる、農村じゃ権力とくっつけない。

　そういえば、私が農村が好きになった気持ちがわかるでしょう。私は権力とくっつきたくない。だって、権力とくっついてきた人がどんなに今まで戦争をやって、日本がどんなに悪いことをしてきたか。その人たちがまだ日本にたくさん残っているんです。問題は、福祉がそこから始まらなきゃならないという事実なんです。

　協同組合は昔は産業組合といった。これが農村の医療問題の大きな運動を起こした。大正の終わりから昭和にかけての戦いでした。

　その理由は二つありました。一つは、農村では医者にかからないで死んでいった人がたくさんいた。医者にかかるのはとても金がかかった。盲腸なって医者を呼ぶと往診料だけでその年の米代金が半分なくなっちゃう。国民健康保険がなかった。そんななかで私どもは村へ入り真先にいったのは、村に病院をつくろうと。そして、村に医者を集めるような運動も展開しました。

これがあとになって昭和50年頃農村医科大学の問題にまでなったんです。

　そしてもう一つは医療保険の設立です。昭和13年に、賀川豊彦先生、新渡戸稲造先生、クリスチャンでしたけど大正デモクラシーの先覚者——この二人が中心になって、農民と一緒になって、農民運動として「国保」をつくったんです。この時、医師会が猛烈に反対しました。ただし軍部は味方した。戦争を続けるには農民の協力がないとできない。「兵糧」なくして戦争はできない。それに農村の兵隊が一番強い。都会の兵隊はだめ。農村を大事にしなきゃならないということで、「国保」ができたといっていい。病気を治すだけじゃないんだということです。厚生省もでき、国民健康保険もできたんです。社会保険、一労働者を中心とする社会保険は大正時代からありました。

　国民健康保険制度は労働者中心の社会保険とは違い、保険料を税金として出さなければならない。給料から天引きするというわけにはいかない。どこの国でもみんなこの運営には困っている。アメリカのクリントンは昨年失敗した。彼は去年は約7,000万の中間階級を中心とした国民健康保険をヒラリーさんに頼んでつくろうとしたが失敗した。7,000万の人がまだ保険で医者にかかれない。向こうは医療費が高い国で、手術料でも入院料でも日本の3倍から5倍です。とにかくクリントン大統領さえ失敗した。アメリカには未だに「国保」はないんです。その国保をつくったのは日本で昭和13年。

　今度は介護保険つくるっていうんです、これまた大変です。保険というのは国民から保険料をとってやるわけです。サラリーマンからとるのはできないことはないが、農民や自営業者だったら大変です。だから介護保険はつくるのはいいが、保険料が本当に集まるかどうか。今度の保険は「公的」という言葉が上にのっかっていて「公的介護保険」です。公的というのは半分は国が金を出すということのようです。

老人とマイホームとマイファミリー

　高齢化社会を迎えて私どもは、老人介護の問題にいかなければなりませんが今日の資本主義をもっとうまく発展させるために、国は福祉に努力しない

といけないと真先に言い出したのはケインズだった。ケインズはみんなの生活がよくならないと経済は発展しない。社会保障といいますか、とにかく完全雇用、国民の所得を増やすこと、資本をうまく使うことが大切という。同時に貯蓄しちゃいけないという。有名な理論です。

　ところが、ご承知のとおり日本人ぐらい貯蓄している国民はない。国際的な統計をみるとわかるんですが、日本人がいかに多く貯蓄しているか。なぜならば、年とってから安心できないからです。年とってから、ねたきりになったりボケになったりします。しかし面倒みてもらおうと思っても、今はなかなかできない。嫁さんはみんな忙しい。家庭というものも変わってきて「核家族」になりました。在宅ケアということを政府は盛んに言い出しましたけど難しい面も多い。

　日本ではマイホームは少ない、年寄りでは一般的にマイファミリーです。家庭で面倒をみるということになると、結局「嫁さん」がみることになる。これから国民が一番心配なのは、年とってからだれに面倒みてもらうかということです。女性の平均寿命は83歳から84歳ですから大変です。その面倒をだれかにみてもらうとするとお金をためておかなければいけない。

　私が山のなかの人に聞くと、このごろはいい老人ホーム、有料老人ホームで豊かに暮らせるようにお金ためているというんです。いくらお金ためてると思いますか、500万円くらいなんです。しかし私が知っている有料老人ホームでは、入会費だけでも 6,000 万円です。

　それでもまだ問題がある。もしぼけてきて、だれかつきそいを必要とするような場合は、その時はこの契約を破棄しますと書いてある、そこに判こを押さないと入れない。この老人ホームの入会金が 6,000 万円なんです。

貯金が多すぎる日本人

　日本人ぐらい貯金している人はいないのですが、貯金なんかしてはいけないというのがケインズなんでした。貯金するとその国の経済的な発展はなくなると。貯金しないでもいいような社会をつくらなくてはいけないというのがケインズです。ケインズの意見をスウェーデンが戦後直後から真似してる

ようにみえる。福祉といえばすぐスウェーデン、デンマークとくるでしょう。あの北欧諸国の元来のデモクラシー精神もありますけれども、それにケインズが大きく影響を与えているようですね。アメリカのニューデール政策においてもケインズの思想がずっと入ってきているようですね。

　人間というのはみんなそれぞれの個人の欲がありましてね。厚生省の岡光さんなどは、私のところの夏季大学に2度も来てくれまして、いい人でした。でも、6,000万円事件はちょっとまずかった。やはり、一昨日の朝日新聞の社説にも出ていましたけれどもこれは岡光さんだけじゃない。日本の官僚だけじゃない、その上にいる政治家がつながっているんじゃないか。早い話が橋本龍太郎さんが一番いけないと書いてありました。政官財がしっかり癒着している。これ日本独特のようですね。この原因はやっぱり明治維新じゃないでしょうか。天皇を中心にした絶対主義が支配的でしたから。

福祉はヒューマニズムがなければ

　最後ですが、人間は平等でなくちゃならないという基本的精神、このヒューマニズム、センチメンタルなようだが大切だと思います。福祉ということは国民の戦いですよ、福祉は上の人から貰うものではないんです。
　この間私のところの山の中で、おばあちゃんが「いい世の中になりやした」なんていうんですよね。「どうして？」と聞いたら、とにかく月に5万円くれるっていうんですよ、基礎年金です。そうすると1年に60万、盆暮れには孫におこづかいをあげられるし、年寄り同士が集まってハワイに行けるっていうんですよ、「ありがたい世の中でごわす」というんですよ。「おばあちゃん、だけどその金はみんなあんたがたが出しているんだよ」と。自分たちが税金を払っているということは知らないで、福祉はいただくものだと思っている。この考え方は福祉をやる人も気をつけないといけない。でないと、これからの介護保険の福祉もうまくいかないと思うんです。
　「保険」になればきちっとしていいと思うけれども、必ずしもそうはいかない。たくさん問題がありそうです。
　今度のゴールドプランでも新聞によるといろいろあったようです。政・

官・業の癒着があった。金沢はどうだか知らないけれども、私なんかはあの山の中で年中みています。市町村自治体は年中、早い話が道をつくるんでも橋をかけるんでも、何かの公共的な建物つくるんでもみんな政財官の癒着のなかからできてる。

　皆さんがこれから町村のなかで、実際の仕事をしてみるとよくわかります。介護保険は基本的には自治体にまかせるという。国や県じゃなくて、これはいいと思います。しかし、その自治自身が本当に「自治」でなかったらどうなるか。今の自治体は世間じゃ「3割自治」といってます。3割だけが自治で、あとの7割は自治じゃない、自治省の支配下に入っているんだと、こういってますよね。

　こんなこといっちゃなんだが、住民は市町村については自治という言葉はつかいませんよね。何といってますか、「役場」といってます。まだお役所です。住民が主体になってやるのを自治という。今はまだ「お役所」です。ですから役場と業者と手を握ることも、その上にまた政治家がいたっていっこうにおかしくない。そして、だれも黙っている。見て見ないふりしている。つまり、権力の方にくっついちゃっている。その方が得だから。文句いえばアカだっていわれるし。

　このような人間関係には平等、自由がありません。自由と平等がなくてどうして本当の福祉がありましょう。人間はみんな平等でなきゃならない。つまり、病人、怪我人、老人、これらはみんな「弱い人」です。障害者もみんな同じ人間なんだから。頭のいいひともいるし、頭の悪いやつもいるし、足の生まれつき悪い人もいる、それをみんな平等に考えなくてどうして福祉がありますか。

高齢者介護に大事なエモーション

　私がいいたいのは、今の年寄りは中風になっても早く機能訓練リハビリテーションをやるとよくなります。だから機能訓練をもっと徹底させなきゃいけない。時間がたつとだめです。

　それから、今は昔のように脳出血は少なくなり脳梗塞がふえてきました。

老人の痴呆には二つあります。脳血管性痴呆とアルツハイマー型と。脳血管性痴呆は多発的脳梗塞が多く「まだらぼけ」という。アルツハイマー型というのは脳血管の病気に関係なく何だかわけがわからなくなるんです。この脳梗塞とアルツハイマーによる痴呆が予防はできるか。私は遺伝的な者は別として、ある種の努力によって予防できると考えています。

　今、「脳内革命」とかいうあやしげな説がはやっています。おもしろいです。つまり、脳の中で楽しいとモルヒネが出てきて、元気が出る。楽しく生きないといけないということです。「明るく生きろ」とか「向上心をもって生きよ」ということですから、悪いことではない。

　ところが、年とるとふつうだんだん憂うつになってしまう、社会的にはもちろんですが、体も頭もだんだんだめになってくる、そして死に向かっていく。やっぱり人間は仕事してなきゃだめなんです。仕事しないとどんどんだめになってしまう。ここで大事なことが一つある。それは、「頭を使う」ってことは数学や語学をやることとは限らない、それも悪くはないけど、それだけじゃだめ。もっと大事なことが最近の研究でわかりました。それは、脳の血管撮影が大変進んでうまくいきまして、すごい新しい研究ができている。大脳皮質よりもそのもとの大脳辺縁系がまずやられるというのです。これは爬虫類の脳といわれている。その脳のうえに「人間的」な脳がある。私たちがいろんなことを考えたりしゃべったりしますがこれは大脳皮質でやっている。その大脳皮質のもとに爬虫類の脳がある。そこが真っ先にやられるというのです。

　大脳辺縁系は今有名なアメリカ人のゴールマンなんかが盛んにいっています。今やＩＱの時代じゃなく、ＥＱの時代だと。子どもたちに知能指数をやっていますが、これじゃなくてＥＱ（Ｅはエモーション、情動）時代だ。ＥＱが大事だということを心理学者がいいだしています。偏差値の試験ができて頭のいい人だから成功するというようなことではだめだと。もっと大事なのは「人間的」なもの。つまり、エモーション、情動を含めた人間性でなければ、人間の価値決定はできないという。アルツハイマー型や脳血管障害型の痴呆の人にたいして、そのもとのエモーションなるものをばかにしてはいけないというんです。

ですから、「頭使う」ってことはもっとエモーショナルなものを大切にするということでなければいけない。年寄りの面倒をみるのに一番基本的なことは年寄りに理屈をいうんじゃなくて「やさしくする」ってことで、それはエモーションの問題です。

　最後に一言だけいいたいのは、この問題は「人間」の問題です。福祉の問題は人間の問題で、みんなが平等でなければならないというコンセンサスです。その気持ちさえあれば障害者という言葉を使ってもいい、老人という言葉をつかってもいい、それは差別語にはならないと思うのです。人間はまったくの平等で各人がその権利をお互いに認め合う、これが人権を大切にするということになると思うのです。これはまだまだ大変なことですが、21世紀にむけて私たちはみんなと一緒に戦っていかなければならぬと考えています。

　これで最後です。どうもありがとうございました。（拍手）

【解題】　　　　　　　　　　　　　　　　　　　　　莇　昭三

　本研究会は1986年9月に発足している。本会の10周年記念をどうするか事務局で相談して、当時「農村医学」で有名だった若月先生の記念講演――とくに農民の健康を部落まるごとにとりあげる手法で改善してきた経緯――をお願いすることに決まった。

　若月先生を私が初めて知ったのは、終戦後の1947年頃である。戦前に妊娠調節運動を日本で先駆けて提唱された間島潤医師の東京・お茶の水の診療所でであった。それは「新日本医師会」（後の新医協）の設立の打ち合わせの会合であったと思う。私は当時医学部の2年生であったと思うが、たまたまそこに居合わせたのである。

　「君は金沢か！　私は戦前に小松製作所の産業医をしていて、逮捕されてね」と話されたのが、若月先生との最初の出会いであった。その後「新日本医師協会」の年次総会ではお会いし、何かとご指導いただいていた。

　私たちが金沢で「医療・福祉問題研究会」を発足させた頃には、若月先生はすでに「農村医学会」を立ち上げておられ、「農民医学」の世界的な権威

として名声を確立されておられた。その医療理念は、「農民の中に定着」、「地域住民の参加する医療の実践」、「農夫症の科学的追求」であった（若月俊一『農村医学』勁草書房、1971年）。

　今まで「医療」は、患者が「開業医」の門戸を叩いて、病気の診断と投薬を依頼する、何がしかの代金を支払って「くすり」を頂戴して「医療」は済んでいた。しかし現在の私たちがかかわっている「医療」は、その「地域」の「保険制度」、「医療施設」「介護・福祉施設」、「医療技術者の質と量」、そして行政機関の医療福祉政策等と密接に関わっている。その密接に関わった諸制度が、今、それが、「患者や高齢者の立場にたったものであるかどうか？」が問われているのである。

　若月先生が生涯を通して実践された長野での「医療」実践—「農民の中に定着した活動」、「地域住民の参加する医療福祉」の教訓は、これからの日本の医療、とくに高齢化社会の医療・福祉のあり方に示唆をあたえてくれるに違いない。

　この講演は、若月先生が青春時代から歩んだ思想遍歴—「フランス革命」、クロポトキンの「相互扶助論」、「マルクスとケインズ」、そして戦後も存続している日本社会の「封建制」にも触れられ、「福祉はヒューマニズムであり、戦いである」と結ばれたのが印象的であった。

第3章
ハンセン病と人権

谺　雄二

　みなさん今日は、ご紹介いただきましたハンセン病訴訟原告団の谺雄二です。まず、私自身の自己紹介的な話と、ハンセン病とはどのような病気なのかについて、かいつまんでお話したいと思います。

生いたち

　私の父と母は埼玉県の出身です。父は旧家といわれた家柄の出身で、母はその小作人の娘でした。二人は恋愛し、明治時代の話ですから、父方が反対したので、父は母と手に手をとって駆け落ちし、東京北区で生活するようになります。この二人の10番目の子どもとして、私は1932年に生まれました。母が42歳のときの子どもでした。当時、「産めよ、殖やせよ」という軍国主義の時代で、強い兵隊をつくるために男を多く産めという政策でした。私には兄が5人、姉が4人います。私は父と母の生き方をみまして、国策にそってではなくて、あくまでも二人の情熱によって私が生まれたのだと確信しています。私が生まれた直後、母は体調をくずします。難産で、しかも42歳の時の出産であったので、疲労が重なり、産後の肥立ちが悪くなります。病院で診察をうけたところ、ハンセン病を発病しているといわれ、母は強制収容されました。そして、私は母の病気に感染してしまいます。
　このハンセン病とは感染しにくい、慢性的な感染症だといわれています。しかし、治療薬のない時代には幼児感染、つまり抵抗力のない子どもには感染してしまうという状況がありました。すぐうえの4歳の兄と、0歳の私が感染しました。5歳になっていた姉やそのうえの兄弟たちには抵抗力があり、同じ環境にありながら発病しませんでした。私は7歳のとき発病して、母と

いっしょに療養所で暮らすようになり、やがて兄も発病して療養所で暮らすようになります。

ハンセン病にたいする政策は、非道きわまりないと申しあげていいと思いますが、人権を無視するものでした。ハンセン病は日本にとって恥だ、日本の恥の病、国辱病だといわれました。私は強制収容され、療養所のなかで育ちますが、職員から「おまえたちは日の丸のしみ」なのだといわれました。日の丸は、当時、天皇を象徴する旗として汚れてはいけない、それにしみをつけているのがハンセン病だといういわれ方をしました。

実際、強制収容所のなかでは強制労働がありました。また、結婚したければ、男性は輸精管を切断する手術、つまり断種手術、女性は妊娠すれば、ただちに中絶、堕胎しなければなりませんでした。おまえたちには子どもを生む権利もない、育てる権利もないという国の政策でした。さらに所長には懲戒検束権がありました。療養所内で不満をいえば、所長が警察権を発動し、有無を言わせず、私たちを監房へ押し込んでしまう、それが所長の一存でできる、そういう人権を無視する法律のもとに私たちは生きてきたのです。とくに太平洋戦争がはじまり、なんのために生きなければならないのかと思うほど、私たちにたいする仕打ちはひどいものでした。私たちは早く絶滅させる対象ですから、食事や治療などはほんとうにひどいものでした。

敗戦後、平和と民主主義、そして基本的人権を保障した今の憲法ができます。しかし、「らい予防法」という法律はこの憲法をさえぎり、私たちはつい最近の1996年まで「らい予防法」のもとにおかれ、人間として認められない生活を送ってきたのです。基本的人権を認めている憲法のもとで、私たちは基本的人権を奪われ続けてきたのです。ようやく国際的な批判をあび、国内的にも「らい予防法」という法律はおかしいということで、96年に廃止になりました。

これ以降、私たちは当然社会に出ることができる、みなさんから迎えられることができると思っていました。しかし、それはまったくかなわないものでした。国は療養所のなかで暮らすかぎりは生活の面倒をみるが、社会復帰については形だけの保障でしかないことに私たちは気づきました。つまり「らい予防法」という私たちの人権を無視する法律が廃止されても、ハンセ

ン病にたいする国の隔離政策は変っていないということに気づきました。このまま我慢しつづけることは、私たち自身が人権を放棄することになる。私たちを縛りあげていた法律がなくなったにもかかわらず、自分で好きかってに辛抱しつづけることになり、人権を放棄することになると考え、私たちは裁判に訴えました。

　1998年に熊本地方裁判所へ九州の仲間13名が提訴し、翌年の3月、私が先頭になって東京地裁に訴えました。なぜ、東京地裁なのかといいますと、熊本では遠すぎる、政府の足元に火をつけないとこの裁判は勝てないということから、私は群馬県草津町の療養所にいますので普通なら前橋地裁に訴えるのですが、九州の原告団や弁護団から、ぜひ東京でやってくれということで、東京地裁に私たちの仲間といっしょに提訴しました。さらに、岡山の仲間も地裁に提訴し、全国的にハンセン病の訴訟が広がったのです。そして、ご承知のように、2001年5月11日、私たちを縛りあげてきた「らい予防法」という法律が憲法違反の法律だということが熊本地裁の判決でしめされ、私たちは全面勝訴をかちとりました。国も控訴を断念し、判決が確定しました。

　この間、90年にわたるハンセン病の誤った政策のもとで、私たちがどれほどひどい犠牲をはらってきたかということです。熊本地裁の判決で人間を回復しました。しかし、実際には、私たちにたいする名誉の回復、あるいは医療や生活のうえでの恒久対策がきちんととられなければ、名実ともに人間を回復したことにはなりません。私たちと厚生労働省との間にハンセン病問題対策協議会が設けられ、そこで私たちはきちんとした保障と真相究明を求めています。

　私は全国原告団協議会の会長をつとめていますので、全国から要請をうけます。私がこのように動きまわれるのも全国にハンセン病を支援する会ができまして、その人たちの手助けにより私は行動しています。群馬県には約600人が支援する会に参加しており、その人たちの手をかりて、今日、私はここにたどりつくことができました。そういう意味で新しい家族が私にはできています。たいへん嬉しく思っています。ハンセン病には家族会というものがないのです。家族自身がひっそり生きていかなければならない、まだまだ、ハンセン病にたいする社会の偏見が厳しいのです。家族会がない私たち

に、支援する会が新しい家族として手助けしていただいています。

ハンセン病とは

　ハンセン病という病気は普通の病気です。ただ、顔や手足に症状がでる病気です。ハンセン病菌、いま、らい菌といっていますが、このらい菌は結核菌とほぼ同じ性質の菌で、抗酸性の桿菌です。結核の場合は内蔵や骨に症状があらわれますが、ハンセン病の場合は顔や手足に症状があらわれます。みにくいということから、「けがれ」の象徴として、いままで扱われてきました。しかし、1873年にノルウェーのハンセン医師がこの病気を発見して、この病気は感染しにくく、感染しても発病しにくい、きわめて慢性的な病気であることを明らかにしました。にもかかわらず、日本の政府はそういう科学的な認識にたたないで、私たちを日本にとってあるまじき病として扱い続けてきました。ここに、私たちハンセン病患者にたいして、日本におけるもっとも人権無視の悲劇がおこったといえます。

──「無らい県運動」についてお話していただきたいと思います。

「無らい県運動」について

　1907年に「癩予防ニ関スル件」という法律ができます。業病とか天刑病、つまり先祖が仏の道にそむく悪いことをしたためにこのような報いがあらわれた、あるいは、天が天罰をくだした病という言い方がされました。これは、家族におおきな影響をおよぼします。あそこのうちは「天刑病の家だ」、「業病の家だ」といわれる。だからその病気になると、ひそかに家をでて、遠い旅の空のもとで野宿する、ホームレスになる、人の集まるところで乞食をする、お金やものをもらって生活せざるをえなかった。それが目障りだということで、救護や保護ではなく、ハンセン病患者を取り締まる法律です。この法律にもとづき、取締の象徴として、病院とか療養所という名の強制収容所に入れられます。東北では青森、関東では東京、関西では大阪、四国では香

川、九州では熊本の5ヶ所の収容所です。その収容所の所長は全部警察官あがりです。これは取締でなく、なんでしょうか。患者を収容している収容所で、警察官あがりが所長をしている。これがようやく、所長が医者に変わります。ところが、今度は医者が「懲戒検束権」、患者をこらしめたり、いましめたり、縛りあげたりする権利を要求して、所内に監禁所をつくり、自分の一存で自分たちにそむく患者をそこにぶちこむという法律になります。

　そして、1931年に「癩予防法」が制定され、家のなかで息をひそめて養生している患者も強制収容の対象にしました。大正天皇の妻、貞明皇后の寄付金を資金にして、らい予防協会ができますが、その会長におさまったのが渋沢栄一です。法律が改正される2年前に、愛知県で「無らい県運動」、自分の県にらい病をなくする運動がおきます。この「無らい県運動」を全国的に広めたのが、らい予防協会です。貞明皇后の誕生日である6月25日を中心にらい予防週間をもうけ、ハンセン病患者は国の恥だ、祖国防衛、祖国浄化のために、すべてのハンセン病患者を強制収容所に収容しなければならないという大宣伝がされます。その結果、国民がスパイをさせられます。国民が国の政策にしたがい、あそこの家の親父は「らい病」らしい、人まえにでなくなった、顔がだんだんみにくくなってきたということを、警察や役場に訴えでるように教えこまれます。国民自身が私たちのあぶりだしに手をかしてしまい、全国的に患者あぶりだし運動がおきるわけです。そういうかたちで、私たちは強制収容させられました。収容車がきて、衿くびをつかんで、ひきずるようにして強制収容する、そういう姿があちこちでみられるようになります。ハンセン病は恐ろしい伝染病であり、おぞましい遺伝病なのだという、科学的にまったく相反することがいわれました。遺伝病なら伝染病であるはずがないのですが、日本ではハンセン病はいまだに遺伝病であり、伝染病であると思っている人が多いのは、この「無らい県運動」の経験があるからです。ハンセン病患者は絶滅すべき存在であるということが大宣伝されましたが、それが「無らい県運動」です。

　――今、石川県出身で療養所に入っておられる方が12名、また、67名の方が納骨堂に入れられたと聞いています。療養所に入っておられる方はどれくら

いでしょうか。

じつは、国はハンセン病患者がどれだけいるか調べています。細かい数字は記憶しておりませんが、1900年には約3万人の患者がいるという国の調査結果がでています。そして、血統戸数、つまり患者がでた家を含めて血のつながっている家の戸数が約19万戸、そこに住んでいる人約90万人をこれから発病する集団としてみています。ですから、遺伝病であるという考え方がずっと続くことになり、ハンセン病患者を強制収容するために遺伝病であるという考え方を否定しなかったのです。

療養所の入所者

裁判に勝った2001年5月には、療養所の入所者は4,400人でしたが、2004年5月には3,500人になっています。1年間に300人ずつ死亡しています。ハンセン病療養所は国立が13ヶ所、私立が2ヶ所ありますが、入所者の平均年齢が77歳ですので、あと10年たてばハンセン病患者であった私たちは絶滅するでしょう。そういう状況ですので、国に私たちは「生きていてよかった」と思えるような施策をきちんととってほしいといっているのです。

この90年間に、肉親に看とられることなく死んでいった人は2万4,000人です。ハンセン病療養所には納骨堂があります。それは遺骨になっても引き取りにきてもらえないため、入所者自身がお金をだしあって、自分の遺骨をおさめる納骨堂を作ったのです。そこに、いまだに多くの骨があります。死んでなお、遺族がひきとりにきてくれないのです。本当に家族は息をひそめて生きているのです。私たちの患者運動には家族会がないのです。家族会がないために、私たちの運動がどんなに進まなかったか。薬害エイズ裁判では川田龍平さんが実名を公表し、同時にお母さんが立ち上がり、家族会が大きな働きをしました。ヤコブ病裁判でも家族が立ち上がりました。しかし、私たちにはこんなに長い歴史がありますが、家族会がないのです。

私たちの新しい家族として、支援する会の人たちが頑張っているので、私たちはたたかえるのです。私は検証会議の委員として、真相究明のために全

国の療養所をまわっています。療養所内では、先ほどいいましたように、女性が妊娠すれば中絶・堕胎させられましたが、水子として流された子どもたち、また研究材料としてホルマリン漬けにされ、いまだにその姿でいる子どもたちもたくさんいます。私は、そのホルマリン漬けになった子どもたちをみてきましたが、本当にかわいい顔をして、普通なら、もうお祖父さん、お祖母さんになっている年齢だと思いますが、それが赤ん坊のかわいい顔をしたまま、ホルマリン液の中に漬っているのです。取り返しのつかない犠牲を、私たちは払ってきているのです。恒久的な償いを求めることは、その名誉を回復するためにどうしても必要なことです。

——谺さん自身の療養所での生活や強制労働の実態について紹介していただきたいと思います。

療養所での生活

　私は幼児感染で7歳の時に発病します。母は病気になったので、私を近づけないようにしていました。私は幼少時代、母はいつのまにかいなくなってしまい、さびしい時代を過ごしていました。私が発病したので、母は服毒自殺をはかりました。私が大騒ぎをしたので、発見が早く、母は助かりました。命びろいをした母は、初めて私を抱き締めてくれました。私の顔に母の涙がおちます。それが暖かくて、嬉しかったことを今でも覚えています。じつは、母は私を生んだあと強制収容されました。しかし、療養所の生活があまりにもひどいため、父は人間の住むところではないといって母をつれだしたのです。母は外出をひかえて、私などを近よらせないようにして暮らしていたのです。ですが、私が発病してしまったので、母は私をつれて、もう一度、療養所に入ったのです。漢方の大風子油という注射が治療らしい治療でしたので、母はその治療がきかなかったのですが、私には効くかもしれないという思いで、私を連れていったのです。私は母に抱かれた嬉しさで、母といっしょに暮らせるのだと思って、ピクニック気分で療養所に行きました。
　ところが行ったらすぐ、母と別れさせられ、母は婦人の寮、私は少年舎に

入れられました。そのころ学齢期にたっしている子どもたちは、少年舎には20人、少女舎には15人ぐらいいました。国は学齢期の子どもたちの教育をしようという気がない、私たちは早く絶滅されるべき人間ということですから、教育しようなど考えないのです。結局、手紙も書けない、本も読めない子どもでは可哀想だということで、教師の資格のない大人たちが、せめて読み、書き、そろばんだけでも教えてやろうというので、寺子屋のような学校がありました。そこに、私が通うようになりました。

強制労働の実態

　当時、強制労働がすさまじいほど行なわれていました。重症患者にたいする看護は軽症患者が行なっていました。眼の不自由な人、手足の不自由な人たちの介助も軽症患者が強制的にやらされました。その他、約50種類にわたる生活に必要な作業、たとえば、道路をなおす土方仕事、家を修理する大工仕事、食餌を運ぶ仕事、そして亡くなった者の火葬などありとあらゆる仕事を患者にさせたのです。ですから医者のなかには、ハンセン病療養所に軽症患者がいないとなりたたないなどという者さえいました。医師は人数も少なく、実際にしていたことは患者の死亡の立ち会いでしたし、看護婦は患者がちゃんと看護しているかを医師に指示された注射をしながら見張りをしているという状況でした。一般職員は患者が逃げ出さないように毎日施設内を歩いていました。私はその職員を監督さんと呼ばされました。こうした強制労働のために、私たちはどれほど病気を悪くしたか。じつは、この裁判では、世界のハンセン病の施設のなかで、日本の患者ほど後遺症がひどいものはないということが明らかになりました。それはなぜか、強制労働のせいなのです。私も小さい時から強制労働をさせられましたが、職業を身につけることはさせない。国が好きかってに私たちを使い続けるという状況でした。ほんとうに人間として認めようとしない生活のもとにおかれていました。

　さきほど結婚すると、男性は断種、女性は妊娠すると中絶させられるといいましたが、夫婦が二人で生活する部屋がなかったのです。療養所内には12畳半の部屋が四つあって、それが一つの棟になっていたのですが、その

一部屋に結婚した女性たちを5人集めて、男性は独身の部屋にいて、夕方になると奥さんがいるところへ泊りにいくのです。12畳半になんの仕切りもないところで、5組が寝泊りするのです。普通なら考えられないようなことが平然と行なわれていました。人権を無視する、人間の尊厳のすべてを無視する、これがハンセン病療養所の生活でした。

——これからの課題について、検証会議、真相究明、再発防止の取り組みも含めてお話ください。

私たちの四つの要求

　裁判で勝訴したあと、私たち全原協と坂口厚労相との間で基本合意書が調印され、この基本合意書にもとづいて協議会が設けられました。そのなかで、私たちは四つを柱にした要求をしました。一つは謝罪と名誉回復です。国がつくりだした偏見、差別を国民のまえで私たちにきちんと謝罪しなさい。名誉回復とは、さきほどいいましたように、肉親に看とられることなく逝った先輩たち、またホルマリン漬けになった子どもたちを含めて私たちの名誉を回復させるという要求です。二つ目は社会復帰、社会生活支援です。社会復帰をしたい人には、十分な生活をしていけるだけの保障費、月々の手当てをだしてほしいという要求です。三つ目は在園保障です。今となっては社会復帰ができない、高齢化が進み、不自由さも増してきた、家族との関係も絶えてしまっているという入所者が多いのです。もうここで暮らすしかないという人にたいして、一生涯、人間として生きてきてよかったと思わせる保障をしなさいという要求です。四つ目は真相究明です。なぜ、このような誤ったハンセン病政策が行なわれてきたのか、なぜ、私たちはこのようなひどいめにあったのか、再発防止のためにも真相究明する必要があります。

検証会議

　この要求を入れて、国は日弁連法務研究財団に委託するかたちで、文化人

やマスコミや学者などを含めて、真相を究明する検証会議を国の予算でつくりました。そのなかに私も含まれました。私は学歴がありませんが、検証会議の委員になって職歴がはじめてできました。また、みなさんご存じの金沢大学の井上英夫先生が検証会議の委員になっておられます。先生は、何を検証するかという検証会議のプログラムにしたがって研究し、報告書をまとめる検討会の委員長をしておられます。私たちは、井上先生と力をあわせながら、真相究明をしています。2005年3月に最終報告書がでますが、これを「お蔵入り」させないことが大切であると思っています。この報告書の内容は、なぜこのような誤ったハンセン病政策が行なわれたのかという、被害の実態を明らかにしており、膨大な頁数になると思います。これを厚生労働省にしまいこませないために、再発防止策として、今、私たちは「患者権利法」を求めています。厚生労働大臣に再発防止のための提言を作成し、「患者権利法」の策定、そのための予算の確保とロードマップ委員会の設置を求めています。ロードマップ委員会は、この報告書を「お蔵入り」させないで、報告書にもとづく施策がきちんと行なわれているかを見極めることを目的にしており、今年の概算要求にはいりました。

療養所の将来構想の取り組み

それから、これからのハンセン病療養所はどこに進むべきか、療養所の将来構想の問題に取り組んでいます。たとえば、栗生楽泉園をどうするか。いま、入所者が227名くらいです。かつて1,300名くらいでした。高齢化し、平均年齢が78.5歳で、全国平均より高くなっています。全国の療養所で年間300名ずつ死亡しているということは、栗生楽泉園のような療養所が毎年1ヶ所ずつなくなっていくということです。最後の一人まで、きちんとした保障を国にさせるために、私たちが将来構想をうちださなければなりません。国は私たちの立ち枯れを待っているような状況ですので、私たちの考えをしめす必要があります。栗生楽泉園は隔離された場所ですが、私たちはそこを開放したいと思っています。22万坪の土地がある、浅間山が一望できる、白根山が近くにある、たいへん景色のいいところです。しかも、所内に5ヶ

所ある温泉は草津温泉の源泉からひかれている。温泉を利用して、一般の人が治療を受けられるような施設に変えたいと考えています。今となれば私たちは社会復帰できませんが、いながらにして社会復帰するためには、ハンセン病療養所のハンセン病という看板をとりはずして、多くの人たちがあそこに必要な医療を受けにくる、温泉治療にくる、そして高齢者ケアの施設をつくり、あるいはがん終末期の施設をつくるなど、国民に開放する将来構想を考えています。これは草津町の町長さんもたちあがり、草津町にとっても栗生楽泉園を医療機関として、あるいは福祉施設として存続させたいとし、町長さんが住民運動の先頭にたっています。これは全国の療養所のなかで初めてのことです。この問題でも井上英夫先生がタッチされています。井上先生は国民医療研究所の幹事ですので、井上先生も加わってこの運動が進められています。私たちは、多くの人たちといっしょに医療を受けられる、いながらにして社会復帰できる療養所につくり直そうという、希望を胸に、その夢をかなえるために、いま全力投球しています。

——入所されている方々の要望や課題についてはどうでしょうか。

　そうですね、ふるさとへ、本当に胸をはって、いつでも帰れるような方向に進めばよいなあと思います。2003年の暮れ、熊本では、県のふるさと訪問事業で、県の職員が黒川温泉に入所者20名ほどといっしょに泊まりたいと予約にいったら、ハンセン病元患者を泊めるわけにはいかない、ほかの宿泊者の迷惑になるといわれました。まちがった法律のもとに私たちはおかれていたことが裁判でうちだされたにもかかわらず、その熊本で、元患者を泊めるわけにはいかないといわれました。私たちは抗議しました。そうしたら全国から、百数十通の手紙がきて、おまえたちはなまいきだ、おまえたちと一緒に風呂に入れるか、おまえたちは人権なんかないというような、見るにたえない、聞くにたえない言葉が私たちにあびせられました。私たちは大きなショックをうけました。国民のなかに、まだ私たちにたいする偏見、差別がこんなにあるのかという思いがしました。

偏見、差別のない21世紀を築くために

 しかし、同時に、先ほどいいました私たちの支援する会の人たち以外にも、このような事件がおきたことについて憤りをもっている人たちも多くいます。私たちが感激したのは、地元の高校の生徒たちが、みんなが風呂に入るのがいやなら、私たちが入所者のみなさんと一緒にはいりましょうという大きな支援がありました。私たちは絶望しません。偏見、差別があるなかで、多くの人たちの善意、多くの理解をさらに深めて、私たちがほんとうに解放され、人権問題が日本でも解決され、このハンセン病問題をつうじて差別のない21世紀を築くために、私たちはこのハンセン病の歴史を語り続けなければならないと思っています。(拍手)

【解題】 井上英夫

 谺雄二さんと医療・福祉問題研究会そして金沢大学との関係は、非常に深いものがある。2003年の第17回総会には「ハンセン病と人権」というテーマで記念講演をお願いした。本稿は、その講演録である(『医療・福祉研究』15号掲載。併せて「人権保障と医療・福祉問題研究会―人権のにない手を育て、人権保障の砦を築く」同20号(2011年)、「人権回復の闘士 谺雄二さん、神美知宏さんを悼む」同24号(2015年)、をご覧いただきたい)。
 谺さんの暮らした栗生楽泉園には、毎年、本研究会会員、金沢大学と福島県会津短大の学生と一緒に訪れ、話を伺ってきた。「若い人たちに話したい。期待している。未来は若者である皆さんがつくるのだから」。これが、必ず最後を締めくくり、若い人に贈る言葉であった。
 谺さんは、1999年に「らい予防法人権侵害謝罪・国家賠償請求訴訟」の原告になり、のちハンセン病国家賠償訴訟全国原告団協議会会長としてハンセン病回復者の名誉と人権回復に力を尽くし、2014年5月11日亡くなられた。
 谺さんたちのハンセン病問題への闘いは、1996年、らい予防法を廃止し、01年5月11日の違憲国賠訴訟熊本地裁判決・国の控訴断念、謝罪と補償法

を獲ちとった。また、09年には、ハンセン病問題解決の促進のためのハンセン病問題基本法も施行され、徐々に療養所の社会への開放も進められている。

さらに2016年には最高裁判所が「特別法廷」問題で謝罪し、立法、行政、司法の三権が、何らかのかたちでハンセン病政策の過ちを認め謝罪することになった。

人間の尊厳と人権の回復は、大きく進んできたといえるだろう。しかし、いまだに、病の癒えた療養所の人々が故郷に帰れず、死してなお納骨堂に安置されている。社会復帰した人々も多くは、病歴を隠し息をひそめて暮らしている。

また、新たな家族被害賠償訴訟、藤本事件再審請求も残っている。ハンセン病問題はけっして終わってはいない（井上「ハンセン病問題は終わっていない」『医療・福祉研究』25号〈2016〉年）。

谺さんは、栗生楽泉園に設置され23名の命を奪った園内監獄というべき重監房の復元に力を尽くし、4月30日開館を迎え悲願は達成された。その時すでに体調を崩されていたので、5月11日、すなわち熊本地裁勝訴判決の日まで必死の思いで生きてこられたのであろう。

私と谺さんとは、2002年の厚労省ハンセン病問題検証会議設置前後、そして谺さん自身が楽泉園からの社会復帰を考え草津町の議員に立候補された時からのお付き合いであった。いつも人一倍エネルギッシュで、お酒も飲み若い人と一緒のカラオケが大好きで、ときにはいたずらっ子のように無邪気な谺さんであった。

一番の思い出は、講演でもふれられているように、一緒に社会から隔絶されていた療養所を地域の人々と共に暮らす「社会」にするという、谺さんの言葉によれば、「居ながらの社会復帰」、「居ながらのノーマライゼーション」に取り組んだことである。調査結果は、「ハンセン病療養所将来構想の意義と課題」として『賃金と社会保障』2004年10月上旬号に掲載した。

詩人でもある谺さんの、物事の本質をズバリと指摘するその洞察力と表現力にはいつも感心させられた。とくに、生前最後の2014年3月に刊行された『死ぬふりだけでやめとけや　谺雄二詩文集』（姜信子編、みすず書房）を

是非ご一読いただきたい。

　2014年7月13日、谺さんをしのぶ会が、草津町で開かれた。花と詩、謡、参集された多くの人々の想いが詰まった感動に満ちた会であった。そして、何より谺さんが皆に愛された人であることが胸に沁みる会であった。

　ハンセン病政策を負の遺産として教訓とし、療養所の社会化をはたし、ハンセン病問題にとどまらず、すべての人の人権が保障される社会、日本のノーマライゼーション社会構築のモデルとしていくことが大事だと改めて思っているしだいである。

第4章
「記住我們」(ji zhu wo men) ―私たちを忘れないで！
中国の旅―「731部隊」遺跡と「遺棄化学兵器」を視る
2004年の記録から

莇 昭三

1. 北京の空から

　雲の合間から、白褐色のまったく山並みの見えない広々とした大地が眼に飛び込んできた。関西空港から3時間、もう山東半島は過ぎた頃かと眼下の雲海を、これからの10日間の中国滞在を思い巡らしながらボーと見ていたときである。「あー、もう北京なのだ」と直感した。これで4回目の北京入りなので、北京空港に着く前には延々とした田畑が続くことを知っていたからである。1990年頃の北京上空から見た田畑は、曲がりくねったクリークと区区ばらばらの形をした田んぼ、そしてクリークに沿ってわずかな緑（柳）があったが、その半分以上が放置された土地であった。しかし何回かこの上空を飛ぶごとにこの畑がしだいに耕地整理されてゆく姿が読み取れた。そして今回は中国の北京周辺の農地は大規模農場に区画整理された姿がよく見てとれたのである。一区画が相当に広い矩形の田んぼが延々と続き、直線の道路と用水が走っている。「改革開放・近代化」の真っ最中の中国でも最も遅れているといわれている農村も、北京周辺から「近代化」が始まっている。

2. 調査のきっかけと目標

　私たちの2004年4月18日から28日までの10日間の中国旅行は「731部

隊と遺棄化学兵器について中国の研究者と座談する」のが目的であった。この企画は「15年戦争と日本の医学医療研究会」が計画したもので、参加者は9名（近現代史研究者、医学者、臨床医師、生理学者、病理医学者、哲学・倫理学研究者、戦争遺跡研究者）である。

　日程は北京から始まり、北京の南の石家荘、そこから飛行機で2時間の中国東北部のロシアの国境に近いチチハル、そこから電車で東下・4時間のハルビン、さらに東に下った瀋陽まで飛行機で1時間、そして北京経由で関西空港に帰る10日間の旅である。

　日本と中国が1931年（「満州事変」）から1945年（「太平洋戦争」の終戦）までの15年の戦争状態を法的に終結したのは、いまから25年前の田中角栄総理の時代に調印された「日中国交回復」によってである。2002年はその20周年であったが、この年の11月に「日中医学大会・2002」が開かれた。この大会に西山氏（滋賀医科大学教授）と私が、これまでの私たちの「15年戦争と日本の医学医療研究会」の研究成果の骨子を抄録した「論文」を提出し、中国医学会に私たちとの共同研究を提案するために北京を訪れた。これが契機で「中国対外友好協会」と接触（黄嵐庭理事）がはじまり、同協会から私たちの希望した「731部隊の遺跡調査」と旧日本軍の「遺棄化学兵器」の調査について受け入れる旨の連絡があり、「15年戦争と日本の医学医療研究会」としての調査訪中となったのである。

　今回の訪中調査の私の基本的なスタンスは、「731部隊」等について当時の日本の医学者、医師、医学界がどのような立場、思いでそれ等に荷担していったのか？　その荷担を拒否又は阻止し得なかったものかどうか？　さらに戦後「人体実験」への参加を日本の医学界全体がタブー化して今日に及んでいる理由とその問題点を明らかにすることであった。しかし限られた調査期間なので今回は以下の点に限って目標を考えていた。

・北京の1855部隊の遺跡の見学と当時の細菌戦の実体
・旧日本軍の遺棄化学兵器の廃棄の実体とその被害、またその対処についての現状調査
・平房の731部隊の跡と侵華日軍731部隊罪証陳列館の見学
・中国医科大学との接触と旧満州医大時代の日本人医学者の「業績」等の調査

・遼寧省の档案館との接触と、档案館内の731部隊および旧満州医大時代の日本人医学者の「業績」等の文献の有無の調査
・中国医学会、中国解放軍医師団及び社会科学研究者等の、「731部隊」「細菌戦・毒ガス戦」関係の調査・研究の現状と、その罪状に対する対応の考え方についての聞き取り

3．「731部隊」と「遺棄化学兵器問題」

　「731部隊」、「遺棄化学兵器問題」といっても理解しにくい世代の方もあると思うので、その説明を簡単にする。
　「731部隊」は、「満州事変」をきっかけに日本が中国東北部に侵略してゆく過程で設立した細菌戦、毒ガス戦のための実験と細菌製造、細菌爆弾を製造した軍事組織である。
　組織的な細菌戦（細菌撒布やその爆弾投下）は近代戦争では使用されたことはなかった。石井四郎は最初、ハルピン郊外の背陰河（はいいんほう）に東郷部隊という名称でこの軍事組織を設立し、その後1938（昭和13）年6月、ハルビンから24キロメートル南にある平房（ピンファン）にこの組織を移し、「731部隊・石井部隊」と呼称して細菌実験、細菌弾・毒ガス弾の製造、実験を大々的に行ない始めた。また、ハルピンから146キロメートル離れた「安達」に実験場─細菌爆弾等の実地試験場も開設していた。そこでは中国人を中心にした約3,000人（マルタと呼称）を「生きたまま」人体実験し、全員を殺害した。この実験には京都大学、東京大学、金沢医科大学等から日本の医学者が「技師」として参加していた。戦後アメリカは、731部隊の「犯罪」とその隊員や医学者については、その研究資料の提出を条件に全員を「戦争犯罪」を追及しないこととして「免罪」した。
　毒ガスは、世界的には1915年、第一次世界大戦でドイツ軍が最初に大々的に使用したが、1925年の「ジュネーブ議定書」でその使用は全面的に禁止となった。しかし日本、米国は批准せず、逆に日本は1929年頃から毒ガスの製造を開始している。そしてこの毒ガスを15年戦争では大々的に中国戦線で使用した。しかし敗戦で日本軍は退却、撤退する時に、それらの「毒

ガス弾」を地中に埋めたり、河に捨てたりした。これが「遺棄化学兵器」と呼ばれるもので、びらんガス、呼吸器障害用ガスなどと各種の爆弾があり、しかも約200万発（日本は70万発という）が遺棄されているといわれている（もっとも多いのは吉林省敦化市ハルバ嶺地区で、関東軍516部隊が設置されていた所）。

　この中国の「遺棄化学兵器」は、点火薬にピクリン酸が使用されているので爆発感度が高いこと、砒素を含む化学剤が多く地下汚染の危険があること、何処に放置されたか不明であること、今後農村部の開発で被害が増大する可能性が多いこと等が問題となっている。現在までの中国での大きな事故例は19件、被害者約2,000人とされている。1997年に国連を中心にした論議で、「化学兵器禁止条約」（日本を含む143ヶ国批准）がようやく成立した。したがってこの条約によって日本は10年以内に（2007年までに）中国に遺棄してきた化学兵器を掘り出し、処分する義務があることになった。

4．北京空港、北京市街、天安門

　北京の新しい空港は4年前にできたものである。それまではその直ぐ隣接地の旧の飛行場で狭くて、不便で、汚く、入国手続きもマンマンデーであったが、新設されてからはそれらが一変して、混雑はなく、入国手続きも短時間ですむようになった（人口13億の国の表玄関としてはやや小さいが）。

　空港の税関を通ってロビーに出ると、その出口に中国対外友好協会の黄理事が笑顔で出迎えてくれた。全体の紹介は後ほどということで、通訳の邵維堅（シャオ・イーケー）さんのみを紹介してもらった。邵氏は40歳前後の男性、これまでは黄さんと同じ中国対外友好協会に勤務していたが、数年前より自分で旅行会社を設立したというのである。中国では経済の改革開放路線で邵氏のように「企業家」として転身する人が多くなっているのであろう。

　準備されていた貸切りバスで空港から北京市街に向かう。高速道路の両脇にはポプラと柳の並木が続く。丁度淡い新緑の葉っぱが出揃ったところで、新緑の並木が続いている。その並木の列に時々赤い花の潅木が目の前を掠めてゆく。聞くと「桃」の花であると云う。桃は中国の国花、中国に来たのだ

と実感する。また時折目につく紫色のライラックの大きな木も印象的である。気温は19度、北京は春であった。

　北京市街に入るとようやく車が混雑してきた。しかしこの混み方はこれまでの私の北京の印象とは違ったものであった。これまでの私の北京市街の印象は4車線のメインストリートに黒塗りのフォルクスワーゲンが列をなして渋滞しているというものであったが、今回はまったく違っていた。トラックと乗用車が入り混じった混雑なのである。この混雑の理由は間もなくわかってきた。それは2008年のオリンピックの準備のためにいたるところに道路工事と建築現場があるからであった。この土木現場から出る砂埃と、それに遥か中央アジアの砂漠から降ってくる季節の黄砂も加わり北京の春は極めて埃っぽかった。

　中国の第1日目の宿は崇文門東大街に面した首都飯店（キャピタルホテル）である。ホテルに入ったのは午後6時過ぎであった。時差は1時間であるので、なんとなく少し得をしたように感じた。6時半からの黄さんが準備してくれた夕食会の会場は、ホテルの裏側の西興隆街の「松鶴楼」の2階であった。2階に上がると年配の淑女が「いらっしゃいませ」と流暢な日本語で握手を求めてきた。黄さんが「中日友好協会の副会長の王効賢さんです」と紹介されてビックリ。

　席について、先ず王効賢さんの歓迎の挨拶、そして団長の私の挨拶、そしてお互いに始めて正式に紹介しあった。この席は中国の対外友好協会の招待であったのである。訪中団の皆さんより「莇さんより上手な日本語」と評価された王効賢さんは、周恩来の直属の秘書兼通訳で何回も日本に来ているというのである。中国赤十字社の朱徳全女史が1955年に来日し、民医連が熱海で歓迎会をしたことがあることを話すと、「そのとき私は通訳で行きました」とのことであった。約50年前、きっと私はそのときに若い王効賢さんに会っているのであろうと思った。

　夕食後外に出ると、イルミネーションを施した天安門がはるか彼方に聳えていた。ホテルは天安門から1キロメートルくらいの距離にあるのである。大きな屋根の棟を縁取ってイルミネーションで輝く天安門は、なんだか金ぴかで感心しない。やはり下からの照明で真っ黒な夜空にくっきりと浮かび上

がる天安門が天安門らしいのに。

5.「1855部隊」と細菌戦の実態

　今度の中国訪問の主目的の一つは「731部隊」本部の遺跡の見聞調査であった。しかし私たちはハルピン近郊の731部隊の遺跡だけではなく、戦争当時731部隊の支部であった各地の実践部隊——毒ガス戦、細菌戦の実行部隊の実体も調査したいと考えていた。黄氏も私たちの意図を含んでくれて、訪中2日目には日本軍の細菌戦と毒ガス戦の実態を調査研究している中国の専門家との懇談会を用意してくれていた。その場所は北京郊外の有名な「盧溝橋」（ろこうきょう）の畔の「中国人民抗日戦争記念館」であった。
　この記念館と盧溝橋は、私はこれまでに2回訪れたことがある。記念館には1894（明治27）年の「日清戦争」後に日本がどのようにして「台湾」を「日本領土」にしたかから始まって、日露戦争、そして15年戦争中（中国では14年戦争という）の日本の侵略の実体と八路軍（中国共産党軍）の奮闘が写真と図解を中心に展示してあり、中国人の観光客がよく訪れる所である。
　展示によると、1937年の日支事変（盧溝橋事件から始まった中国全土への攻撃）から45年8月までの戦争での中国兵士の死亡数は154万人、捕虜になっての死亡数は118万人、中国人全部の死者数は3,500万人、経済的損失は6,000億ドルと記述されている。ゆっくり観ると2時間もかかるかもしれないが、観覧ルートに沿って足早に見てゆくとやがて出口にくる。そこの壁面に大きな写真が飾られている。それは握手している二人の顔写真であるが、毛沢東ともう一人が日本人、田中角栄である。日本と中国が国交を回復したのが今から25年前、田中角栄が総理のときであったのである。中国にとって田中角栄は「古い友人」なのであろう。
　応接室で始まった最初の講話は「大河北」（中国では北京、天津、河北省など揚子江の北部一帯をこのように呼んでいる）を中心とした日本軍の細菌戦の実態からであった。講師の郭成周医師は元中国軍事科学院の軍医で細菌学者、1989年に「細菌戦士毒気戦」を出版された方である。88歳、やや痩せすぎだが年齢を感じない活発な説明で感服した。

郭成周医師の談話で当時の日本軍が展開した細菌戦の概略がおぼろげながら理解できたが、以下の三つの点が印象深かった。
　一つは「私は1988年まで日本の細菌戦を知らなかった」というベテラン軍医の発言である。理由を聞くと「ソ連の731部隊を裁いたハバロフスク裁判でも日本軍が細菌戦をする予定であった程度であり、その具体的証拠が無かったこと」「人民軍は当時の日本軍の細菌戦の具体的な物的証拠を持っていなかったから」という。私が「それはおかしい」と質問すると「当時中国では新国家建設が最重点課題であって、1980年代後半まで具体的に日本軍の行なった細菌戦の調査をする余裕などなかったのだ」との答えであった。
　確かにそのとおりで、15年戦争中の広い中国の農村で、混乱のなかで、患者一人ひとりの細菌の同定や疫学的調査などしている状況など無かったであろうし、発病情況を示す資料すらなかったから当然であろう。しかも日本軍は敗戦で証拠隠滅のために総てを焼却して日本に帰ったからなおさらであろう。したがって中国で日本軍の細菌戦を問題にし始めたのは、なんと80年代後半からであるというのである。
　二つ目は731部隊といえばすぐにハルピン郊外の人体実験が連想されるが、731部隊はそんな小さな部隊ではなかったことを改めて知らされたことである。731部隊の始まりは、満州事変直後の1933年、チチハル近郊の五常県背陰河（はいいんほう）に設置された「東郷部隊」からである。しかし38年頃にそれがハルピン近郊の平房に移転・拡大し関東軍防疫給水部、別名「731部隊」となった。そして侵略戦争の拡大につれて38年2月、北京に北支那防疫給水部として「甲」1855部隊が設置され、39年4月には南京に中支那防疫給水部として「栄」1644部隊、39年8月に広東に南支那防疫給水部として「波」8604部隊、さらに戦線の拡大に従って42年12月にはシンガポールに南方軍防疫給水部として「岡」9420部隊が設置されたという。つまり配下には4支部があり、15年戦争中中国東北部からマレーシアまでに亘るすべての戦線で細菌戦、毒ガス戦、人体実験を行なっていたのである。
　このような広範な展開とともに、731部隊本部の直属の関連施設として東北地域には531、637、162、643と呼ばれる各支部部隊と長春の軍獣防疫廠100部隊、大連衛生研究所もあり、安達には広大な「細菌実験場」をもって

いたのである。

　当時「細菌」は東京の陸軍軍医学校防疫研究所防疫研究室から上海の福民医院に運ばれ、ここから各地に分配されて増菌されて使用されたらしい。これらの「防疫部隊」は総計で64支部となっていたという。部隊員は合計2万人、中国人の要員と合計すると4～5万人であった。「731部隊」、それは15年戦争中には当時の全戦線に展開された特殊部隊であったのである。

　郭成周医師からの話しで三つ目の驚きは、北京の1855部隊といっても細菌実験、人体実験、細菌・毒ガス作戦が「支部」でも大々的な体制で取り組まれていたことを知らされたことであった。北京市内の協和医院、静生生物調査所、防疫給水部本部、大枇製造細菌武器所がそれである。

　訪中3日目、石家荘へゆく日の午前中、北京の1855部隊の遺跡を見学した。防疫給水部本部は有名な天壇公園の西門の直ぐ近くであった。戦前は「典樂寮」であったものを日本軍が接収して本部としたものである。広い敷地と立派な中国式の屋根の稜線が反り返った朱塗りの木造家屋であった。見学当日は大勢の人が「典樂寮」としての修復保存のために働いていた。協和医院はもともと私立の医科大学であったもので日本軍が接収し、人体実験などを実施していたといわれている。当時は一切中国人が中へ入れなかったので、そこで何が行なわれていたかは不明という。現在は協和医科大学となっているが、ここは有名な人類の世界遺産であった「北京原人」が保管されていたところでもある。終戦で当然に日本軍が引き上げていったが、「北京原人」は無くなっていたのである。

　郭成周医師、謝忠厚河北省社会科学院現代史研究所長、黄清陸軍307医院教授の3名の講話の後、慮溝橋に行ってみた。500メートル程の立派な石畳みの橋である。左右両方の欄干には石を彫刻した獅子が約500体鎮座している。笑っている獅子、子どもを抱いている獅子、形相を変えて怒っている獅子と一体として同じ獅子はいない。おそらく明の時代に首都が北京に移されてからの北京郊外の観光地であり、現在もそうなのである。しかし10年前に訪ねた時の周辺とはまったくの様変わり、かつての農村風景はなく住宅が立ち並び、付近に幹線道路（高速道路）が建設中だった。

6. 河北（北京周辺）での日本軍の細菌戦、
　　毒ガス戦、人体実験の実相

　日本軍の「医学犯罪」の象徴は平房の「731部隊」のそれには違いない。しかし当時国際的に禁止されていた「細菌戦」や「毒ガス戦」を日本軍が実戦で使用したのは、中国の東北地方よりもむしろ北京周辺の「大河北」（中国では北京、河北省、山西省、山東省、河南省、湖南省、江蘇省など揚子江の北部一帯の呼称）や揚子江を取り巻く所謂「中支」が主な作戦地域であった。そしてそれを実行した中心部隊が前述した北京の甲「1855部隊」や南京の栄「1644部隊」であった。

　郭先生の講義のあとに謝忠厚先生が当時の日本軍の「大河北」での「細菌戦」や「毒ガス戦」を話してくれた。謝忠厚氏は河北省の社会科学院現当代史研究所の所長である（「現当代史研究所」という研究所の名称のように、中国では日本よりも近・現代の歴史の研究にも重点を置いていることが印象的である）。謝忠厚氏によれば1855部隊はこの地域に16の支部を設置して細菌戦等を実施したという（氏は1991年から出版されている「抗日戦争研究」の2002年1号に華北甲1855部隊の研究を寄稿）。彼の講話を順を追って記載すると以下のようである。

（1）生体解剖

　日本軍の元軍医の戦犯管理所での告白からまとめると、河北省での最初の「生体解剖」は1938年、最後のそれは45年7月であるという。42名の軍医の告白（中村三郎、湯浅謙、吉沢行雄、等々）から135人の中国人が確実に生体解剖されたという（これらを「細菌戦与毒気戦」（謝忠厚著）に一部記述）。

　上述の元軍医湯浅謙氏は当時山西省潞安の陸軍病院にいた医師で、帰国後自分の行なってきた残虐行為を反省して積極的に告白し、戦争の悲惨さを訴え続けている。湯浅氏によると1943年から45年の2年間に8回8名を生体解剖したという。「手術室に集まれ」といわれて入ってゆくと、「アイヤー、マーヤー」と泣き叫ぶ両手を後で縛られた1人の中国人男性を、看護婦は

「麻酔するから痛くないよ」と片言の中国語で慰めていたそうである。この最初の解剖は上官につつかれて、震えながらメスを持ったと湯浅氏は告白している。ところがその後犯罪を繰り返すうちに、今度は自分の部下の衛生兵を突いて生体解剖をさせて「解剖学」を教えたと告白している。湯浅氏は戦時中の生体解剖を告白した唯一の元日本軍医である。

このように、河北での生体解剖は731部隊関連の細菌戦部隊だけではなく、中国戦線につくられた野戦病院の軍医たちの間で広範に行なわれていたようである。また細菌戦のための「人体実験」(毒力テスト、ワクチンテスト等)も多数行なわれていたが、その犠牲にされた鄭愛芝さんの手記も存在するという。これらの細菌、毒ガスの実験材料にされた中国人の生き残り83名の調査記録も存在し、近々社会科学院の研究書に発表する予定という。「これらの最近わかってきた事実から推測すると、河北での1855部隊を中心にした犯罪行為はいままで知られていた以上に、実際はもっとひどいのでないか?」と謝忠厚氏は指摘していた。

(2) 毒ガス戦

日本軍は「大河北」を毒ガス戦の重点地域にしており、毒ガスは約1,010回使用されたと推定されている(中国人民政府樹立後に戦時中の古い地方紙の記事を収集し集計した統計)。使用されたガスの種類はマスタード、催涙ガス、くしゃみガス、窒息ガスであった。そのうち、はっきりしている133回で約3万7,020名が死亡したと思われているという。

これらが使用された場所は戦場だけではなく、農村の一般農民にも使用されて、その107回の使用で農民9,184人が中毒、6,291人が死亡(合計1万5,475人)しているという。800人が有毒ガスで死亡した「北担村」事件、無抵抗の村民150人が殺された「老虎洞」事件などがその典型だそうである。

1,010回の毒ガス使用のうちの80回に使用されたガス弾1万4,143発の内訳は、

　からし弾(きい弾・イペリット・びらん剤)1,006発
　窒息弾(あお弾・ホスゲン・窒息剤)256発
　有毒ガス弾(内容不明)3,206発

その他（ガス手投げ弾など）2万2,216発
であり、6,291名が死亡し、9,184名が傷害をうけているという。

　終戦で日本軍は多くのガス弾を地中に埋めて帰国したが、それが「遺棄化学兵器」となったわけである。ところがその数がどれくらいで、何処に遺棄されたかは現在殆ど不明であり、中国にとっては現在も深刻な問題である。中国の見解では約200万発が遺棄されているという。今年8月に入ってからもチチハル周辺で遺棄毒ガス弾で2回の事故があったと日本の新聞も報道している（この件については後で詳しく見聞記を記載する）。

　最近、細菌戦の犠牲となった鄭さんの娘さんが「細菌戦と毒ガス戦の特別調査」という論文を発表した（2003年10月10日）。これは山西省での毒ガス、細菌戦の被害者の生存者を訪問調査したものである。この鄭さんが存命で、83人を代表して日本政府に賠償を求める裁判を現在準備しているとのことであった。

（3）細菌戦（日本陸軍では「〇ホ号指導計画」と暗号で呼称）

　もともと「731部隊」を石井四郎がつくったのは「細菌戦」がこれからの戦争では重要であるという認識からであった。そして15年戦争の中国がその格好の実験場となったわけである。その有名な「作戦」は中国揚子江南部の浙江省寧波（にんぽう）や浙かん鉄道沿線の細菌戦だが、謝忠厚氏は「大河北」での細菌戦を詳しく説明してくれた。

　「大河北」地域では日本軍は70回ぐらい細菌戦を行なっているという。それは住民の食べる西瓜や井戸に細菌を混入したりするものから、大規模に飛行機から細菌を撒布するまでさまざまであったそうである。それによって「大河北」地区だけで約27万人の死者がでていると推計されている。この数字の根拠は当時の新聞発表と日本人の戦犯の供述からという。

　この回数や死亡数はやや曖昧であるが、しかし考えてみればこの曖昧さには原因がある。実施した当の日本軍の資料はほとんど焼却して存在しないこと（少しはあるが現在の防衛庁は閲覧を拒んでいる）、病気が流行していても当時の中国の状態ではそれがどんな病気で、流行の原因は何で、何人がどのように発病したか、を的確に把握する状況ではなかったこと、さらに戦争中な

ので人々の戸籍や住所からの追跡などはできないこと、感染が確認されても日本軍に情報を与えないため(細菌戦の効果を日本軍が知りたがっているのは当然だから)にそれをあえて秘匿したこと等々で結果的には過去の出来事として極めて曖昧にしかつかめないのが現状なのだそうである。このような困難な状況にあることを理由に、「細菌戦はなかった、デッチ上げだ」と逆に非難している日本の学者さえいるのである。

　前述の郭成周氏が編纂した「侵華日軍細菌戦紀実」は、「大河北」での日本軍の細菌戦の様子を次のように克明に記述している。当時どんな手段で日本軍が細菌戦をしていたかが具体的に理解できるので、やや込み入った記述であるが列記してみる。

＊1938年（コレラ、腸チフス）
・河北の鉄道、公道の沿線の村々の井戸にコレラ菌、腸チフス菌を投入し、8月1ヶ月で4〜5万人が死亡（新華日報1938年9月22日）
・道清鉄道の沿線にコレラ菌を撒布、内黄村、博愛村などで約100人が死亡

＊1939年（コレラ、腸チフス）
・「ぷ一阳」の井戸に腸チフス菌が投入された

＊1940年（コレラ、腸チフス）
・大清河河畔の新城で日本軍が撤退後にコレラが発生した

＊1941年（ペスト）
・日本軍は包頭でネズミ1匹1元で買い集め、10万匹のペスト鼠作戦を計画していた
・定県で日本軍はネズミの捕獲を命令した

＊1941年（コレラ、腸チフス）
・贊皇でコレラ菌が撒かれ、60人死亡

＊1942年（ペスト）
・定県の油味村の掃討作戦後、多数のネズミの死骸が発見（「戦略的撤退作戦」という）
・日本軍が定県の掃討作戦後撤退したが、便所や壕堀に多数の死鼠が発見された

- 翼中幹口でペスト菌鼠を放し、そのため鼠を食べた猫も感染し死亡した
- 日本軍は翼中掃討作戦でペスト鼠を放った
- 翼中正定、翼南、等々の地区でペスト鼠を放った
- 日本軍が深澤等々の掃討作戦後ペスト鼠を放った
- 山西省五台県の掃討作戦後、ペストで30人が死亡した（医学鑑定書あり）
- 潞安西菅において細菌感染で3日間で家族全員が死亡する家が多くみられた
- 飛行機で南陽上空からペスト菌の付着した高粱と食糧がばら撒かれた
- 河曲、保徳等でペスト患者が多発し、数十人が死亡した
- 敵機が狭省、普省等に飛来し、その後五臨で205人、河西で82人、その他3ヶ所でそれぞれ21人、313人、26人がペストで死亡した
- 滑県、浚県等7ヶ所でペスト菌が発見された
- 五原その他22ヶ所でペスト菌が撒布、2ヶ月で289人が死亡（中国衛生省速報）

* 1942年（コレラ、腸チフス）
- 楡社、官地堂等の井戸に菌が投入された
- 新郷で腸チフスで数十人が死亡
- 滑県、浚県、河曲等で腸チフスが流行
- 山西黎城でチフス菌が投入され、日本軍も数十人死亡した
- 山西五台で腸チフス菌が投入され、35人死亡（日本軍捕虜菊池中尉供述）

* 1943年（ペスト）
- 普察翼霊寿県でペスト鼠や蚤が放たれ、毎日40～60人が死亡

* 1943年（コレラ、腸チフス）
- 太行でチフス菌が投入されたが、日本軍も数十人死亡した
- 魯西館陶等でコレラ死が2万5,291人（日本人捕虜林茂美の供述）
- 河南新郷で腸チフス菌が投げ込まれ、多くの中国人が死亡
- 北京でコレラ菌が撒かれて300人が死亡

* 1944年（コレラ、腸チフス）
- 林県城、林県城北等でコレラ菌が投入され100人以上が死亡（日本人捕虜鈴木中将供述）

・冀氏県蘭村でスパイ（漢好）がチフス菌を井戸に投入し、チフス患者が多数発生
＊1945年（ペスト）
・普綏区の河曲巡鎮にペスト菌が投入され、流行し、鎮の全員が死亡

以上が「大河北」での細菌戦の中国側の実体把握だが、当時の新聞記事、生き残った被害者の証言、治療した医師の証言（有名な寧波の細菌戦では地域の病院の医師が患者の腫脹した淋巴腺穿刺液からペスト菌を検出している）、町や村の行政組織の告知文章（時事公報）、日本軍人の告白等からの調査で明らかになったようである。

当時は一般的には人々は「細菌戦」などは考えてもみなかったことであり、医学界でも同様だったのではないか。しかし上述の克明な記録とともに、731部隊の一部を裁いたソ連での「ハバロフスク裁判」で、731部隊の細菌製造部長川島清は「細菌戦」を行なったことを正確に証言している。また当時の731部隊の細菌製造能力は、1ヶ月間でペスト菌300キログラム、チフス菌800〜900キログラム、炭素菌500〜700キログラム、コレラ菌1,000キログラムの製造が可能であったと証言していることからでも明らかであろう。

また「満州帝国軍医団雑誌46号」には「細菌撒布作戦」が掲載されているが、それによると、方法は菌液撒布（空中・河川・井戸）、粉末撒布（空中・河川・井戸）、ガラスアンプル投下、有菌昆虫・小動物撒布、有菌動物排泄物撒布、空輸挺身隊投下、漢好（スパイ）による撒布、掃討後撤退時散布作戦、陶器爆弾等々と多彩である。

東京にあった陸軍軍医学校の防疫研究室の「論文集」に「陸軍軍医学校防疫研究報告集2部」がある。終戦後アメリカ軍が没収したがその後返還された。この論文集は大部分が〇秘と印が押されているが、次のような論文がたくさんある。

「パラチフス菌毒力増強試験」「コレラ菌の毒力増強に関する基礎的実験」「各種食品に附着せしめしコレラ菌の生存に関する実験」「細菌の大量培養について」「各種果物根菜類上における鼻疽菌の生存に就いて」「ペスト免疫に関する研究」等々である。一般的には病気の治療に「菌毒力増強試験」は不

必要である。またコレラ菌の食物への付着試験など治療する立場からはとうてい考えられない。このような論文をみれば当時の軍部は明らかに「細菌戦」を準備していたことが証明できるわけである。

7．遺棄化学兵器とその被害の実体

(1) チチハル「8・4事件」

「…日本軍は侵略してきて多くの中国人を殺した。そして平和になった今でも私たちは日本から被害を受けている。日本政府は侵略戦争をしたことを中国人民に謝罪すべきだ！」

このきりっとした発言は、日本軍の遺棄したマスタード毒ガス（からし弾）で昨年8月4日に全身を火傷した27歳の女性・牛海英（nu hai ying）さんの自らの被害状況の説明の締めくくりの言葉である。

私たちの今回の訪中調査は731部隊の罪状の実体調査とともに、日本軍が中国に「遺棄」してきた「化学兵器」の実体も知ることであった。4月21日に石家荘の藁城市第一中学校の遺棄毒ガス弾での児童たちの被害を聞き、その夜の飛行機で1時間30分のフライトでチチハルに着き、翌日、ホテルに用意された一室でチチハル「8・4事件」の真相を聞いた。

「8・4事件」というのはチチハル市の中心街での駐車場建設現場で、2003年8月4日の早朝に発生したガス洩れ（日本軍の遺棄毒ガス缶）事件で、44名が受傷し、うち1名が死亡した事件のことである。「チチハル市8・4事件臨時救急指導グループ」の組長の郭海洲氏の説明によると事件は次のようであった。

8月4日の早朝4時、駐車場建設現場で土砂の発掘作業中にドラム缶5本が出てきた。うち2缶は完全に壊れて中身がなく、2缶は外観が錆びていた。残りの1缶を作業員が器械で破壊したところガスが噴出し、液体とガスは機械と土砂にふりかかった。作業員はそれが毒ガスとは気づかず、いつものようにそのドラム缶の処分を廃品回収場行きとして作業を終えた。

ところが夜6時頃になって作業に関係した人の3人が頭痛、目の痛み、め

まい、等を訴え、自分で近くの診療所で治療を受けた。しかし同様の症状を訴える人が次々と増え、「これはおかしい」ということで、近所の陸軍203病院を受診した。軍病院では原因を毒ガスと疑い、政府公安部に報告し、市政府も緊急危険化学品対策を取ることとなった。

(2) 牛さんの被害状況

この建設現場の作業と無関係なはずの牛海英さんが被害を受けたのは次のような経緯である。彼女は若いが現場近くで「廃品回収業」を営んでいる。その日はいつものように朝仕事場に出ると、知り合いの李さんが三輪車でドラム缶を運んできた。その友人の王さんも後から三輪車を押してきたが、その1本のドラム缶から白煙が立ち上がり、芥子臭がしていた。しかし気にも留めず牛さんはいつものようにそのドラム缶を買い上げて、従業員に処理を指示した。

ところが正午頃になると、顔が暑く真っ赤になり、しだいに首から上が腫れ、眼も充血してきた。同時に頭がふらふらして、「日射病にでもかかったか？」と思った。しかしその後しだいに涙がとめどなく流れだした。夜7時頃、ドラム缶を運んできた李さんの奥さんが「夫は嘔吐がとまらないので203病院に行った。あなたも早く病院を受診しなさい」と告げてくれたので、近所の診療所に行ったが、「手におえない」といわれた。そこで9時半頃になって203病院を受診した。そのとき入院していた李さんはもう意識不明となっていた（その後死亡）。

入院したが牛さんの眼からは涙が「水道の蛇口のように」流れて苦しかったという。中毒後6～7日間は腹痛などもあり酷かった。20日間、眼があけられず、目と口のまわりにクマができ、腋の下や腹部に水泡ができてきた。何時までたっても腹の火傷が治らなかったので皮膚移植も受けた。107日間の治療を受けて臨床的に治癒ということで退院した。しかし今でも強い光に当たるとまぶしく、目が痛く、喉が痛み、痰を喀きだしにくく、手や腹の火傷の痕が痒く、今ひとつ仕事に意欲がわかないという。

やや興奮して話してくれた牛さん、目鼻立ちのくっきりした美人であるが、化粧をしてきたのであろうが両頬には火傷の傷痕がみえて当時の悲惨さを見

せ付けられるようであった。

　この「遺棄化学兵器」を掘り起こしたチチハル市も大変であった。まず当日掘り起こした5本のドラム缶の行方が問題であった。空の1本は牛さんの作業場にそのまま、残りの4本は牛さんの回収場から数ヶ所の鉄くず製鉄所へ運ばれていた。また8月4日に建設現場から掘り起こされて運び出されたマスタード液で汚染されたトラック470台分の土砂も市内いたるところに運ばれていたのであった。

　市では150人で調査班を組織し、掘り起こされた土砂とドラム缶が何処に運ばれたか、関係したと思われる建設現場、学校、居住区等を調査せざるをえなかった。その調査によって中毒被害が発生していた5ヶ所を含む11ヶ所を封鎖した。事故発生の数日はチチハル市は大騒動となったのである。当時の中国の新聞は「チチハル大掃除」という見出しで事件を報道したという。

　また中毒被害者の治療については1ヵ所に集中することとし、設備とスタッフがそろっている解放軍203軍病院を指定した。すでに入院患者に対応していた203病院は翌日8月5日に原因を「マスタードガス中毒」と確認していたので、伝染病棟の一部を「マスタード病棟」と改称して受け入れにあたった。

(3) 「マスタード（イペリット）中毒」

　チチハルのこの「8・4事件」では総計44人（男41人、女3人）が受傷し、男1名が死亡している。この治療には解放軍203病院の「マスタード病棟」で行なわれ、北京の解放軍307病院の黄教授が主として指導している。黄教授はこの44名（8歳〜55歳）の症状をまとめて私たちに教えてくれた（4月19日に北京・抗日人民記念館で）。

　このような多数の「マスタードガス中毒」の経験は、世界的にも貴重な記録であるので、やや専門的になるが、ここで記載する。

　中毒の発症は死亡した李さんのように濃厚なガスに直接接触した場合には3時間ほどで症状があらわれているが、やや間接的な場合には12時間ほどで発症しているようである。直接ガスに被曝した人は2〜6時間後にまず眼球結膜の充血が現れ、流涙が激しくなり、その後12時間後に皮膚の発赤、

そして皮膚の水泡形成がみられている。

汚染した土壌による間接的な汚染被害の場合には症状の発現は遅く、二十数名は翌日に上記の症状がひどくなり、受診している。汚染現場を通りかかった子ども（8歳）だけは結膜充血のみで皮膚症状はなかった。

被害者に共通する症状を列記すると次のようである。

- 眼球結膜の充血　31名
- 眼球結膜の充血、上眼瞼の水泡形成　13名
- 躯幹の皮膚の水泡形成　43名（範囲は全身の1％から95％までと多彩、手、足の露出部の障害は31例）（外部生殖器、臀部の障害も若干例）（発赤→水泡→破れ→化膿）（最終的に皮膚移植した人は10例）
- 呼吸器障害　15名
- 咽頭痛　7名
- 鼻閉　3名
- 全身倦怠　18名
- 頭痛　10名
- 嘔吐　17名
- 食欲不振　3名
- 肝機能障害　13名（GOT、GPT上昇）
- 白血球減少　4名

以上であるが、これまで毒ガスとして使用されてきたホスゲンガス、青酸ガスのような窒息性ガスや、催涙ガスの臭化ベンジル、くしゃみガスのクロールアセトフェノンなどの中毒の発症は即座だが、このマスタードの発症だけは非常に遅いのが特徴である。

（4）死亡した李さんの症例（チチハル解放軍203病院の主治医の説明）

33歳、男。

入院時所見―嘔気、咽頭痛、眼球結膜充血、皮膚の水泡形成（被災後8時間？）

入院時処置―石鹸水で全身清拭

入院後7病日で発熱
検査所見―白血球3万→2.4万→その後徐々に低下→9病日 1,000→その後 500→7病日には、6,000と回復―血小板、7病日に5.4万と減少
6病日に呼吸困難となり気管切開、骨髄障害と診断し無菌室に移動、強力な抗生剤を投与、18病日、大葉性肺炎症状が見られ、その後ショック症状となり、午後8時25分死亡
（派遣された日本人医師3名が対診→中毒による骨髄障害と診断）
（投与した薬物は中国名のため正確には聞き取れず、どんな成分の薬かわからないが、先方がいうままに書くと、内服：G‐CSF：特泉津、注射：胸腺十八及丙球蛋白等）
・剖検所見―肝細胞の変性がみられた。（剖検記録は未だ発表されていないが、私たちは強く発表を要望してきた）

現在中国の遺棄化学兵器の被害者たちが日本政府にたいして損害賠償を求め裁判をおこしている。また最近は隔月に1件ぐらいの頻度で中国での遺棄化学兵器による小規模の被害が報道されている。

8．延々と、どこまでも続く黒い大地

（1）中国東北の大平原

4月21日石家荘、22日チチハルで日本軍の遺棄化学兵器による被害を具体的にみて、その今日的な課題を理解したが、いよいよ今度はハルビン・平房の「731部隊」跡の見学である。

チチハルからハルビンまでの移動は今度は列車であった。直線距離で約300キロメートルであるので飛行機での移動も考えられるが、おそらく黄さんが配慮して仕組んでくれた列車での旅となった。広軌の電車でチチハル―ハルピン間は約3.5時間であるという。特急列車は時間の都合で取らずに普通列車であるという。しかし普通列車といってもハルビンまでの3.5時間に停車駅が一つだけという。

列車の中は広軌なので北陸線のそれよりゆったりとした感じだ。二人がけの椅子が向き合っていて、その真ん中にテーブルがあるというゆったり座席である。テーブルの下にお湯を入れるサモワール（日本の終戦後のブリキ製のそれに似た）が置かれている。列車が空いていたので9名がそれぞれにゆったりと座席をかまえた。時折若い男の売り子がワゴン車にジュースやお菓子などを載せて売りに来る。またその合間にお湯の継ぎ足しに叔母さんもやってきた。

　チチハルをでた列車はひたすら走っていた。しかし行けども行けども黒々した大地が続くだけである。地平線だけが空との境界なのである。時々湿地帯のような土地も現われる。何回かここを訪れたことのある池田さんによると、この大地の下30センチはツンドラであり、農業は不可能であるという。時折見えてくる沼、その中に転々と黒くて丸い造花のようなものが印象深く目に写る。池田さんは「たくさんの日本の兵隊が敗戦の時にこのヤチ坊主を足場にして逃げようとしたが、結局は沼に溺れて死んだらしい」と話してくれた。

　遥かな広漠たる黒い大地と地平線、2時間走っても民家など見えない。枯れ草の平原と沼、そしてところどころで出くわす「ヤチ坊主」、中国の広大さに圧倒された。

（2）大慶油田

　約2時間も走ったろうか？ようやく線路脇に小屋がみえてきた。小屋の横にうず高く積まれているものがある。よく見ると収穫を終えた高梁の茎であった。時々目に触れるこの茎を山積みにした農家とその数軒の集落が印象的であった。まだ芽吹いていないアカシヤの小枝にところどころに鳥が巣を懸けているのも目に付き始めた。その光景に見とれていると、アカシヤ林の中に突然上下に動いている黄色い鉄枠が見えてきた。しかもその同じ物があちこちに散在しているではないか。ちょうど日本の井戸の掘削機のそれである。そのうちに私はなるほどと気づいた。「大慶油田」なのである。

　列車はようやく速度をおとし、やがて停車した。目の前には黄色い小さな掘削機が林立していた。ハルビンまでの3.5時間の電車旅行で停車駅が一つ

だけ、その停車駅が有名な大慶油田であったのである。ゴットン、ゴットンと軸棒が上下して原油を採掘している。

中国の「文化大革命」は1960年に始まっている。この年を境に日本共産党に属した人々は中国から追い出されたので、私には忘れられない出来事であった。そして同時に中国共産党が当時掲げたスローガン、「大慶に学べ」も私には強く印象に残っていた。私は「うーん、ここが大慶か」とアカシヤ林の中の黄色い小さな掘削機を眺めたのである。

大慶はチチハルとハルビンのちょうど中間に在り、松花江とノンジャン江に挟まれた広大な地域である。大慶油田は現在の中国の石油消費量の3分の1に当たる約5,000万トン（年間）を生産している。

1959年に発見され、63年より製油に成功した。時恰も「文化大革命」（1960～70年）の最中、中国革命に成功したがその後の農村改革で失敗した毛沢東は、この大慶油田の発掘を「自力更生」のスローガンにして、「大慶に学べ」と大号令して、農村に青年、知識人を「下放」する象徴としたのであった。資本主義諸国の援助などいらない！自力で資本主義を追い越すのだ！と力み返った時代。「文化大革命とは何であるのか？」と注視せざるをえなかった私には、この「大慶に学べ」が極めて印象深かったものである。

聞くと、この大慶油田も近年産油量が年々3％前後減少しており、油田労働者の解雇が行なわれ、それに抗議した数万人の抗議デモが発生しているそうである。私は石油発掘のことは全然わからないが、このような手工業的な生産様式は現在の中国の生産力と見合った形式かもしれないとも考えた。しかし国民総生産の拡大という点からみて、もっと大々的な資本投下を中国政府自身も期待しているのであろうとも思って眺めているうちに列車は再び動き始めた。

9．「侵華日軍第731部隊罪証陳列館」

（1）「記住我們」

4月24日、朝8時半マイクロバスでホテルを出発する。気温14度C、晴。

ハルビンの中心から南東14kmの平房にある旧日本軍731部隊本部遺跡に向かった。

途中旧日本領事館として使用されていた建物を外から見学する。これは当時の陸軍憲兵隊が実験の被験者「マルタ」を731部隊へ運ぶ中継所でもあったという。約30分で平房の街並みに着く。

当時の731部隊は約120平方キロメートルともいわれる広大な敷地を占拠していたというが、そのほとんどが今は平房の住宅、商店、工場となっている。住宅街の真ん中の新京大街には731部隊の旧吸水塔が赤レンガの高い塔としてそのまま残っていた。1,500人以上ともいわれた731部隊隊員の家族宿舎が街中にそのまま現在も庶民のマンションとして使用されている。また「マルタ」を焼却したという「焼却炉」も今は取り壊されてその跡が工場となっている。

そんな平房の街並みを縫って行くとコンクリート塀に囲まれ、広々とした広場を前にした2階建て赤瓦の「731部隊本部棟」（現「陳列館」）に着いた。広大な敷地、そこへの鉄道路線の引き込み、隣接する小飛行場、これらは規模の大きさからしてもアウシュビッツを連想させるものであった。凍傷実験室、特設監獄のロ号棟地下基跡、二木班結核実験室、これらの遺跡の前に立つと「731部隊」に殺された3,000人の慟哭が聞こえてきた。

元の731部隊の本部棟は2棟からなっており、その前棟の2階の中央が現在の陳列館の応接室となっている。玄関から2階への階段は東京赤坂見附にある元近衛師団本部（現公文書館）の階段と似ており、上り階段と下り階段が区別された重厚なものである。石井四郎の好みだったのであろうか。応接室で陳列館館長の王鵬氏より概略の説明を受ける。

本部棟の前棟の1、2階が陳列室となっている。その入り口の説明パネルによると、731部隊全体の敷地は6平方キロメートルで、付属の飛行場、引き込み鉄道路線があったとされている。

731部隊の成立の歴史（1933年設立）や機構の説明のパネルによると、最初に設立された場所「背萌河鎮」から「平房」に移転した理由として、背萌河鎮は反日軍の勢力が強く研究に不適であったこと、平房は駅が近く輸送に何かと便利であると考えられたと記載されていた。当時「マルタ」として囚

われた中国人が反日軍と呼応して暴動をおこした1936年の事件のことを指しているのであろう。

　パネルは、731部隊の編成はつぎにようになっていたと説明している。

　第1部：細菌研究部
　　　　　—チフス、コレラ、ペスト、ウイルス、結核、炭疽、天然痘、凍傷、病理
　第2部：実践研究部
　　　　　—植物根絶研究、昆虫研究、航空班
　第3部：石井式濾水器、陶器製爆弾製造部
　第4部：細菌製造部
　　　　　—ペスト菌製造部、脾脱疽菌製造部

と。そして1942年代のこれらの組織の幹部の集合写真が掲示されていた。軍刀を前にした石井ら軍医の後ろには、20〜30名のネクタイ姿の「医学者」が写っていた。

　展示を見ていくと、すでに日本に紹介されている人体実験の写真を中心にした部隊の「研究」の紹介や石井式濾水器や細菌培養箱等があるが、ここではとくに人体実験に関しての目新しいものがなかった。

　しかし、両腕と両足を拘束する革バンドが備えられた解剖台にはギョッとした。人間の四肢を強引に拘束しての解剖台なのであろう。また一室に吊るされていた「吊桂」(diao gua) が極めて印象的であった。それは長さ54センチメートルの鉄棒に長さ20〜10センチメートル前後の鉄棒5本を5センチメートル間隔に平行して並べて固定した簡単な器具である。その名称どおりに、おそらく人体解剖で取り出した臓器を手っ取り早く引っ掛けたものであろう。学生時代に生理学の実習で私たちが蛙やマウスの解剖をした際に取り出した臓器を張りつけた器具を連想させるものであった。これらの二つの器具を見れば、ここは「人」の病理解剖室ではなく、まったく動物解剖室であったのだろうと想像させるに充分なものであった。

　ある陳列室では、元731部隊員で、戦後自分の行なった罪状を告白した日本人の氏名が列挙されていた。上田弥太郎（1956年口述）、田村良雄（1954年口述）、実別某（ハバロフスク裁判）、石橋直秀、胡桃沢正邦、越碇男、鈴木

第4章　「記住我們」(ji zhu wo men) —私たちを忘れないで！　275

選、小笠原明、神谷実、沖島裂春、園田英雄、萩原英雄、三尾豊、大沢良明、等々（私のメモはやや不正確か？）。これらは主として1956年の6～7月に行なわれた藩陽・日軍戦犯管理所での特別軍事法廷での口述と思われた。

また、731部隊が敗戦でどのように日本へ逃げ延びたかが記された道順の説明が興味深かった。それによると平房⇒朝鮮釜山⇒特別列車で門司出発⇒萩⇒福井⇒金沢（ここで特別列車を解除）、その後⇒直江津⇒東京、と書かれていた。この「金沢」は1945年9月ころの金沢市鳴和の「野間神社」での731部隊員が「結集」していたというエピソードと一致するものである。

陳列室の最後の一室に、犠牲となった4名の方々の大きな顔写真が掲げられていた。どの写真もキリッとした理智的な顔立ちの30歳前後の青年である。その壁面に「記住我們」（私たちを忘れないで下さい）と書かれていた。この言葉が私の今回の訪中調査での最も印象に残ったものであった。まさにこの遺跡こそ私たち同時代人、とくに医学医療に関係するものへの「遺言」であり、「申し送り」なのであろう。

この部屋を過ぎると長い薄暗い廊下がある。そこは約3,000人の犠牲者（マルタ）のうち氏名の明らかになった約300名（うち88名が出身地も特定されている）の方々の氏名が書かれている鎮魂の一廊であった。

（2）「ロ号棟」

陳列館の中央の後の出口から出ると、広場があり、そこに「ロ号棟」の遺跡がある。

ロ号棟は日本字の「田」の字のように建築物が造られていた731部隊の核心部分である。田の字に当てはめれば、字の外枠の下辺が3号棟、上辺が4号棟、左辺が5号棟、右辺が6号棟、そして中の縦棒に当たる部分が廊下で、それに交わる横棒の部分に左に7号棟、右に8号棟が建設されていたという。問題はこの7、8号棟が「マルタ」を閉じ込め、実験した重監房であったのである。おそらく3～6号棟に軍属の医学者たちの「研究室」が並んでいたのであろうか。

これらの「ロ号棟」は敗戦時に731部隊自身で破壊されたのである。現在は基礎しか残されていない。その基礎跡は現在発掘作業が行なわれていたが、

露天掘りのような発掘の仕方で、覆いのカッパがその上に無造作に被せてあった。これでは貴重な遺跡も正確には発掘できないのではないかと気になった。

「ロ号棟」跡を過ぎた右手、約500メートル離れて「凍傷実験室」がある。21メートル×15.6メートル、高さ6.6メートルの厚いコンクリート製の建造物である。付属して冷凍ポンプ室が残っている。「マルタ」が次々とここに入れられて、吉村寿人によって凍傷実験がされたのである。

そこからやや離れて地下小動物飼育室、黄鼠飼育室が残されていた。これらはペスト鼠用の飼育室であったのであろう。また「ロ号棟」の左には二木班の結核実験室があった。ほぼ「凍傷実験室」と大きさは同等であるが閉門されていて中には入れなかった。

731部隊の当時の施設としては、死体焼却炉が2ヶ所、兵器庫、昆虫培養室、発電機室、ガス発生室、地下ガス貯蔵庫、地下蓄水室、航空班室、引き込み鉄道路、等々があったのであるが、それらは現在は平房の市街地となってしまい、残念にも十分には保存はされていない（今年2007年11月15日の訪中調査でその全貌はほぼ把握したが）。

（3）中国の遅れた「731部隊」研究

王鵬館長（侵華日軍第731部隊罪証陳列館）によれば、陳列館の前身である「管理所」が発足したのは1982年12月であり、拡大して陳列館を建てたのは95年8月15日、そして2000年になって遺跡の発掘を開始したという。1950年（解放軍が勝利して管理し始めた時期）から82年までは10万平方メートルくらいの範囲を簡単な囲いを作って、一人の監視員で管理していたという。しかし60年代から付近にどんどんと住宅が建てられていったのである。

1982年に管理所が作られたのは森村誠一氏の『悪魔の飽食』が契機であり、それまで研究する人がいなかったが、中国にも研究者が出始め、外国人も訪れるようにもなったので、管理所が作られたという経緯があると云う。

このような事情を聞くと、罪状立証、研究の拠点としての資料館としてはこれからという段階である。陳列館の収蔵リストはあるというが、見せてはもらえなかった。もちろん観客に配布するような陳列リストなどもない状態

である。731部隊の中国での研究は、前述の細菌戦の調査研究と同様に1970～80年代と非常に遅れて出発していることがわかる。その遅れた理由は次のように考えられる（私の推定）。

終戦後最初に731部隊跡を管理したのがソ連軍、ソ連軍撤退後は当時の国民党軍が管理し、そして数年間の内戦、その後に解放軍が管理下に置いている。その後は新中国の国家建設の創造期、やがて文化大革命の混乱と続いて、ようやく国家的に安定し、歴史的な研究にも眼が向き始めたのが1970年代後半となったのであろうと推測できる。したがって1982年までこの大切な「世界遺産」が一人の管理人に任せられていたのである。

辛培林氏（黒竜江省社会科学院歴史研究所）も「私は80年代から731部隊に関心を持った……」と述べている。その遅れた理由について氏は「日本との友好を阻害すると考えられたから……」ともいう。この発言はいろいろな意味を含んでいるように思った。

ナチスのアウシュビッツについては、第二次世界大戦後ただちに連合国が共同して取り上げた。しかし「731部隊」は中国内の混乱、終戦直後からの米ソの「冷戦体制」、そして日本政府のアメリカ一辺倒と戦争責任の「あいまい」主義、等々により今日まで「あったかもしれないが、確証がない」と「あいまい」にされてきたのである。

6万平方キロメートルといわれる731部隊のかつての敷地——少年隊舎、衛生兵舎も——は今では圧倒的な部分は平房の市街地となり商店や住宅が立ち並んでいる。「マルタ」を焼却したという焼却炉の場所も工場となっていた。これでは発掘のしようもない。731部隊の心臓部ともいえる四方楼地下監獄（ロ号棟）は石井によって爆破され埋立てられ、最近ようやく発掘され始めたが、露天掘りのように掘られ、中途半端な発掘現場のその上にはテントが無造作に載せられているだけである。大きな凍傷実験室もコンクリート部分のみが残されてはいるが、その細部は未だ知る由もない。

「731部隊」、これはポーランドの国立オシヴィエンチム博物館（旧アウシュビッツ収容所）と同様に人類史上まれにみる国家犯罪、医学犯罪であり、戦争の悲惨さを後世に伝えなければならない重要な遺跡である。この施設を人類の負の「証言」として後世に遺すことは、中国政府の責務であるととも

とに、わたしたち同時代人、とくに日本人の責務であるような気がした。国際的な人類の遺産として、日中共同で今からでも付属研究所の設置、専門研究者による発掘調査があってもよいのではないか。

10. 中国医科大学

　中国医科大学は瀋陽駅に近く、付近には遼寧省総工会、遼寧賓館や中山公園がある瀋陽市の中心部に建っている。かつての「偽満州国」時代に日本政府が作った「満州医科大学」がその前身である。繁華街の道路に面して建った薄いピンク色（剥げているが）の瀟洒な趣のある校舎であった。もちろんその横には付属病院も併設している。

　そんなに大きくもない校門をくぐると、木立の植えられた庭園風の広場があり、若い学生が三々五々話しながら歩いている。4月26日、瀋陽は春、3～4メートルもあろうと思われるライラックの大きな樹から薄紫色の花が香りを放っていた。

　今回の訪中調査の重要な目的の一つが中国医科大学の訪問であった。この中国医科大学での私たちの具体的な目標は、解剖学の姜樹学教授と微生物学の周正任教授から戦前の「満州医科大学」の状況について話を聞くこと、同時に北野政次関連の研究論文等の有無の調査であった。2人の教授は学生への講義の前に時間をとって、それぞれ1時間の講話ということであった。

（注）北野政次：旧満州医科大学の教授で、その後731部隊の部隊長となり、戦後は悪名高い製薬会社「日本ブラッドバンク」（その後ミドリ十字社と改名、現在三菱ウエルファーマー社）」の設立に一翼を担った人物。

（1）解剖学の姜樹学教授

　姜樹学教授は「1971年に調査にきた本多勝一（『中国の旅』朝日文庫）の話から731部隊に関心をもった」と話し始めた。姜教授の年齢は55歳から60歳前後と思われ、詰襟の褐色の洋服を着た実直な感じの学者であった。年齢から推定すれば当然医学部入学は戦争終了後（1958年？）であり、「満州医科大学」についてはまったく経験してはいないわけである。したがって私たちが知りたい戦前の問題については、姜教授も耳伝えに聞いた話とわずかに

残っている病理組織標本等からの説明であった。

　姜教授は、満州医科大学時代に解剖学教室で死体処理の要員をしていた張丕卿氏（故人）から聞いた話をしてくれた。張氏は姜教授が解剖学教室で仕事を始めた頃もまだ教室で用務員として働いていたのである。その話とは以下のようであった。

　1941年ごろ、学生の死体解剖の後の死体処理をしていた時に、いつもと違う死体があることに気づいた。ホルマリン漬けの解剖用死体の肌は黄色であるが、その死体の肌の色は白っぽく、死体に新鮮な血液が付着していたからだという。そのような死体を41年の冬から43年までに18〜19体処理したというのである。張氏が当時の教室の解剖担当の日本人西村医師に、この遺体は何処から来たかと質問したら、「意識不明で、セイケイ町（当時の「憲兵隊本部」の所在地名）から」とのことであったという。しばしば解剖台の周囲には憲兵の軍靴の跡と思われる多数の足跡があったことから推測すると、憲兵隊が意識不明の状態でここに連行し、解剖を監視していたと推測せざるをえなかったというのである。それらの死体は衣服も付けていたとのことであった。

　（注）姜教授の注釈では、以上の話は「細菌戦と毒ガス戦」319頁に掲載されているとのこと。

　姜教授が持参して見せてくれた当時の書類のなかに、「全部晒骨屍体解剖通知書」が何篇かあった。公式な病理解剖許可願いのような書類である。みると肺浸潤で死亡したという屍体番号1717号・27歳「張振邦」と肺結核で死亡したという屍体番号1718号・37歳「王順発」の通知書には、その死亡年月日は昭和11年8月15日、午後2時とまったく同時刻のものも見受けられた。これは誰が見ても極めて不自然であることは明らかである。張氏の上述のような証言を裏づけるものでもあると思った。

　姜教授が私たちに見せてくれた満州医科大学時代の論文のなかに「鈴木直吉」名の英語論文があった。そのなかには「中国人の新鮮な組織切片を使った」と記載されている。姜教授はこの論文は東北大学の鈴木直吉教授の論文であり、東北大学医学部の学術雑誌に掲載されているという。

（注）1941年当時、鈴木直吉は南満州医科大学解剖学教室の主任教授であった。

　姜教授はまた持参してきた人体病理組織標本プレパラートを提示しながら、「これらの脳及び神経の病理標本は「軸索」が鮮明に染色されている、軸索が鮮明に染色されるということは標本が新鮮であったことを物語っている」と追加した。なお、このようなプレパラート標本はその外に多数あったそうであるが、存在していた論文と符号する標本以外は破棄したという。
　また私たちの質問に答えて「推測だが、鈴木直吉等の研究は科学研究として国内の教授たちと競争していたのでないか。日本国内では生体解剖などできないから……」と答えていた。この推測は当然で、「研究」のためなら何をしてもよいという当時の時代背景を指摘しているようであった。
　姜教授の前の教授は景氏であるが、景氏は中国人としては始めて満州医科大学に1942年に入学している。景氏は731部隊の北野政次から発疹チフス・ワクチンを作るためにラットの肺から発疹チフス病原体を分離する仕事をさせられたという。1945年8月に憲兵に逮捕され拷問をうけたが、ソ連軍によって開放された。しかししばらくは半精神病の状態であったという。
　また、当時の実験室の古参労働者の証言では、北野はコレラ菌を西瓜や餅に入れて中国人に与え、その発病状況を実験していたという。

（2）微生物学教室の周正任教授

　旧満州医科大学の細菌学教室の初代教授は北野政次であり、731部隊に転出するまでの1936年から41年まで教室に在任している。周正任教授は戦後のその微生物学教室の教授なのである。以下は周教授の短い話の内容である。
　北野の教室は主として発疹チフスの研究をしていた。中国人を試験台にして発疹チフス・ワクチンの有効性、安全性を試験している。この実験から「ワクチン注射後の時間が短い被験者が発疹チフスに罹患した」と報告している。このような実験は、治療目的よりも中国での「細菌戦」の準備として必要であったのであろう。また平房の「731部隊」では中国人に発疹チフスを投与して発病と予防の実験をしていたという。
　周教授は話した内容の資料は長春の生物製剤研究所から入手したが、現在

は北京の衛生省に保管されているという。また北野の論文のオリジナルは北京の档案館にあるかもしれない。あるいは「防治医学」を編集していたのは長春であるが、これらの資料は長春の档案館にあるかもしれないとアドバイスしてくれた。

　講話後訪れた周教授の部屋は、北野が使用したのと同じ部屋であった。机と椅子、部屋の壁一面の戸棚は北野が使用していた当時とほとんど変わらぬ状態で今も周教授は使用しているという。そこは、私たちにとっては過去と現在が交錯する複雑な空間であった。

11. 遼寧省档案館

　日本の公文書館に相当するのが中国の「档案館」である。今回の瀋陽訪問では中国医科大学の実地見聞とともに、遼寧省の档案館に「731部隊」関連の資料があるはずだと推定して、是非訪問することとしていた。
　というのは最近「731部隊罪行鉄証・関東憲兵隊特移扱文書」（黒龍江省）、「731部隊罪行鉄証・特移扱、防疫文書編集」（吉林省）等とそれぞれの省の档案館を中心にして「731部隊」関連資料が発掘されているから、遼寧省の档案館にもしかるべき資料があるに違いないと想定していたからである。この想定に狂いなく、今年はこの档案館の保管書類から、当時の旧日本軍憲兵隊が「特移扱い」として「マルタ」を731部隊に強制輸送した書類が発見されて、それが出版された（日本では不二出版が発行）。
　4月26日、午後から档案館を訪問した。趙副館長以下8名の研究者や職員が丁寧に準備して私たちを迎えてくれた。趙副館長の説明では、この档案館は1951年設立、資料は約191万冊で中国の档案館では収蔵件数が多いほうであるという。古い書類は唐代のものから収蔵されており、職員は112名。しかし191万冊の中には「731部隊」関連の資料は少ないが、細菌戦や化学兵器に関連する資料は整理はしてないものの、充分あると思っているとのことであった。そして今年は「100部隊」のメンバーが属した満鉄獣疫研究所関係の未公開資料を「満鉄獣疫研究所」として出版予定とも知らされた。
　趙副館長の後に細菌戦の研究者である程兆申主任研究員から現在までの研

究成果の概略の説明をうけた（内容は略）。その後主として日本および中国での 731 部隊関係の資料の公開の状況などについて意見交換し、今後私たちと档案館研究者との共同研究をすることについて論議した。

　2 時間にも及んだ懇談会後、館内のガラスケースに所蔵されている文書・写真の一部を見学した。そこには中国最古の紙の公文書といわれる 714 年・唐時代のものや、明、清、中華民国、「満州」時代まで、そして文化大革命で粛清されその後名誉回復を記した公文書も見られた。

　1931 年 9 月 19 日、つまり柳条湖爆破事件の翌日に撮影された東三省兵工廠の門前警備の様子を示す写真も興味深いものであった。門前に 5 名の日本軍の兵士が銃剣を持って立ち、その脇には「日本軍占領」「日本軍ノ外、出入禁止、出入者ハ射殺ス」とした張り紙が写されていた。当時の日本軍の威圧が伝わってくるものであった。

　数年前に『戦争と医療』を出版し、「日本医史学会」で毎年戦争中の医学会の歴史の研究を発表し、5 年前には「15 年戦争と日本の医学医療研究会」を発足させた。15 年戦争に日本の医学界が果たした役割と国民の医療への影響、医療倫理についての研究である。しかしそれらは所期の目的からすれば、ようやくその緒についたばかりである。

　今回の調査旅行で、中国での 731 部隊関係の資料の在り場所がやや推定できたようで、今後の訪中調査の足場ができたようである。

（2007 年 12 月記）

【解題】　　　　　　　　　　　　　　　　　　　　　莇　昭三

　2004年4月、「731部隊と遺棄化学兵器について中国の研究者と懇談」を目的に中国旅行が計画された（「15年戦争と日本の医学・医療研究会」主催）。中国政府の外郭団体「中日友好協会」の黄嵐庭理事と打ち合わせ、次のような日程で調査旅行が実施された。

　その日程は、「北京」では、「1855部隊」（北支防疫給水部）の遺跡見学と北支における細菌戦の実態把握（元解放軍医師および社会科学研究者等との懇談）、「チチハル」では日本軍が遺棄した「マスタートガス弾」発掘被害事件の実態調査（被害者との懇談およびチチハル陸軍病院医師団との懇談）、「平房」での「侵華日軍７３１部隊罪証陳列館」の見学およびハルピン医科大学関係者との交流、さらに「瀋陽」での中国医科大学教授との交流（解剖学姜樹学教授、微生物学周正任教授）および遼寧省档案館での細菌戦、化学兵器戦資料の調査と関連研究者との懇談等であった。

　「731部隊問題研究」といえば、「平房」での「マルタ使用の人体実験」、細菌等の「殺戮兵器」の研究と製造、戦場での細菌散布の方法の研究等が挙げられてきた。しかし今回の旅行で、「731部隊問題」という場合、次のような点にも論究されなければならないことが強く印象づけられた。「石井部隊の犯罪」という場合には、単に「平房」でのマルタ殺害だけでなく、北京―甲1855部隊、南京―栄1644部隊、広東―波8604部隊、シンガポール―岡9420、関東軍化学部隊―満州100部隊、関東軍軍馬部隊―満州516部隊等々―これらの各地域、各部隊での「所業」を明確にしなければならないことが改めて示唆され、従来の「731部隊研究」は平房での「マルタの殺害」「細菌爆弾製造」等に矮小化されてきたことが反省させられた。また、北京―甲1855部隊、南京―栄1644部隊等でも「捕虜」を対象にした系統的な「人体実験」が存在しながら、その解明が、極めて断片的であったことも明らかになった。

　さらに、終戦末期に実施された浙江省を中心にした石井部隊の「細菌戦」（主としてペストの上空からの散布作戦）も、その実態と被害の実相は現在もほとんど解明されていないことが明らかになった。それは被害自体の把握の

困難さ、さらに中国政府・軍の細菌戦攻撃への対応のまったくの不備からでもあろう。
　今回の調査旅行でもう一つ重要なことが判明した。それは「731部隊問題」等については、中国医学会は今日でもまったく関心がない（平房のあるハルピン医科大学でも）ことである。現在、日本軍の遺棄化学兵器による人々の殺傷事件が各省でしばしば起きているといわれているが、中国医学会がこれらにほとんど関心を示してはいない。わずかに一部の「社会科学者」のみが日本軍の「戦争犯罪」として糾明してきただけである。

第5章
21世紀における高齢者の人権
第2回高齢化世界会議（マドリード）に参加して

井上英夫

　日本で介護保険を第一歩とする社会保障「構造改革」が進められ、高齢者・家族そして国民の高齢期への「安心」より不安を増大させている最中の2002年、スペインのマドリードで、国連の第2回高齢化世界会議と第1回NGOフォーラムが開催された。
　私は、高齢者日本NGO会議の代表団団長として両会議に出席した。石川県そして福井県からも医療・福祉問題研究会会員諸氏7名が参加した[1]。
　NGOフォーラムでは「最終宣言と勧告」、国連会議では、「政治宣言」と「高齢化国際行動計画2002」が採択されているが、これこそ世界的な高齢化を踏まえ、高齢者の尊厳と人権保障を通じ、「すべての人々のための社会」を創り上げるための21世紀に向けたグランドデザインであり、グローバル・スタンダードに他ならない。そして、この方向は、日本国憲法の示す方向でもある。
　以下、簡単に今回の会議の意義と国連の二つの文書の紹介をしておきたい。

1．高齢者の尊厳と人権保障の歩み

　最初に、今年の第2回高齢化世界会議に至る高齢者の人権保障の歩みをみておこう[2]。

(1) 世界人権宣言と高齢者の権利宣言草案

　第二次大戦後、戦火さめやらない1948年11月26日、第3回国連総会は、いち早く高齢者の権利についてとりあげたアルゼンチン提案の高齢者の権利

宣言草案を採択した。そして、同年12月10日には、同じ国連総会で世界人権宣言が採択され、人権に関する基本理念が世界に向けて発せられた。こうした経過は、21世紀の「第2回高齢化世界会議」に至る国連の高齢者の人権保障活動の源流が1948年の世界人権宣言にあることを明らかにしている。

世界人権宣言は、第二次世界大戦が、人類に非人間的で悲惨な結果をもたらしたことの反省にたって、人類社会の全ての構成員の固有の尊厳と平等で譲ることのできない権利の保障を戦後国際社会そして国家の義務としたのである（前文）。

ここに、基本的人権（Basic Human Rights）ないし人権とは、人間の基本的要求（Basic Human Needs）を憲法等の最高規範において権利として保障するものである。戦後国際社会は、世界人権宣言・国際人権規約をグランドデザインとし、障害をもつ人、高齢者を始めとする、差別され、人権を侵害され、剥奪された人々の人権回復、すなわち人権の平等保障のための活動を展開してきたのである。それは、人々の「固有のニーズ」（Specific Needs）に合わせた具体的な人権（固有の人権 Specific Human Rights）を保障することにより、人間として共通に認められるべき普遍的人権（Universal Human Rights）を保障するということである。

日本では、基本的人権保障をその柱とした憲法が1947年5月3日に施行されたが、ようやく国民一般の権利保障が謳われた段階であり、高齢者への具体化は念頭になかったといってよいであろう。この点、国連の理事会でも、世界人権宣言で足り、高齢者に限って人権宣言をすべきではないという意見もでる状況であった。

国際的にみて、人口の高齢化も、1950年の世界の65歳以上人口は5.1%にすぎないという状態であったから、問題提起の段階に止まった。また、66年には世界人権宣言の内容を豊富化し、効力を強めた国際人権規約が採択されるが、高齢者の人権保障の本格的展開は人口の高齢化が進行してくる70年代を待つことになる。

1978年の総会は、82年に「高齢者に関する世界会議」を開催することを決定したが、国際高齢者年の設定については先送りとされてしまった。こうしたところに西欧先進国の消極的態度がうかがえる。

(2) 1982年—ウィーン「第1回高齢化世界会議」

こうして世界会議は、1982年、オーストリアのウィーンで開催され、「高齢化に関する国際行動計画」（以下「行動計画1982」12月3日総会決議37／51）が策定されたわけである。

「行動計画1982」は、内容豊かであり、国連のなかでも活動の基本として位置づけられている。これ以降、この「行動計画1982」の具体的な実施のための諸活動が展開されることになる。こうして、80年代に入って、国際的に高齢化に関する認識が広がり、高齢化問題に取り組むための行動計画という実践のための手引をえて、ようやく本格的に活動が展開されだしたといってよい。

1990年には、10月1日を国際高齢者の日と定め、92年に、「国際行動計画」採択10周年記念行事を行なうことが決定された。

(3) 1991年—「高齢者のための国連原則」

こうした活動の成果の一つが、1991年の「高齢者のための国連原則」(United Nations Principles for Older Persons) である。これは、「行動計画1982」のなかの人道上の側面、すなわち高齢者の人権保障の原則のエッセンスということになるわけである。

1992年は「国際行動計画」策定10周年ということで、もう一つの成果、事務総長報告「2001年に向けた高齢化に関する世界目標：実施戦略 (Global Targets on Ageing for the Year 2001：Practical Strategy)」が発表される[3]。この世界目標は、国連の原則と合わせて「行動計画」を補完し、92年から2001年の間の実施を促進するものである。「国際行動計画」の広範な目的を実践的に絞り込み、その実行を加速するために、2001年に向けて、八つの世界目標と各国政府が目標設定する際の手引を示している。

そして同じ92年には、総会決議「高齢化に関する声明 (Proclamation on Ageing)」) が採択され、99年を国際高齢者年と定めたわけである。

(4) 1999年—「国際高齢者年」

　したがって、1992年以降は「国際高齢者年」に向けての活動になる。95年国連総会は、加盟国にたいし、国際高齢者年の準備および実施計画の策定を要請している。したがって、国際高齢者年に向けての本格的準備はここから始まったといってよい。95年決議は、高齢者年と国際高齢者の日に用いられていた the Elderly という言葉を older persons と呼ぶことも決定している。また、97年総会決議「国際高齢者年：すべての年齢の人々の社会に向けて」(towards a society for all ages) は、国のプログラムに性差（ジェンダー）の視点を含めること等を求めている。

　「すべての年齢の人々の社会に向けて」をテーマとする「国際高齢者年」(International Year of Older Persons) の趣旨は、簡単にいえば、高齢者が安心して、自分の生き方、或いは自分の運命を自分で決めていく——自己決定——ことができる、そういう尊厳ある生活を送れるように人権保障を徹底する、そのために社会の仕組みを根本的に変えていくことである。

　国際高齢者年が、20世紀を締めくくる最後の国際年として設定されたのは、国連の半世紀余の歴史における一つの行事として、しかし決定的に重要な行事の一つとして位置づけられたからといってよい。

　この背景には世界的規模での人口の高齢化の進行があるのはもちろんだが、根底に第二次大戦後の半世紀にわたる平和の追求と人権保障の潮流がある。その意味で人口の高齢化と人権保障の二つの流れの合流点が国際高齢者年だといえよう。

(5) 2002年—マドリッド「第2回高齢化世界会議」

　1999年国連総会は、国際高齢者年を祝い、82年のウィーンでの第1回高齢化世界会議の20周年記念として2002年に第2回高齢化世界会議をスペインで開催することを決定した。この決定は、国際高齢者年のもっとも意義ある成果の一つとされ、その中心は高齢化に関する国際行動計画の改訂と高齢化に関する長期戦略の発展とされた。また、人口の高齢化が前例のない規模で進む発展途上国に特別の注意を払うことも強調されている[4]。

2．第2回高齢化世界会議と「政治宣言」・「高齢化国際行動計画2002」

（1）ウィーンからマドリッドへ—発展途上国、女性高齢者、NGO

　先に述べたように、国連の「第2回高齢化世界会議」（4月8日～12日）と「第1回高齢化NGOフォーラム」（4月5日～9日）がスペインのマドリードで開催された。高齢化に関して国連が世界レベルの大会を開くのは、1982年のウィーン会議以来20年ぶりのことである。この間世界の人口の高齢化は進み、先進国だけではなく、地球規模の問題になってきた。さらに、現在10％、6億人である60歳以上人口は、2050年には、20億人、21％になると予測されている。とくに、発展途上国では、もっとも大量かつ急速に高齢化が進みこの50年間に高齢者が4倍になると予測されている。

　そこで、この20年間、諸活動が全世界的規模で展開されてきたわけであるが、今回の会議は、さらにこうした活動を強め、21世紀に、高齢者の尊厳と人権の保障を中心に、「すべての年齢の人々のための社会」の建設を進めようというものである。

　会議では、160以上の国と地域が参加し、「政治宣言」と「高齢化国際行動計画2002」（以下「行動計画2002」）という二つの文書が採択された。政治宣言19項目、行動計画は132項目である。ウィーン会議の時と異なり「政治宣言」が発せられ、各国政府が高齢化への取り組みの決意を示したことは、いっそう問題が重大化しているとの認識の表われといえよう。

　こうして、第1回会議と大きく異なるのは、発展途上国、高齢女性（社会的、文化的につくられた性差＝ジェンダーの視点）、そしてNGOが大きくクローズアップされたことである。

　発展途上国の発言が大きな影響力をもつようになった。とくに、発展途上国の経済発展への参加と高齢化政策のための先進国からの成果の還元、配分を求める声はいたるところで聞かれた。

　NGOについては、第1回のフォーラムがもたれ、80ヶ国、610NGO、3,000人を超える参加があり、100以上のシンポや円卓会議がもたれた。また、

事前に、国際NGOが国連から行動計画の課題と内容について相談され、各国NGOにも質問状が発せられたのである。こうした状況が、20年間のNGOの発展を物語っている。とくに、「最終宣言と勧告」等にみられる高齢者差別禁止法の提起は、行動計画においては実現しなかったが、至る所に差別禁止の原則として謳われているように強い影響をもったといえよう。

さらに、あらゆる場面で、高齢女性の状況は政策活動の優先事項とされ、女性の高齢化、高齢女性の人権保障の重要性が指摘され、ジェンダーの視点、性差別の禁止、男女平等が強調されている。

(2) 三つの優先的方針と健康権

政治宣言は19項目、「行動計画2002」は132項目で、豊かな内容をもっている。両文書とも繰り返し高齢者の人権の保障と差別の禁止を説いている（政治宣言5、6、19項等）。具体的には、各国政府に、国、国際のあらゆるレベルでの活動を求め、その際三つの優先的方向を示している。①高齢者と発展、②高齢期に至るまでの健康（health）と福祉（wellbeing）の増進、③このことを可能にし、支援するための環境の確保である。

「行動計画2002」は、この3方針それぞれにたいし課題を指摘し、目標と具体的行動を勧告している。とくに健康の保障が大きな比重を占めているのが特徴である。政治宣言（14項）も、すべての人の肉体的、精神的に最高水準の健康を享受する権利、すなわち健康権の完全な実現を最重要な社会的目標の一つとしている。健康権保障が、政治宣言、行動計画2002（57-90項目）の主柱とされたことは、まさに、健康権の時代の到来を告げるものといえよう。

また、後述するように両文書で最重要なのは、健康のみならず基本的な社会的サービスの確保すなわち行動計画の推進についてはその第一義的責任が政府にあるということが明示され、強調されていることである。

(3)「高齢化国際行動計画2002」の構造

政治宣言については、全文訳を付したので、ここでは、「高齢化国際行動計画2002」について、基本的な構造のみ触れておこう。三つの優先方針に

ついて、以下のような課題を指摘し、それぞれ一ないし四つの目標を設定し、その実現のための具体的行動を、多いものでは14項目にわたって勧告している。

Ⅰ　はじめに
Ⅱ　行動勧告
　Ａ．優先的方針Ⅰ
　　課題１：高齢者と発展
　　課題２：社会と発展への積極的参加
　　課題３：労働と高齢化する労働力
　　課題４：農村地域の発展、移住および都市化
　　課題５：知識、教育、訓練の利用
　　課題６：世代間の連帯
　　課題７：貧困の根絶
　　課題８：所得保障、社会的保護／社会保障、貧困予防
　　課題９：緊急事態
　Ｂ．優先方針Ⅱ
　　課題１：高齢期に至るまでの健康と福祉の増進
　　課題２：生涯にわたる健康増進と福祉
　　課題３：ヘルスケア・サービスの包括的で平等な利用
　　課題４：高齢者のＨＩＶ／エイズ
　　課題５：ケア提供者と保健専門職の訓練
　　課題６：高齢者の精神保健ニーズ
　　課題７：高齢者と障害
　Ｃ．優先方針Ⅲ
　　課題１：可能にし、支援する環境の保障
　　課題２：住宅と生活環境
　　課題３：ケア提供者へのケアと支援
　　課題４：無視、虐待、暴力
　　課題５：高齢化のイメージ

Ⅲ　実施とフォローアップ国内活動・国際的活動
  1　調査
  2　世界的監視、見直し、改訂

3．高齢者の人権保障の基本的視点

　つぎに、「政治宣言」「国際行動計画2002」を貫く視点で、日本の政策動向にかかわってとくに重要な点を指摘しておこう[5]。

(1) 高齢者問題から高齢化問題へ

　「高齢化国際行動計画」の英文表記は、International Plan of Action on Agingであるから、その正しい訳は「高齢化に関する国際行動計画」となる。しかし、「高齢化」を日本政府は「高齢者問題」と訳している。
　この点は、単に訳語の問題として片づけられない重要な意味をもっている。つまり、「世界会議」や「国際行動計画」で議論されている対象は高齢化ないし高齢化問題であり、「高齢者問題」ではない。
　ところが、高齢者問題というとき、「高齢者に問題がある」、あるいは「問題がある年寄りの集団が高齢者である」というとらえ方をしているのではないか。高齢者は社会にとって役に立たない、お荷物であり、個人にとっても社会にとっても高齢化は「対策」（たとえば、「高齢社会対策基本法」）をもって対応するような、「悪しきもの」「ない方がよいもの」、「害毒」ですらあるというような、高齢者観、高齢化観が根底にあるのではないだろうか。
　世界の考えからすれば、問題があるのは「高齢者」ではなく、社会の側である。したがって、「行動計画2002」は、とくに、高齢化のイメージアップを課題としてとりあげ、「高齢化に対する積極的な考え方」をその基本としている（112、113項）。高齢化世界会議の冒頭のアナン事務総長の演説にもあるように、高齢者を社会のお荷物ではなく、財産として考えるということである。
　しかしながら、政府の場合意図的だとしても（総務省と外務省の間で議論があったが、総務省の主張で高齢者問題になったと聞いている）、国民、そして高

齢者運動のなかにおいてさえ、いまだに、高齢者問題というとらえ方がされているのであり、その意識改革が必要である。

(2) 高齢者観の転換―老人から高齢者へ

ここでは、老人から高齢者へ、高齢者も保護されるだけでなく、社会のあらゆる場において参加し行動する主体へと高齢者観、高齢者像が転換されている。

国際高齢者年が International Year of Older Persons であり、for（のために）でなく of（による）であること、Elderly（老人）から Older Persons（高齢者）に変わったことは、国際的な人権保障の流れと成果を踏まえてのことといってよい。これらの一語、一語に人権保障の思想が盛り込まれているのである。

対象の呼び方が、保護される「弱者」から、独立した主体としての表現に変わることも人権保障の神髄である。いかに人権と口でいっても、障害をもった人、高齢者を、保護される消極的な弱者としての存在としてしか認めないような呼称は、人権保障の本来の在り方ではない。そこでは、自己決定や、尊厳性をも配慮する必要があるわけである。

もっとも、人権保障と尊厳あるいは自己決定などの考え方は、抽象的で難しいようであるが、それを具体化しているのが「国際行動計画2002」である。

日本の場合、老人という呼び方はさすがに少なくなって、高齢者へ移行してきているといえよう（ただし、法律では依然、老人福祉法であり老人保健法である）。さらに「高齢者」という呼び方に止まることなく、より人間の尊厳にふさわしい呼称を見いだす国民的な議論が必要であろう。「光齢者」「幸齢者」などの用語も使われているところである。

(3) 政府の役割

「高齢化国際行動計画」は、高齢化にたいして発展上と人道上の両側面から取り組むものであるが、その名宛人は第一義的には各国政府なのである。人権保障の観点からすれば各国政府の役割は非常に大きい。

とりわけ、今回の会議では、各国政府が、高齢化の課題へ取り組むことを

約束した「政治宣言」を発したことの意味は大きい。なかでも、社会サービスの提供の責任が第一に政府にあること（13項）、行動計画実施にあたり政府がイニシャチブを発揮する第一の責任を負っていることを指摘している（17項）。

また、「行動計画2002」は、その国の高齢者が活動するためのプログラムでもなければ、民間の団体に指示するというものでもない。自治体でもない。第一次的に向けられているのは各国政府であり、「国際行動計画2002」の各所で政府の役割の重要性が強調されている（116項）。

各国政府が高齢者の人権保障の義務を負っている。人権とはそもそも、基本的には国民、個人が政府にたいして要求し、政府によって保障されるべきものである。「国際行動計画2002」には、高齢者の人権を保障するために政府は何をすべきか、そのプログラムが具体的に書かれている。したがってこの行動プログラムに沿って適切に政府がやるべきことをやれば、自ずから高齢者の人権が保障されることになるわけである。まず、国は「国際行動計画2002」を参考に、その国の具体的な行動計画を、高齢者の参加のもとに作成、提示して、政府自身は何をするかを明確にすべきである。

（4）自治体の役割

国、政府の責任は重いのであるが、同時に地方政府としての自治体の役割も重大である。地方分権がいわれるなか、高齢者を含む住民自治、自治体自治を基礎に、「行動計画」の実施のための諸活動を積極的に展開し、住民の身近なところで高齢者の人権保障に役割を果たすべきである。とくに、高齢者施策の企画、決定、実施過程への参加を推進すべきである。

（5）「すべての年齢の人々のための社会」

会議の最終目的は、「すべての年齢の人々のための社会 A Society for all Ages」の建設にある。

高齢化へのチャレンジは、高齢者への人権保障と社会の発展を展望している。すなわち高齢者のみならず、年齢を問わず地球上のすべての構成員の人権保障とそれを可能にする社会の発展を目指しているわけである。別な言い

方をすれば高齢者の人権が保障され住みやすい社会は、すべての年齢の人々にとって暮らしやすい社会ということになろう。

これを、政府は「すべての世代のための社会」と訳している。確かに、政治宣言も世代間の連帯と協力（16項）を謳い、行動計画も優先的方針Ⅰの課題6に世代間の連帯をあげている。「世代間の連帯は、すべての年齢の人々のための社会を達成するための基礎である」（43項）と。

しかし、日本政府のいうような世代間の連帯をいいながら、年金に顕著なように高齢世代「金持ち論」・「公平論」をベースに、若年世代の負担の増大を強調し世代間対立をあおるような政策とは異なり、世代間の平等と相互支援による連帯の強化を目標とするものである。世代間連帯はすべての年齢の人々の社会建設という目的を達成するための手段といってもよいであろう。両文書は、世代 generation と、すべての年齢の人々（all ages）とはっきり使い分けている。つまり、世代というとらえ方も必要であるが、より根本的には、先に述べたように、特殊な集団としてグループ分けしてとらえるのではなく、基本は一人ひとりであり、その個性と固有のニーズが尊重され、年齢による差別あるいは世代による差別無く、一人ひとりの人権が保障される社会を目指すということである。

4．高齢者の人権と日本の課題

（1）日本政府の後進性、孤立性

今回の会議のもう一つの成果は、日本政府の国際感覚、人権感覚の希薄さを目のあたりにできたことである。

日本は、国連会議には23名も代表を送った。しかし、スペイン王妃の出席をはじめ、多くの国で政府首席代表として首相あるいは担当大臣が参加していたのにたいし、内閣府審議官を送るに止まった。会議での大坪審議官の代表演説も、高齢者金持ち論、世代間公平論、家族扶養賛美論等に立ち、介護保険を始めとする日本の社会保障「改革」の「成果」を誇り、その努力を自画自賛するものであった。「政治宣言」、「行動計画」等に掲げられた言葉や

概念を使用してはいるが、その精神、内容において、似て非なるものであり、人権保障における国際的「後進性」「孤立性」は際だっている[6]。

　もう一つ例を挙げておこう。日本では、昨年12月、高齢社会対策基本法（6条）にもとづき高齢社会対策大綱が閣議決定されている。日本政府は、これをもって高齢化世界会議において日本の成果として報告した。したがって、大綱が、日本の高齢化にたいするグランドデザインとして国際的公約になったわけであるが、世界会議の二つの文書との落差は余りに大きい。ここに人権保障の視点はまったくといってよいほど欠落していて、わずかに人権の文言は1ヶ所にみられるだけである[7]。先の「訳」の問題もそうであるが、高齢化に関する日本政府の姿勢を象徴する事柄である。

（2）高齢者日本NGO会議代表団の活動―実態から

　私たち高齢者日本NGO会議は、18歳から88歳まで、118人が参加した。各国のNGOや政府代表と交流を深めたのはもちろんであるが、4月6日には、ワークショップを開催した。高齢者の就労問題、年金、医療制度、介護・ヘルパー、高齢女性、そして平和に関して、日本の高齢者の生活実態と制度の実態、問題点を報告した。

　会場は、満員であり、日本からの参加者には遠慮していただくような盛況となったが、「改革」の成果を喧伝する日本政府の報告と異なり、日本の実態と問題点を紹介したところに、各国参加者の賛同を得た要因があろう。

　また、『医療・福祉研究』13号の寺本紀子さんの紹介にもあるように、国際高齢者年石川NGOからは、石川県での活動とくに介護保険オンブズパーソン活動について報告した。一地方レベルからの報告は珍しく、地域、地方を世界につなぐ視点の重要性を提起したと思う。

（3）アジアへの貢献を

　日本は、政府、NGOが協力して国内の高齢者の人権保障、健康権保障をいっそう進めなければならないが、国際協力とりわけアジアの国々への支援に大きな役割を果たすべきである。この意味でも、国際的に日本政府の責任が厳しく問われている。

私たちが急遽開いた、アジア・フォーラムで、タイのチェンマイから参加されたドウアン・ケオさんが、3人のお子さんをエイズで亡くしたこと、そして、なにより日本の協力を訴えられていた姿が思い起こされるのである。また、私たちに、アジアのNGO活動の中心になって欲しいとの要請があったことも忘れてはならない出来事であった。

1) 会議の模様については高齢者日本NGO会議『報告集—高齢「者」問題世界NGOフォーラム』および高齢者のための西日本NGO代表団編『一人の高齢者が死ぬと一つの図書館がなくなる』日本機関紙出版センター、2002年、参照。国連会議については、『第2回高齢化世界会議報告書マドリッド、2002年4月8-12日』(5月23日)が発行されている（A／CONF.197／9）。二つの文書の英文テキストは、この報告書に掲載されている。国連関係文書およびNGOフォーラム文書の翻訳と解説については近日中に萌文社から出版の予定である。
2) 国際高齢者年に至る経過や国連文書の翻訳については、井上英夫『国際高齢者年と国際行動計画』日本高齢者運動連絡会、1998年、同「国際高齢者年と日本の課題」賃金と社会保障（旬報社）、1998年6月下旬、8月上旬、10月下旬、12月下旬号、等を参照いただきたい。
3) 翻訳は、「2001年に向けての高齢化に関する世界目標・実施戦略—国連事務総長報告・1992年」(上)(下) 賃金と社会保障、2000年1265・66号、1269号参照。
4) 国際高齢者年以降の動向については、2000年7月20日、第55回国連総会事務総長報告「国際高齢者年に対する追跡報告」参照。
5) この点は、井上「国際高齢者年と介護保険」医療・福祉研究11号、2000年参照。
6) 中国瀋陽の総領事館事件に、新聞には「人権音痴の日本外交」との見出しが躍った（朝日新聞02年5月16日）。環境NGO事件といい、事例は異なるが同根である。
7) 「高齢者に係る人権侵害の問題については、関係機関の連携により積極的な対応を行うものとする」(第2の2)というにとどまる。また差別という言葉も用いられず「年齢だけで高齢者を別扱いする」と曖昧な表現に言い変えている。

〈資料〉第2回高齢化世界会議「政治宣言」

第1項
　我々、スペイン・マドリッドにおける「第2回高齢化世界会議」に集った政府代表は、21世紀における人口の高齢化の機会と挑戦に対応するために、「高齢化国際行動計画2002」を採択し、すべての年齢の人々のための社会の発展を推進することを決議した。我々は、この行動計画で、国内、国際レベルを含むあらゆるレベルにおいて、次の三つの優先方針にそって行動することを約束した。第一に、高齢者と発展、第二に、高齢期に至るまでの健康と福祉の増進、第三に、このことを可能にし、支援する環境の保障である。

第2項

　我々は、世界の多くの地域における寿命の伸長を、人類の偉大な成果のひとつとして祝福する。我々は、世界が前例のない人口変動に直面していることを認識し、2050年には、60歳以上の人が6億人からほぼ20億人に増加し、60歳以上の人口の割合が10％から21％に倍増するであろうことを認める。高齢者人口の増加は、今後50年間で高齢者が4倍増になるといわれる発展途上国において、もっとも顕著かつ急速に進むだろう。この人口変動は、我々の社会すべてにたいし、機会の増大、とりわけ高齢者の潜在能力を発揮して人生のあらゆる局面への完全な参加を実現する機会を増やすよう挑戦している。

第3項

　我々は、すべての年齢の人々のための社会づくりを前進させる国際的、国内的環境整備に関して、各国及び政府首脳が、主要な国連会議やサミット、その遂行過程、そして国連ミレニアム宣言においてなされた約束を再確認する。さらに我々は、1982年に国連総会によってすでに承認された、「高齢化国際行動計画」の諸原則や勧告を再確認し、1991年に総会が採択し、独立、参加、ケア、自己実現、尊厳の諸分野における指針を提示した「高齢者のための国連原則」を再確認する。

第4項

　我々は、「高齢化国際行動計画2002」の完全実施に向けての国内における努力を補完するために、さらなる国際協力が不可欠であることを強調する。そのため、我々は、国際社会が、関連するすべての組織間の協力をいっそう促進するよう奨励する。

第5項

　我々は、発展への権利を含む、人権や基本的自由の保護や促進のみならず、民主主義の促進、法の支配の強化、性的平等の推進にたいして努力を惜しまないという約束を再確認する。我々は、年齢差別を含むあらゆる種類の差別の撤廃を約束する。我々は、人は年をとるにしたがって、満ち足りていて健康で安全な生活をおくり、自分の社会の経済的・社会的・政治的生活へ積極的に参加できなければならないということも認める。我々は、高齢者の尊厳についての承認をひろめ、あらゆる種類の無視、虐待、暴力を一掃することを決意した。

第6項

　現代世界は、前例のない富と技術的可能性を有し、つぎに述べるような非常に多くの機会を提供してきた。男女とも、より良い健康状態と行きとどいた福祉が実現された状態で高齢期をおくることを可能にする機会、高齢者の社会への包摂と参加を求める機会、高齢者が地域社会とその発展にたいしてより効果的に貢献する機会、高齢者のケアや支援が必要なとき受けられるよう着実に改善する機会である。我々は、すべての年齢の人々のための社会の基礎を築くには、男女が年を取るにつれ、その機会と生活の質を変化させ、彼らへの支援制度の持続性を確保するための一致した行動が必要であると認識している。高齢化がひとつの成果であると社会に受けとめられるとき、高齢者グループのもつ技術や経験、資源に対する信頼は、成熟し、完全に統合され差別がなく、思いやりのある社会へ成長

するについて一つの財産であると自然に認められるであろう。

第7項

同時に、発展途上国、とりわけ経済体制移行期の国々に加え、最も発展の遅れた国々において、世界経済に対するさらなる統合や完全参加への大きな障害が残されている。社会・経済的発展の利益がすべての国に及ぶことなくしては、人口の増加しつつある人々、とりわけすべての国の高齢者、さらには地域全体さえ世界経済から取り残されるであろう。このため、我々は、高齢化問題を、貧困根絶の戦略と同様に発展に関する議題に含め、すべての発展途上国の世界経済への完全参加達成の行動においても位置付けることの重要性を認める。

第8項

我々は、具体的な政策は各国における条件により異なるということを踏まえつつ、高齢化問題を、社会・経済的戦略、政策、行動の中に効果的に盛り込むという課題に取り組むことを約束する。我々は、すべての政策や計画においてジェンダーの観点を主流にし、高齢女性と男性のニーズと経験を考慮する必要性を認識する。

第9項

我々は、武力紛争や外国の占領下にある高齢者を保護し支援することを誓う。

第10項

高齢者の潜在能力は今後の発展の力強い礎となる。このことは、社会がますます高齢者の技術や経験、知識に信頼をおくことを可能にし、高齢者が自身の地位向上の先頭に立つことを可能にするだけでなく、社会全体の向上に積極的に参加することを可能にするであろう。

第11項

我々は、とくに、国又は国際的な統計機関によって開発された、信頼性が高く、調和の取れた指標にもとづいて高齢化政策を策定するための重要な手段として、高齢化と年齢に関する問題についての国際的な研究が重要であることを強調する。

第12項

高齢者の期待や社会の経済的ニーズは、高齢者の経済的、政治的、社会的、文化的生活への参加を可能とすることを要求している。高齢者は、教育や訓練計画を利用し続けながら、自ら望みそして可能なかぎり、満足のいく、生産的な仕事に従事することができる機会を持つべきである。高齢者の権利行使能力の向上と完全参加の推進は、活動的な高齢化への不可欠の要素である。高齢者のために、適切で、継続的な社会的支援が提供されるべきである。

第13項

我々は、高齢者の固有のニーズを踏まえつつ、基本的な社会サービスを推進、提供し、その利用を保障するという責任が、第一に政府にあるということを強調する。このために、我々は、家族や地域社会だけでなく、地方政府、ＮＧＯや民間部門、ボランティア、ボランティア組織、高齢者自身、高齢者による又は高齢者のための組織を含む市民社会とともに協働する必要がある。

第14項

我々は、すべての人々が、到達可能な最高水準の身体的、精神的健康を享受する権利の完全な実現を、着実に進める必要性を認める。我々は、その実現のために、保健部門に加え多くの社会的、経済的部門の行動が求められる可能な限り最高のレベルの健康を獲得することが、世界中の社会目標の中で最も重要であるということを再確認する。我々は、身体的、精神的健康サービスにおいて、保健医療のケアとサービスに対する包括的で平等な利用の権利を高齢者に提供することを約束する。また、我々は、高齢者人口のニーズが高まるにつれて、とりわけケアと治療における追加的政策、健康な生活様式の推進、支援の整った環境づくりが必要になることを認める。我々は、高齢者が社会のあらゆる局面に完全に参加するために、高齢者の独立、サービス利用の可能性、権利行使能力の向上を推進する。我々は、高齢者が、ケア提供者というようなそれぞれの役割に応じて、発展に貢献していることを認める。

第15項

我々は、政府によって提供されるサービスに加えて、高齢者にたいして支援を行い、非公的ケアを提供する際の、家族、ボランティア、地域社会、高齢者組織、地域社会に基盤を置くその他の組織が果たす役割の重要性を認める。

第16項

我々は、高齢者世代と若年者世代の双方に特有のニーズに留意しつつ、世代間の連帯と協力を強化し、世代間で相互に共感しあう関係づくりを奨励する必要性を認識する。

第17項

高齢化問題および「高齢化国際行動計画2002」の実施にあたり、指導性を発揮する第1の責任は各国政府が負っている。しかしながら、国と、地方政府、国際機関、高齢者自身、高齢者団体、NGOも含めたその他の市民社会、民間部門との効果的な共同作業も不可欠のものである。「高齢化国際行動計画2002」の実施には、専門家組織、企業、労働者と労働団体、協同組合、調査機関、研究機関、その他の教育的、宗教的機関、メディア等多くの関係者の協力と関与が必要となろう。

第18項

我々は、「高齢化国際行動計画2002」の実施、フォローアップ、国内の監視において、各国政府の求めに応じ支援する地域委員会を含んだ国連組織の果たす役割の重要性を強調する。その際、我々は、国や地域間に存在する経済的、社会的、人口学的な条件の違いを考慮に入れる。

第19項

我々は、すべての国々のすべての人々に、社会のすべての部門から、個人であれ、組織としてであれ、すべての年齢の人々の平等という構想を共有するための我々の献身的努力に加わるよう要請する。

(2002年4月12日　井上英夫仮訳)

（付記）本稿は、『医療・福祉研究』13号（2002年）に掲載された。
　2002年にマドリッドで開かれた、国連の第2回高齢化国際会議を受けたものである。同会議では、政治宣言と国際行動計画2002が採択された。この点、2003年に『高齢化への人類の挑戦』（萌文社）を刊行し全訳を掲載しているのでご覧いただきたい。その後、国連の高齢者人権条約制定への努力が重ねられ、2010年には、「高齢化に関するＷＧ」が設置され、2018年7月には第9回ＷＧが開催された。その様子は日本高齢期運動サポートセンター『第9回国連高齢化に関する会議　参加報告書─2018年7月23日～26日国連本部』2018年を、近年の動向については、賃金と社会保障1702号（2018年3月下旬号）の特集「高齢者人権条約の実現を！」を参照いただきたい。

第6章
今日の貧困と格差を考える
ワーキングプアを中心に

伍賀一道

はじめに

　いま、貧困と格差に対する社会的な関心が高まっている。生活保護世帯は全国で100万世帯を突破、生活扶助の受給者は130万人を超えている（2007年10月時点、厚生労働省「社会福祉行政業務報告」）。貯蓄無し世帯は全世帯の22.9％（2人以上世帯22.2％、単身世帯32.3％）を占める一方（金融広報中央委員会「家計の金融資産に関する世論調査」2006年）、消費者金融の利用者は少なくとも1,400万人にのぼり、うち5社以上利用している多重債務者は230万人になるという（朝日新聞社2008）。さらに、働いているにもかかわらず生活保護水準とされる年間所得200万円に満たない人々（ワーキングプア）も労働者全体の3分の1に達している（総務省「労働力調査（詳細結果）」2006年平均）。こうしたワーキングプアが若年層でも広がり、未来への展望を描くことができない若者が増えていることも社会に大きな衝撃を与えている。「まじめに働きさえすれば安定した生活を手に入れることができる」という命題はもはや通用しなくなっているからだ。
　わが国では雇用形態による労働条件の格差がとくに大きく、たとえば正社員と非正規雇用とでは生涯所得にすれば4倍以上もの格差（正社員2億1,500万円、フリーター5,200万円）になるという（ＵＦＪ総研2004）。生活が保障された人びととのなかでの相対的格差の広がりであればまだしも、現実はそうではない。格差の一方の極にあるのは絶対的貧困そのものである。このように格差と貧困が広がった背景には雇用と働き方・働かせ方の問題が深く関わっている。「格差社会について、決定的な要因が労働の状況にある」との認識

は改めて強調しておく必要がある(『季刊・現代の理論』2007年秋号、46頁)。

ワーキングプアを論じるときには正社員という働き方・働かせ方が抱える問題性をもあわせて取り上げることが重要である。ワーキングプアの増加は正社員の働き過ぎを加速し、それはまた逆にワーキングプアを増加させるという関係にあるからだ。今日の日本の雇用と働き方・働かせ方を一言で特徴づければ「労働力浪費的雇用」であり、それは「持続不可能な働き方・働かせ方」でもある。過労死や過労自殺の危機にさらされる長時間・過密労働が20代、30代の正社員を中心に広がっている一方で、「日雇い派遣」(後述参照)に象徴されるように、技能の蓄積ができないまま短期雇用を繰り返す若者が増えている。どちらも労働力の使い捨てにほかならない。さらに、働く意欲がありながらも働く機会が得られず生活の危機に陥っている失業者が少なからず滞留している(2006年平均の完全失業者275万人)。バランスの取れた労働力の活用とは正反対の「労働力浪費的雇用」は、本人はもとより社会全体にとっても大きな損失である。このような雇用と働き方・働かせ方はまた仕事と子育ての両立を困難にし、少子化をもたらす要因にもなっている。格差と貧困と深く関わるこうした雇用と働き方・働かせ方がかかえる問題の解決は焦眉の課題である。

そこで、小論では日本のワーキングプアをめぐる問題について、所得面のみならず雇用と働き方・働かせ方に焦点をあてて明らかにするとともに、そうした状況を生み出している背景と要因を考察し、さらに貧困と格差を乗りこえようとする新たな動きにも言及したい。

1. どのような人がワーキングプアか

今、日本では完全失業率の改善がみられる一方で、フルタイムで働いても食べていけないような仕事に従事する人が急増している。総務省「労働力調査(詳細結果)」(2006年平均)によれば、「雇用者(役員を含む)」[1] 5,088万人のなかで年間所得が100万円に満たない労働者は786万人(15.4%)、200万円未満にまで広げると1,695万人(33.3%)に達する(在学者を含む)。構造改革政策が断行された2002年から2006年までの4年間で年間所得100万円

表1 年収別雇用者数（2002年、2006年）　　　（単位：万人、％）

	雇用者総数（役員を除く）				
	2002年		2006年		02－06年
総　数	4,940	100	5,088	100	148
100万円未満	765	15.5	786	15.4	21
100～199万円	808	16.4	909	17.9	101
200万円未満	1,573	31.8	1,695	33.3	122

注：在学者を含む。
出所：総務省「労働力調査（詳細結果）」（2002年平均、06年平均）より作成。

未満の労働者は21万人、200万円未満の労働者は実に122万人も増えた。この4年間でみると、雇用者の増加分（148万人）の8割以上を200万円未満層が占めている（表1）。この間の労働者の増加は低所得層の増加であった。今日の日本では株の投機などで若くして1年間に数億円の所得をあげる長者が出現する一方で、全雇用労働者のおよそ3割が年間所得200万円未満で働いているという事実を直視しなければならない。

　今、さしあたり200万円未満層をワーキングプアと考えれば、その8割近くをパートタイマー、アルバイト、派遣労働者、契約社員などの非正規雇用が占めている。つまり今日のワーキングプアの拡大は主要には非正規雇用の増加によってもたらされたのであり、1990年代後半から今日まで、とくに小泉政権以来の構造改革政策のもとで生じた雇用と労働市場の変容の結果でもある。

　総務省の上記調査によれば、2002年から06年までの4年間に正規雇用が約78万人も減少（3,489万人→3,411万人）、これと対照的に非正規雇用は226万人増加した（1,451万人→1,677万人）。この期間に正規雇用から非正規雇用へのすさまじい規模での代替が起こった。とくに女性についていえば、06年には非正規雇用（1,159万人）が正規雇用（1,036万人）を123万人も上回って女性労働者の52.8％を占めるまでになった。

　以下、ワーキングプアの主なグループについて総務省の上記調査をもとにみることにしよう。まず第一に、年間所得200万円未満層を代表しているのが女性パートタイマーである。非正規雇用全体（男女計1,677万人）の42.5％（713万人）が女性パートで、そのうち、実に92.3％（658万人）が200万円

未満である。これらのなかには配偶者控除や課税対策のために自ら所得調整をしている人々がいるが、仮に正社員と同じ時間働いてもパートのままでは200万円を上回るのは容易ではない。女性パートの1時間あたりの全国平均賃金（2006年）は937円であるから（厚生労働省「賃金構造基本統計調査」）、公式統計（「毎月勤労統計調査」）のいう常用労働者の平均所定内労働時間1,682時間働いても年間所得は158万円にしかならない[2]。200万円に達するには2,134時間働かなければならないのである。

女性パートのなかには夫を主たる家計支持者とする人たち（家計補充的パート）が少なからず含まれているが、同時に自分だけの所得で子どもたちを育てているシングルマザーもまた少なくない。そうした女性パートにとっては「二度働き」を余儀なくされる。日本のパートの賃金水準は家計補充的な働き方を前提としており、その背後にジェンダーバイアスがあることは明らかだ。

第二に注目すべきは、年間所得200万円未満の低所得者が若者のなかで増加していることである。総務省の上記調査では15～34歳までの若年層（1,965万人）のなかで200万円未満層は35.7％（701万人）を占める。低所得層の増加は非正規雇用の増加を反映している。15～24歳層の雇用形態をみると（ただし在学者は除く）、1995年時点では87.1％が正規雇用についていたが、2006年調査では67.0％にまで落ち込んでいる。対照的に非正規雇用形態の比率（33.0％）が上昇し、全年齢階層の同比率（31.4％）を上回るまでになった。今日の若者の非正規雇用のなかでとくに派遣労働や業務請負などの間接雇用が広がっているが、これについては後に詳しく取り上げよう。

第三に、フルタイムで働く非正規雇用が増加していることにも注目したい。表2が示すように、非正規雇用のおよそ3分の1は週40時間以上働いている。2002年と06年とを比較するとフルタイム型非正規労働者の人数および非正規雇用に占める比率ともに増加している。だがそれにもかかわらず賃金は相変わらず低い。フルタイム型非正規雇用の半数あまりは年間所得が200万円に満たないのである。

第四に、今日のワーキングプアは非正規雇用に限られるものではない。「労働力調査（詳細結果）」（2006年平均）によれば正規雇用（3,411万人）の

表2　フルタイム型非正規雇用の増加　　　　　　　　（単位：万人、％）

	2002年		2006年		02 - 06年
非正規雇用	1451	100.0	1677	100.0	226
うちフルタイム非正規	438	30.2	566	33.8	128
うち年収200万円未満	236	16.3	291	17.4	55

注：「フルタイム非正規」とは週労働時間が40時間以上の非正規雇用を言う。
出所：表1に同じ。

12.7％（432万人）は年間所得が200万円未満である。やや古い資料になるが、総務省「就業構造基本調査」(2002年)によれば[3]、企業規模による賃金格差を反映して、正社員のなかの200万円未満層の3分の2は従業員数100人未満の企業に働く人々である。従業員数1～4人の零細企業で働く正社員のうち3分の1が、5～9人規模では5分の1あまりが200万円未満だが、企業規模が大きくなるにつれてその比率は低くなり、300～499人規模では5％強、1000人以上規模になると200万円未満は3％ほどにすぎない。大企業正社員の低所得層はおそらく新規学卒者で、ほどなく200万円を突破することは確実であろう。これにたいし小零細企業の正社員のなかには中年になってもワーキングプアに属するか、あるいはそれに接している人々が少なくない。

さらに、ワーキングプアは雇用労働者だけでなく、自営業主（個人業主）のなかにもみられる。総務省「就業構造基本調査」(2002年)では自営業主（699万人）のうち、ほぼ半数（346万人）は年間所得が200万円に達しない。自営業主のなかには、農家や商店経営などの伝統的なタイプのほかに、事実上は労働者であるにもかかわらず社会保険料の負担を免れようとする使用者によって名目的に個人業主とされている労働者も含まれる。近年、就労実態上は雇用関係があるにもかかわらず、名目上、独立した個人業主（自営業者）に切り換えるケースが増えている[4]。今では「すき家」のアルバイト店員も請負業者（個人業主）に切り換えられる時代になった。こうした個人業主を調査した統計はないためその実数は不明であるが、「労働力調査」の「自営業者」だけではなく、「契約社員」のなかにも個人業主が相当含まれていると考えられる。

雇用関係のある労働者から個人業主に切り換えることで、賃金は請負代金に、健康保険や厚生年金は国民健康保険、国民年金に転換され、保険料はすべて本人負担となる。個人業主を活用する企業にとっては、請負契約（業務委託契約）を解除することで事実上の雇用調整が容易になる。使用者責任は問われることなく、間接雇用と同様のメリットを使用者にもたらしている（風間 2007、阿部 2006）。

　ワーキングプアは外国人労働者のなかにも広がっている。外国人労働者の導入が本格化したバブル期には、日本人が忌避する「３K職場」が主要な就労場所であったが、今日ではこうした状況に変化が生じている。自動車や電機産業の製造ラインではブラジルやペルー出身の日系人労働者が日本人の派遣社員や請負労働者と肩を並べて働いている。なかには自動車の生産ラインの期間工の大半を外国人労働者が占めるというケースも生まれている[5]。

　日系人労働者の多くは人材仲介業者が介在する間接雇用形態で働いている。これらの業者の存在なしには彼らの来日や工場への配置はありえなかった。大久保（2005）の指摘のとおり、「斡旋業者」や「人材派遣業者」の存在を抜きにして、日系人労働者の就労と雇用を議論することはできない。1990年代初頭より仲介業者をとおして日系人労働者を活用する仕組みが形成されたことが、今日の大企業の生産ラインで間接雇用を肥大化させる契機の一つともなったと考えられる。

　さらに、外国人研修・技能実習制度も外国人の不安定就業を増加させている。同制度は当初、海外進出した大企業が現地労働者を日本国内で研修させるために単独で利用したが、その後、「団体監理型」の創設によって中小零細企業でも外国人研修・技能実習制度を活用できるようになった。今では縫製業や自動車部品の工場などで中国やベトナムなどアジア諸国の外国人労働者を時間あたり300円程度の研修手当で就労させ、研修生から技能実習生に移行した後も最低賃金に違反する低賃金で利用している事例が少なくない（風間 2007、佐々木 2007）。このように外国人研修・技能実習制度が――とくに「団体監理型」のなかで――外国人労働者の搾取の温床となっているが、その背景には大企業の下請企業に対する単価引き下げの圧力があるとともに、こうした制度の創設をとおして日本の入国管理行政が外国人労働者のワーキ

ングプアを増加させていることを見逃してはならない。

　これまでみたようなワーキングプアは言うまでもなく全国均一に存在するわけではない。完全失業者や完全失業率も地域によって大きな格差がある。沖縄県や青森県のように就職機会の少ない地域から自動車産業が集積する東海地域などの労働力需要の大きい地域に向けて若者だけでなく中高年労働者の移動が起こっている。ここでも仲介役を果たしているのが派遣会社や請負業者である。こうした業者が介在する働き方・働かせ方、すなわち間接雇用が広がっている。

　ワーキングプアを雇用や働き方・働かせ方の視点からみるとき、低所得という困難に加えて、雇用の短期化・断片化、孤立した生活、仲間の見えない職場、未来を描くことのできない働き方という特徴が浮かび上がってくる。そこで間接雇用に焦点をあててワーキングプアの働き方・働かせ方をみることにしよう。

2．ワーキングプアの働き方・働かせ方──間接雇用の場合

(1) 非正規雇用のなかの変化──間接雇用の増加

　1990年代前半まで、非正規雇用のなかでは中高年女性を中心とするパートタイマーが圧倒的多数であったが、今日では間接雇用（派遣労働および業務請負）の労働者が拡大する傾向にある。間接雇用とは「労働者を指揮命令して就業させる使用者」と「労働者」の間に第三者が介在する雇用形態で、これを利用する派遣先あるいは注文主（ユーザー）は事業に必要な労働者を直接雇用することなく、人材仲介業者（労働者派遣業者、業務請負業者）から提供された労働者を指揮命令できる。小論で間接雇用に着目する理由は、人材仲介業者の労働市場への介在を制度上容認したことがワーキングプアの増加に少なからず関わっているからである。この点については後に詳しく述べる。

　「労働力調査（詳細結果）」によれば2002年から06年までの4年間で派遣労働者は43万人から128万人に増加し、伸び率は非正規雇用のなかで群を

表3 正規雇用・非正規雇用の推移 （単位：万人、％）

	2002年		2006年	
役員を除く雇用者	4,940	100.0	5,088	100.0
正規の職員・従業員	3,489	70.6	3,411	67.0
非正規雇用	1,451	29.4	1,677	33.0
パート・アルバイト	1,053	〈100.0〉	1,125	〈106.8〉
労働者派遣事業所の派遣社員	43	〈100.0〉	128	〈297.7〉
契約社員・嘱託	230	〈100.0〉	283	〈123.0〉
その他	125	〈100.0〉	141	〈112.8〉

注1：在学者を含む。
注2：〈 〉内は2002年を100とした時の指数である。
出所：表1に同じ。

抜いている（表3）。しかし、間接雇用形態で働く労働者はこの派遣労働者数をはるかに上回るとみるべきである。「労働力調査」の「雇用形態」は勤め先での呼称によって区分されている（「正規の職員・従業員」、「パート・アルバイト」、「労働者派遣事業所の派遣社員」、「契約社員・嘱託」、「その他」）。このうち「労働者派遣事業所の派遣社員」が間接雇用であることは言うまでもないが、間接雇用はそれに限られるものではない。「パート・アルバイト」、「契約社員・嘱託」、「その他」のなかにも業務請負などの間接雇用形態が相当数含まれていると考えられる。たとえば、学生アルバイトのなかで人材仲介業者が斡旋する間接雇用が増えており、イベント会場の設営、引越し、倉庫内作業、交通量調査、各種の製造ラインなどへ派遣されている。職業紹介なのか（この場合賃金は就労先から支給される）、派遣なのか、請負なのかは人材仲介業者の営業社員もよく理解していないケースがある。総務省「平成18年事業所・企業統計調査」をもとにした試算では間接雇用形態で働く人たちはおよそ300万人に達すると見込まれる（伍賀2007、2008）。

いまや間接雇用形態は農業を含む全産業に及んでいる。公務部門をもまきこむアウトソーシング（業務委託）のなかには労働力のレンタル（偽装請負＝労働者供給事業）に近いケースも少なくない。労働法規を軽んずる風潮が広がるなかで、労働基準の遵守に関する人材仲介業者やユーザーの意識が低下し、さまざまな違法状態を生み出している（朝日新聞特別報道チーム2007、風間2007）[6]。

（2）業務請負という働かせ方

　ＮＨＫが2005年2月初めに放映した「フリーター漂流―モノ作りの現場から」は間接雇用の働かせ方を描いた出色のドキュメントであった。札幌出身の3人の青年（うち1人は30代後半だった）が、請負会社を介して栃木県の電機メーカーの製造ラインに派遣されて働く。学歴や経験を問われることはほとんどなく、健康であることだけが条件である。番組に登場した請負会社は全国200ヶ所で若者を募集し、注文主である各地のメーカーの生産現場に彼らを送り込んでいる。こうした若者を活用するメーカーにとって、生産減により労働力が不要になった場合には請負会社に通告するだけで簡単に人員の調整が可能である。メーカーの都合による突然の配置転換も日常茶飯事である。若者と請負会社との雇用契約期間は多くの場合3ヶ月から半年であるが、実際には契約期限よりはるか以前に辞める若者が少なくない。請負業者から工場に送られてくる若者は正社員の半分の賃金で塗装や組立作業に従事している。生産ラインで部品を取り付けたり、塗料を塗ったりの断片的な作業の連続で、技能の形成には結びつかない。

　今日の電機、自動車産業などのユーザー企業（派遣先または発注元企業）が請負労働者を活用する理由のなかでトップにくるのが「一時的・季節的な業務量の増大に対応するため」で、これに「欠員補充など必要な人員を迅速に確保できるため」、「自社の労働者の数を抑制するため」、「雇用調整が容易なため」が続いている。請負業者のもつ専門性や技術への期待はごくわずかでしかない。また「パート・アルバイト・臨時の労働者が業務を行うことが可能である」と回答した事業所があえてその方法ではなく請負労働者を受け入れる理由については「雇用管理の負担が軽減されるため」、「雇用調整が容易なため」「自社の労働者の数を抑制するため」が多い。ユーザー企業は自ら雇用主の責任を負うことなしに雇用調整が容易な方法を追求しようとし、請負業者はこれに応えるサービス、いわば「雇用主責任代行サービス」とともに「雇用調整サービス」を提供している。「雇用調整サービス」とは、ユーザーの生産変動にあわせてレンタルの期間や労働力の人数を自在に調整することである。ユーザーからみれば「間接雇用形態による労働者の採用・解雇

自在のシステム」である。それゆえ、請負業者と労働者との雇用契約期間は短期に限られ、求められる技能も限定的にならざるをえない。

業務請負業者はユーザーにたいして「固定費の変動費化」（ユーザーの生産計画の変動に応じた労働者の人数調整および配置変更）が容易に実現できることをこぞって強調している。「雇用調整サービス」を売りものにする以上、労働力のレンタル（労働力供給）にならざるをえない。業務請負の多くが雇用の短期化や不安定さをともなっているが、それはユーザーの業務量の増減に対応して雇用調整を容易にするという「労働力のレンタル」の仕組み自体に由来するものである。

厚生労働省が2005年に実施した「労働力需給制度についてのアンケート調査集計結果」によれば、請負労働者という働き方のデメリットとして請負労働者自身が挙げたトップの項目は「将来の見通しがたたない」(41.1％)ことである。これに「収入が不安定である」(32.6％)、「雇用が不安定である」(30.6％)、「技能が向上しても評価が上がらない」(27.7％)が続いている。

このように業務請負の多くは、その業務を細切れ化したうえでの定型的単調労働の組織化であり、雇用期間も限られているうえに労働負荷が大きいため、さまざまなひずみが生じている。かつての製造現場にあった年功的技能にもとづく年長者を核とする労働者集団はすでになく、それに代わるような、若者を労働者として陶冶する基礎は失われている。職場における「仲間」の形成はきわめて難しく、休憩時間でもお互いに口を聞かないという。ワーキングプアの「貧しさ」とは、単に賃金の低さにとどまらず、ユーザーの都合でいつ仕事がなくなるかもしれないという不安や、将来の見通しがないことであり、さらに短期雇用を繰り返すことで技能が蓄積できず、職場に顔の見える仲間がいないことでもある。

（3）雇用の細切れ化―「日雇い派遣」

今日の間接雇用がはらむ問題を象徴しているのが日雇い派遣（スポット派遣とも呼ばれる）である。派遣期間も「1日単位」ばかりか最短では「2時間単位」もある。業務の範囲はきわめて多岐にわたっている。

日雇い派遣を可能にしたのは情報ネットワークの構築である。これなしに

は今日の規模にまで日雇い派遣は成長しなかったであろう。日雇い派遣業者の業務管理情報システムは、登録求職者（「スタッフ」と呼ばれる日雇労働者）を管理するシステムとユーザー（注文主）を管理対象とするシステムからなる。スタッフ管理では、ユーザーからの注文に即応できるように求職者の職歴・特技・資格・資質（風貌なども含まれる）・過去の作業履歴・ユーザーからの評価・本人のスケジュール（どの日、どの時間帯に就労可能か）・最寄り駅などの情報がデータベース化されている。

　このような情報システムによって求職者（産業予備軍）情報の把握とかれらの効率的配置が可能となった。釜が崎（大阪）や山谷（東京）に代表される従来の「寄せ場」を中心とする日雇労働市場との決定的違いは場所的制約から解放され、求職者情報を一元的に把握できるようになったことである。いまや「寄せ場」は日本の社会全体のなかに拡散している（湯浅2007）。情報ネットワークの構築によって求職者は携帯メールによって就労希望時間を登録し、業者はユーザーからの求人の注文にあてはめることできる。まさしく、仲介業者は産業予備軍のプールをデータベース化することに成功したのである。大手業者のなかには200万人を超える登録者を抱えるものもある。

　雇用の細切れ化、断片化は日雇い派遣において極限にいたる。言うならば「雇用が細切れで不安定」であることが日雇い派遣業者が利益をあげる条件でもある。労働者の雇用の安定、すなわち雇用の継続は、日雇い派遣を活用するユーザーのメリットを消失させる。ネットカフェに寝泊まりしながら日雇い派遣をつづける若者の大多数は少しでも長期の仕事を希望するが、彼らの要求と業者の利益はビジネスモデルの構造からして相反する関係にある。以下はある大手業者の事例である。

　業者がユーザーに請求する「基本料金」（労働者1人当たり）は、8時間作業（ただし午前8時〜午後10時まで）で1万2,000円（チーフを派遣する場合は1万3,000円）、残業代金は30分ごとに900円（チーフは1,000円）である。同じく8時間作業であっても夜勤（午後10時〜午前8時）になると料金は1万7,000円（チーフは1万8,000円）と高くなる。夜勤の残業代金は30分ごとに1,100円（チーフは1,200円）である。短時間作業の場合は「2時間作業」6,500円、「3時間作業」8,500円などとなっている（残業代金は30分ごとに

900円)。それぞれの作業にエリア手当(500円より作業地域により加算)が追加される。ユーザーが労働者を指名する場合には「指名料金」1,000円が、作業当日に発注する場合は「当日手当」1,000円が請求される。

このように日雇い派遣ではユーザーにたいし労働力のレンタル時間に応じた派遣料金(または請負料金)を請求している。言うまでもなく労働者を指名することは法律が禁止する労働者供給事業そのものである。

他方、この業者が労働者に支払う賃金は8時間作業で7,250円(チーフは8,500円)である。昼間の8時間作業の派遣料金1万2,500円(基本料金＋エリア手当)に占める賃金の比率は58.0％で、一般の派遣労働と比較し10％ほど低く、逆にマージンの比率はその分だけ高い。作業ごとに賃金から「データ装備費」(または「業務管理費」)が差し引かれるならばさらに低下するだろう。

上記の事例は2002年10月に実施した大手人材仲介業者に対する調査で入手した資料による。この業者は「軽作業請負」(短期業務請負とも言う)という形式をとっていたが、労働者派遣法の改正(1999年)を機に労働者派遣事業の対象業務が原則自由化されたため、日雇い派遣に切りかえている。必要な時に、低価格で使用者責任を果たすことなく自由に労働者を利用できるという日雇い派遣の「メリット」を民間企業に限らず公的セクターでも直接的または間接的に活用している[7]。

3. 背景と要因

(1) グローバル経済下の競争の激化、雇用の弾力化を進める雇用管理

これまで考察したようなワーキングプアの新たな特徴をもたらした背景と要因は何であろうか。

第一の要因は、グローバル経済化による国際競争の激化によって、日本の「労働基準」(働き方・働かせ方のルール)の引き下げ圧力が増大したことである。今日のワーキングプアはグローバリゼーションの時代の産物である。多国籍企業が進出先である途上国の相対的過剰人口を活用することで、労働基

準に対する引き下げ圧力はより強く働くようになった。

　激化する国際競争にうち勝つことを理由に企業はリストラを進めて正規雇用の圧縮をはかりつつ、他方で非正規雇用の積極的活用を行うなど、雇用の弾力化（必要な時に、必要な技能をもつ労働者を、必要な人数だけ動員できる雇用管理）を進めた。ホワイトカラーもリストラの対象となるとともに、パートタイマー、アルバイト、派遣労働者、契約社員などの非正規雇用は事務部門を含む全分野に広がった。日経連は『新時代の「日本的経営」』（1995年）において雇用の弾力化を進める雇用管理の方向を明確に打ち出した。

（2）労働分野の規制緩和政策

　ワーキングプア、とくに間接雇用の拡大をもたらした第二の要因は、上記のようなグローバル競争激化のもとでの企業の雇用管理の転換にたいして、政府が労働分野の規制緩和政策、すなわち「労働市場の構造改革」によって支援したことである。これは、雇用形態に関わる労働基準を引き下げることにほかならず、雇用の弾力化の構築に大いに貢献した。

　派遣労働や有期雇用に関わる規制緩和はすでに1990年代後半以降、あいついで進められてきたが、とりわけ1999年の労働者派遣法の改正は重要な意味をもっている。これによって派遣労働の対象業務は原則自由化され、従来の「専門的26業務」に限らずあらゆる職場で派遣労働の活用が可能となった（ただし建設、港湾運送、警備、医療、製造業務の派遣は禁止）。それまで「短期業務請負」（軽作業請負）として行なわれていた「日雇い派遣」はこの法改正を機に急速に拡大したのである。

　さらに2003年の派遣法改正によって、「26業務」について、派遣先企業は期間の制限なく長期にわたって同一業務に派遣労働を利用できるようになった。また「26業務」以外の業務の派遣期間は3年まで上限が延長された。改正派遣法のいま一つのポイントはこれまで禁止されていた製造業務への派遣労働者の導入を合法化したことである。従来は業務請負を装って事実上の派遣が行われることが多かったが（偽装請負）、派遣労働の合法化によって業務請負を派遣労働に切り換える動きが増えている。さらに、これまで派遣先が派遣労働者を特定する行為（試験、面接、履歴書送付など）は禁止

されていたが、この法改正により、紹介予定派遣に限ってではあるが、「円滑な直接雇用を図る」(厚生労働省「業務取扱要領」)ことを理由に派遣先による派遣労働者の特定行為が容認されることになった。

労働者派遣事業の規制緩和によって職業安定法が禁止してきた労働者供給事業が事実上復活している。一連の規制緩和に比例するかのように地方でも中小規模の人材仲介業者が相次いで参入している。サラ金業者や派遣業者などワーキングプアをターゲットとする「貧困ビジネス」の看板が街中に目立って増えている(湯浅2007：6章)。さらに海外の多国籍企業の人材仲介業者も相次いで日本への参入を開始した[8]。労働のルールの形骸化は人にかかわる営利事業を勢いづかせている。

(3) 今日の消費のあり方が生み出す働かせ方の貧困、不安定就業

今日のワーキングプアを増加させている要因として、さらに今日の消費とサービスのあり方にも言及しておく必要がある。市場原理主義が主導する現代資本主義はかつて公共セクターによって担われていた分野を縮小し、市場化する傾向を強めている。さまざまな新商品やサービスを生み出しており、その種類と量は過剰ともいえよう。

日本の勤労者のなかで消費を自己目的とする生活態度は1960年代末から70年代にかけて形成された。80年代末から90年代初頭までのバブル経済はこうした消費至上主義的態度を加速した。資本は、消費の個性化・多様化をうながし、商品のモデルチェンジを短期間に次々と行ない消費をあおった。少なくない国民がこうした消費の強制の波にまきこまれたのである。有名ブランド商品を手にすることへの関心は、とりわけ若者の多くをとらえ、消費面でのステータスの上昇を目指す競争を作り出している。

バブル期を経て商業やサービス部門での企業間競争が激化し、企業は次々に新商品や新たなサービスを供給するようになった。人々もそれを積極的に受け入れているが、それは他面で働き方の変容をもたらしている。

たとえば「より速く、より確実に」を売り物にする宅配便業界の競争は、荷物を満載して真夜中に高速道路を突っ走る輸送労働や早朝の仕分け作業などによって支えられている。近年のインターネットを通じた商品販売も同様

である。消費者がパソコン画面をクリックするだけで注文が完了し、早いときには明くる日に指定の商品が届くが、それを実現するには物流センターで数百人ものパートの女性やフリーターが膨大な数の商品の棚の間で、パソコンが打ち出す注文伝票の商品を探し回っている。利便性の向上は、コンピュータやインターネットというハイテクだけでなく手作業での労働が支えており、このようなサービス部門での競争激化は夜間労働や長時間残業、不規則・交替制勤務を恒常化させ、そのにない手の多くが不安定就業労働者（ワーキングプア）である。

また24時間営業のコンビニエンスストアの普及は深夜労働を恒常化させ、スーパーやデパートに働く人々は正月休みもない状況に追い込まれている。現代資本主義のもとで形成された過剰消費をうながす装置に人々は巻き込まれているが、それに連動してワーキングプアが増加し、働き方の貧困が深まっている（森岡2006：3章）。「われわれ日本人は、自己の便利さを追求することで、他人の、ひいては社会全体の長時間労働を促しているといえるのではないだろうか」という小倉（2007）の指摘は重い。

4．新たな息吹―抵抗するワーキングプア

最後にワーキングプアが増加する一方で、それに対抗する運動がさまざまなかたちで起こっていることにも注目しておきたい。たとえば、クリスタル系の派遣業者からニコンに派遣され長時間労働によりうつ病を発症し、過労自殺した上段勇士さんの母の闘い、偽装請負を告発して親会社に直接雇用させることに成功した光洋シーリングテクノ（徳島県）やキャノン宇都宮工場の請負労働者の闘い[9]、グッドウィルやフルキャストによるデータ装備費、業務管理費という名目での賃金からの不当な天引きを取り返した派遣ユニオンの闘いなどなど。

このなかで注目されるのは首都圏青年ユニオンの活動スタイルである。携帯メールを活用して組合員のなかで情報を即座に共有し、若者たちが時間をやりくりし企業の枠を越えて団体交渉に参加できるように工夫をしている。運動の主役はあくまでも当事者自身であって、組合役員が彼らの運動の肩代

わりをしない。会社に提出する団体交渉申入書は本人がＦＡＸの送信ボタンを押すという。「そこに行けば楽しいという空間」をつくることで労働相談に来た若者が組合に定着できる新しい運動のあり方を目指している。いま、正社員を中心とする既存の企業別組合がほとんど取り組んでこなかった領域で人間の尊厳を守る闘いが始まっている。

　労働者派遣法は派遣先企業が１年を超えて派遣労働を利用する場合には従業員の過半数を代表する労働組合の意見を聞くように求めているが、これを実際に行なっている労働組合はごくわずかではないだろうか。偽装請負を何よりよく知っているのは派遣先の労働組合のはずであるが、それを告発した大企業の労働組合は皆無である。そうすることで会社の業績が低下することを組合自身も危惧したためとすれば、企業主義による弊害が極まれりと言うほかない。

　2007年11月下旬、東京六本木ヒルズわきの小さな雑居ビルにあるライブハウスで「反貧困たすけあいネットワーク」の発足を記念する集いが開かれた。筆者もこれに参加したが、150人を超える若者や支援の人々、それに報道陣でにぎわった。反貧困たすけあいネットワークとは、首都圏青年ユニオンとホームレスの人々を支援するＮＰＯ法人「もやい」が中心となって設立した日雇い派遣などの非正規雇用形態で働く人々や失業者の共済組織である。毎月300円の掛け金を半年以上支払っておけば、病気やけがで仕事ができず生活に困った際に１日1,000円、最長10日間の補償が受けられる。また無利子の生活資金１万円を借りられるという仕組みである。本来、こうした最低生活の保障は政府が行なうべき課題ではあるが、そうした制度が講じられていない今日、当事者と応援する人々によって設立された自前のセーフティネットである。

　上述のとおり、労働運動でも企業別労働組合とは異なるタイプの個人加盟の新しい運動が芽生えつつある。未来の描けない働き方を余儀なくされているワーキングプアが増加しているが、他方で新たな運動と社会的連帯の息吹が芽生えている。これを支える若手のリーダーや、メディアをとおして世論を喚起するマスコミの動きも重要な役割を果たしている。私たちはそこに確かな希望を見いだすことができる。

1）日本の政府統計で言う「雇用者」とは労働者と役員を加えたものである。その大半は労働者からなる。
2）常用労働者の年間所定内労働時間は厚生労働省「毎月勤労統計調査」（2006年）の月間所定内労働時間を12倍して算出した。
3）総務省「就業構造基本調査」は5年ごとに実施されている。入手可能な最新版は2002年調査である。
4）たとえば、情報産業のＳＥの一部、宅配便やバイク便などの運送業労働者、ヤクルトの販売員などがある。風間（2007）は、ノルマ未達成の営業職の正社員を業務委託契約社員に切り換えた事例を紹介している（風間2007：6章）。
5）トヨタのグループ企業のアイシン精機などでは、期間工（期間契約労働者・直接雇用）の大半が日系ブラジル人などの外国人労働者で、女性も約半数を占めているという（佐々木2007：68頁）。
6）2007年以降明らかになった「データ装備費」名目での賃金からの一方的控除（グッドウィル）、建設業や港湾運送など労働者派遣法が禁止する業務への派遣（フルキャスト）などはその象徴である。
7）たとえば、2007年4月に実施された文部科学省の学力テストの採点業務を請け負ったＮＴＴデータにもグッドウィルの派遣社員が動員された（「しんぶん赤旗」2007年6月20日付）。
8）オランダに本社を置くランスタッドは2008年4月をメドに自動車や電機・電子部門の工場や物流業向けの人材派遣を始めるという。海外最大手の人材派遣業者は、日本で製造業への派遣が解禁されるなど市場開放が進んでいることも「世界で最も期待できる成長市場の一つ」と見ている（「日本経済新聞」2008年1月30日付）。
9）光洋シーリングテクノの構内で働く請負労働者は、期間工という形態の直接雇用にとどまらず14名の正社員化を実現した（2007年12月）。

【参考文献】
朝日新聞社（2008）『朝日キーワード2008』。
朝日新聞特別報道チーム（2007）『偽装請負』朝日新書。
阿部真大（2006）『搾取される若者たち』集英社。
大久保武（2005）『日系人の労働市場とエスニシティ』御茶の水書房。
小倉一哉（2007）『エンドレス・ワーカーズ』日本経済新聞出版社。
風間直樹（2007）『雇用融解』東洋経済新報社。
熊沢誠（2007）『格差社会ニッポンで働くということ』岩波書店。
伍賀一道（2007）「間接雇用は雇用と働き方をどう変えたか——不安定就業の今日的断面」『季刊・経済理論』44巻3号
——（2008）「今日の不安定就業問題」大阪経済法科大学『経済研究年報』26号。
佐々木昭三（2007）「世界一のトヨタを支える下請関連外国人労働者」『経済』2007年12月号。
中野麻実（2006）『労働ダンピング——雇用の多様化の果てに』岩波書店。
派遣ユニオン・斎藤貴男（2007）『日雇い派遣』旬報社。
本多ミヨ子（2007）「外国人研修生・実習生制度の現状と今後の課題」『経済』2007年12月号。
森岡孝二（2006）『働きすぎの時代』岩波書店。
湯浅誠（2007）『貧困襲来』山吹書店。
脇田滋（2007）『労働法を考える』新日本出版社。

ＵＦＪ総研（2004）「フリーター人口の長期予測とその経済的影響の試算」http：//www.murc.jp/report/research/2003/03116.pdf（アクセス日時：2008年2月9日）。

（付記）本章は『医療・福祉研究』17号（2008年）に掲載されたものである。

第7章
経済改革と人権

横山壽一

はじめに

　経済は人々の生活を支え、生命の生産と再生産のための物質的な基礎を提供する役割を担っている。経済発展は、人々の生活を豊かにすることを目的としているのであって、経済発展のために人々の生活を豊かにするのではない。経済はあくまで生活の従属変数であって、その逆ではない。さらにいえば、経済の規模を拡大したり伸び率を高めるために資金や資源を振り向けるのは、そのことによって、人々の生活を妨げている不自由さを取り除き、誰もがより人間らしい生活を送ることができるような、つまり誰もが自分の人生、自分の生活を自ら選択し決定できるような社会を築くためであって、経済を拡大すること自体に目的があるわけではない。

　以上のことは、普通に考えてみればごく当たり前のことであるが、現実は必ずしもそのようには動いていない。とりわけ、現下の構造改革のもとでは、経済の構造改革が何にもまして優先され、人々の生活や生活を豊かにするための社会保障などがそのために蔑ろにされる傾向が一段と強まっている。何のための構造改革か、誰のための経済改革かを、いまこそ厳しく問う必要がある。小論では、この点を人権保障の視点から取り上げてみたい。

1. 構造改革の内容と特徴

(1) 構造改革の基本的なスタンス

　構造改革は、用語の一般的な意味からいえば、部分的な手直しや修正では

なく、ものごとの構造それ自体を変えることであるが、現下の構造改革は、改革一般ではなく特定の方向への構造自体の転換、つまり新自由主義的改革を指している。具体的には、市場と競争を徹底して強化することを基準とした経済・社会の仕組みの見直しと転換であり、そのことによる供給サイドの強化を図るスクラップ・アンド・ビルド策である。小泉構造改革の基本方向を描いた「骨太方針」のいう「創造的破壊」も、市場と競争を通じた資源の高効率部門へのシフトも、本質はそこにある。

構造改革の基準が市場と競争の強化に置かれるのは、新自由主義が何よりも市場への無条件の信頼を基礎としていること、そして日本がいま直面している経済・社会の困難は何よりもその市場の機能が妨げられていることによるとの現状認識があるからである。この現状認識は、地球的規模で競争が展開されるグローバル経済化のもとで日本の市場は魅力を失い競争力を低下させているとの認識、およびその最大の原因は市場に対する「過剰な」規制にあるとの問題把握と結びついている。したがって、困難を解決するためのもっとも有効な処方箋は、「規制緩和」の推進に求められることになる。構造改革が規制緩和を第一義課題としているのはそのためである（拙稿「社会保障の構造改革と規制緩和」戸木田嘉久・三好正巳編『規制緩和と労働・生活』法律文化社、1997年）。

（2）構造改革の手法としての規制緩和

以上のことから、構造改革の具体的な手法が規制緩和を基本としていること、しかも、その規制緩和が第一義的には市場と競争を促進するための手段として位置づけられていることがわかる。では、その規制緩和は実際にはどのように具体化されているのだろうか。

第一は、参入規制の緩和・撤廃による企業参入の促進である。市場経済のもとでは、一般的には、一定の条件を満たす事業者には参入の自由が認められているが、事業の性格によっては事業者を限定している。いわゆる事前規制である。その規制を見直し、原則としてすべての分野で自由な参入が可能な環境に変える方向での具体化である。この具体化は、参入に対する規制はそれだけ市場が本来の機能を発揮する領域を狭めているとの認識にもとづい

ている。

　第二は、事業や事業者に求められる最低基準・最低規制の緩和・撤廃である。財・サービスの水準を維持するために、それぞれの事業の性格に応じて事業者が最低限守るべき基準が定められているが、その基準を見直し、可能な限り緩和ないし撤廃していく方向での具体化である。この具体化は、最低基準・最低規制は、事業者の手足を縛り自由な活動による活力の発揮を妨げているとの認識にもとづいている。

　第三は、事業を行なううえでの許認可などにともなう手続き等の緩和・撤廃である。事業の開始・変更などにあたっては、事業者は届出やそのための書類提出などさまざまな手続きが求められるが、それらをできるだけ簡素化あるいは廃止する方向での具体化である。この具体化は、最低基準と同様に事業者に負担を課し事業者のエネルギーを削いでいるとの認識にもとづいている。

　規制緩和は、以上のことから明らかなように、可能な限り事業者の活動領域を拡大し、自由度を高め、負担を軽減することによって、供給サイドの強化を図ることを意図した方策である。事業者に対する規制は、本来はそのことを通じて消費者・利用者の利益を守ることが目的であったが、そのことははるか後景に追いやられている（行政改革委員会『光輝く国をめざして』行政管理研究センター、1996年、参照）。

2．経済社会の構造改革と社会保障

(1) 経済社会の構造改革

　構造改革は市場と競争の強化を意図していることから、直接には経済の構造改革として進められる。しかし、市場は経済的な規制のみならずさまざまな社会的な規制によっても影響を受けている。つまり市場に委ねないで行政ルールにもとづいて利用・提供を行なうことを決めている領域、事業主体を特定し参入を事前に規制したり公定価格を定めて価格競争を排除している社会サービスなど、何らかのかたちで市場関係を排除したり制限している場合

がある。また、社会制度によって企業に負担が義務付けられている場合は、間接的に制約を受けることになる。したがって、市場と競争の強化は、経済分野の改革にとどまらず社会制度全体の見直しへと向かわざるをえない。とりわけ、これまで行政が直接に関与し企業の活動を排除したりさまざまな規制を加えてきた社会保障、教育、農業などの分野は、市場と競争の作用を歪め麻痺させる存在としてみなされ、その作用が働くような仕組みの転換が求められてくる。それはまた、これまでの仕組みを支えてきた財政・財源や行政関与の見直しをも求めることになる。構造改革が「6大改革」としてまとめられ、そのうちに社会保障の構造改革、財政構造改革、さらには行政改革までも対象とされているのは、かかる事情による。では社会保障には、具体的にはどのような改革が求められ、いかなる事態が進行しているか。

（2）社会保障の構造改革

　社会保障の構造改革は、構造改革が目指す方向を社会保障の分野で具体化すること、つまり市場と競争に適合的な仕組みに作り変えることにある。具体的には、制度に市場関係を持ち込むこと、その一環として企業の参入を解禁すること、そして産業として育成することが目指されている。それは、以下のような手法によって具体化が進められている。

　第一は、措置制度の廃止と契約方式への転換である。措置制度は、利用と提供を行政の直接的関与のもとで行なうシステムで、利用者と提供者が直接に相対して選択し売買するスタイルの対極にある。したがって、措置制度を残したままでは市場化は難しい。そこで、措置制度の問題点をあれこれと指摘して転換を迫り、契約にもとづく制度に置き換える「改革」が進められてきた。高齢者福祉のなかの介護部分のサービス、障害者福祉制度、保育制度がこの動きによって措置制度から契約制度へと転換させられた（制度の仕組みは同じではなくそれぞれに異なる）。契約にもとづく制度は、基本的にはサービスの利用・提供を当事者同士の契約に委ねる方式であるから、行政が関与はするもののその内容は制度の管理運営に限定され、当事者の選択と相互の競争によって物事が決められていくことになる。その条件整備として、参入規制や最低規制の緩和が進められてきた。

第二は、サービスの組み換えによる市場の創出・拡大である。市場や競争に適合的な仕組みに変えるとはいっても、すべてのサービスを制度から切り離すのではなく、サービス自体は基本的には制度のもとにとどめられ制度に則って利用・提供が行なわれる。その枠組みなしには、所得の低い人たちを多く含む社会保障の分野では利用が限定され独立した市場として機能しえないし、何よりもサービスを必要とする所得の低い人たちを排除してしまうことになる。しかし、自由な取引きをまったく認めないままでは競争も選択も限定されてしまい、「改革」の意味がなくなってしまう。そこで、サービスを制度のもとにとどめる部分と制度から切り離して自由な取引きに委ねる部分に区分したり、両者を組み合わせて利用することができる仕組みに変える「改革」が進められてきた。具体的には、介護保険における法定給付の利用額の上限設定と自由契約部分との一体的利用の容認（混合介護）、医療保険における特定療養費の拡大、医療保険給付と自由診療を抱き合わせて使う混合診療を容認する方向での検討、保育におけるオプション・サービスの容認などが進められてきた。
　第三は、企業参入の促進のための仕組み・条件づくりである。企業参入を可能にするためには、何よりも非営利を原則としてきた社会保障のこれまでの考え方をあらため、営利・非営利を問わない考え方に転換する必要がある。そのためには、社会保障分野での事業を認めるかどうかの基準を組織の性格・目的とは別のものに変え、たとえ営利企業であっても問題はないことを示さなければならない。そのために持ち出されてきたのが、サービスの質を基準とする考え方である。提供されるサービスの質こそ問題であって、営利か非営利かは二義的な問題でしかない、というわけである。この考え方とセットになっているのが事前規制から事後チェックへの転換論である。たとえ問題が生じても事後的にチェックする体制を整備すれば事前に規制する必要はない、事前の規制は市場の機能をゆがめるだけだという論理である。これらは規制緩和を正当化する論理として繰り返し持ち出され、具体化されてきた。介護保険における３基準（人員基準・設備基準・運営基準）のみによる事業者指定方式の導入（当面は在宅サービス事業のみに適用）、保育事業への同様の方式の導入などがその実例である。

第四は、費用負担構造の転換である。競争を促すための条件の一つは、競争に参加する主体が負担すべき社会的なコストをできるだけ軽減し、競争に強い体質を作り上げることができる条件を整備することである。その社会的コストの負担軽減は、決められた率で負担を課す保険料などの公課の軽減と、国や自治体などの公費を削減することによる税負担の軽減との二つの方法がある。これらを可能にする直接の方法は、公的な制度として扱う範囲を狭めて総費用を減らすこと、もう一つは国民への負担へ置き換えることである。そうした方向で、従来の延長上での部分的な見直しにとどまらない、制度自体の改変をともなう抜本的な「改革」が求められてきた。具体的には、介護保険の創設による給付の上限設定、保険料負担の制度化、1割利用料の設定などによる公費負担の削減、障害者福祉の措置制度から契約にもとづく利用制度への転換による公費負担の削減、医療保険における本人負担の引き上げによる公費負担の削減などが進められてきた。

　第五は、管理運営システムの組み換えによる競争の促進である。公的な制度を残しながら市場と競争の関係を拡大する際には、制度の管理運営システム自体の見直しも重要な課題となる。当事者同士の選択や交渉・競争を排除する管理運営システムのもとでは、契約にもとづく制度への転換やサービスの組み換えが意図された効果をもつためには、それに見合った管理運営システムへの転換が求められる。介護保険は、行政の関与を要介護認定と給付管理、事業者指定に限定するシステムとすることによって市場と競争を大規模に組み入れた。障害者福祉も、基本的には介護保険と同じ枠組みをもつ支援費支給制度に変えることによって市場と競争を組み入れるシステムをもつことになる。いま焦点になっているのは医療保険の管理運営システムの見直しで、現在は排除されている保険者と医療機関との直接交渉を認めるシステムに変えることによって市場と競争の関係を拡大しようとの動きが具体化しつつある（八代尚宏『社会的規制の経済分析』日本経済新聞社、2000年、参照）。

3. 経済改革と人権の保障

(1) 構造改革の反人権的性格

　構造改革は、上述したように、何よりも市場と競争の徹底に高い優先順位を置き、経済社会の仕組みをそれに従わせる方向で作り変えようとする点に最大の特徴がある。それは、市場と競争を徹底する特有の経済改革、つまり新自由主義的な経済改革を、それぞれの経済社会の諸制度がもつ独自の意義・役割に優先させる改革であると言い換えてもよい。しかし、こうした改革の思想は、英知を集めて人間らしい生活を目指してきた人類の長年の歩みに照らしてみると、大きな過ちを含んでいることがわかる。

　市場は、人々の生活を取り巻く自然的制約、空間的制約、時間的制約などのさまざまな制約を超えて欲求を満たし高めることを可能にし、人類が生存し生活を豊かにするうえで大きな役割を果たしてきたし、現在もそうした役割を担っている。しかし、同時に、市場は多くの弊害や否定的な影響ももたらし、けっして万能な存在ではなく限界も有していることを示してきた。とりわけ、私的所有と社会的分業を飛躍的に深化させた資本主義経済システムのもとで、生存をかけた競争へとすべての国民を駆り立て、市場において競争力のない者や購買力を持たない者を置き去りにする傾向を強め、実際にも貧困や不平等、社会的な対立が深まるなかで、社会的な規制とコントロールの必要性が認識されるようになり、次々と実行に移されてきた。そして、人々の生存や生活、生命や健康をすべての人々が等しく保持できる仕組みを、市場の原理とは異なる原理を打ち立てることによって、つまり負担能力に応じた財・サービスの配分ではなく必要に応じて配分できる仕組みを整備してきた。そしてその仕組みは、当然にも市場を介さないで、公的な責任によっていわば非市場的なルールのもとで維持され運営されてきた。公的扶助制度、医療保険、公費医療制度、年金制度、高齢者の福祉、障害をもつ人の福祉、保育制度、失業保険、公営住宅整備などなど、今日の社会保障制度のいずれもが、それぞれに特有の歩みをたどりながらも、非市場的な原理とルールと

いう点で共通点をもち、さまざまな英知を集めて整備が進められ、ともかくも人々の人権を守る役割を担ってきた（宇沢弘文『公共経済学を求めて』岩波書店、1987年、参照）。

　構造改革は、以上のような歴史的な経緯や到達点を踏まえることなく、ひたすら市場のもつ機能に期待を寄せ、社会制度を市場へと引き戻すことによって歴史を逆戻りさせようとしている。そこには、人類が真の平等を実現するために市場のもつ凶暴さといかに格闘してきたか、人間の尊厳を守るために社会制度の整備にどれほど多大なエネルギーを注いできたか、そうしたことを謙虚に振り返ってこれからの進路を考えようとする姿勢をまったく見出すことができない。それどころか、社会制度が抱えるさまざまな問題を市場の機能を制限してきた結果であるとみなし、その制限を取り除くことを唯一の解決策だと思い込んで突っ走る乱暴さと軽薄さ、そして反人権性を感じないわけにはいかない。生命や健康に直接かかわる医療・介護などの分野でさえ、事前チェックではなく事後チェックで構わないとする発想と感覚に、そのことが端的に現れている。

（2）経済改革と人権の保障

　冒頭で触れたように、経済は本来は生活の従属変数であって、その逆ではない。しかし、実際には経済のために生活が犠牲にされたり脅かされている。経済再生のためだと称して社会保障の水準を切り下げたり負担を重くする構造改革は、その意味で経済と生活の関係を逆転させている。生活維持のために経済は不可欠だが、生活を犠牲にするような経済の再生策は本末転倒している。

　そうした逆転が生じるのは、経済の論理が生活の論理に優先させられてきたこと、また経済と生活、経済と社会保障が両立しがたいものとして対立的に捉えられてきたことによる。したがって、経済と生活の本来的な関係を取り戻すためには、これらとは異なる発想とそれを具体化するための経済改革が欠かせない。

　経済の論理が生活の論理に優先させられるのは、市場に対する社会的なコントロールが十分に行なわれていないことによる。資本主義経済のもとでの市場は、文字どおり資本が主体となり自ら増殖を求めて限りなく運動を続け

る舞台として、利潤の極大化を求める激しい競争の場として現れる。それを放置すれば、社会全体が資本と競争の論理に従属させられることになる。したがって、経済の暴走を生み出さないためには、経済活動に社会的な枠をはめ、コントロールすることが絶対的な条件となる。経済活動に社会的な枠をはめるためには、社会全体として優先的に実現を目指すべき価値の明確化とその社会的合意が求められる。それぞれの国の憲法こそ、目指すべき価値の具体的な表現に他ならないが、それが経済活動に対するコントロールの指針として生かされるためには、より具体的なレベルでのルールづくりとその合意が必要となる。つまり、経済活動の自由をどの程度認めるのか、言い換えれば、経済活動に対する縛りをどの程度、どのような方法でかけるのか、さらにいえば経済に対する規制を憲法の論理を踏まえてどのように具体化するかが求められる。現下の動きに照らして分かりやすくいえば、規制緩和で行われている経済の論理からの経済規制と社会的規制の見直しではなく、生活の論理からこれらを見直し実行するということである。

　そのうえで、生活の論理を優先することを実質的に担保するための財政支出と課税の組み換えが必要になる。ここでも、生活を経済に優先させる具体的な基準づくりが決め手になる。

　経済と財政の改革を実行する際に直面するのが、もう一つの課題、つまり経済と生活の対立的関係の克服である。生活を優先させるとはいっても経済活動の一定水準の確保は欠かせない。問題は、その水準をいかなる経済活動によって実現するかである。その内容によって財政支出の仕方も異なる。土建型の公共事業を軸に進めるか、それとも社会保障をはじめとする生活基盤の整備を進めるかが具体的な分岐点となる。後者が選択されるためにクリアしなければならないハードルは、生活基盤の整備、具体的にいえば医療・福祉・介護などの整備がどれほど経済活動としての役割を担うことができるか、つまり経済的な効果をどの程度もたらすことができるか、それは土建型の公共事業に比べて優位性を持ちうるのかという点である。この点については、いくつかの試算が行なわれてある程度クリアしつつあるが、なお決定的な優位性を実証するまでには至っていない（自治体問題研究所編集部『社会保障の経済効果は公共事業より大きい』自治体研究社、1998年、参照）。

しかし、ここで注意が必要なのは、けっして経済的効果の大きさだけを競う議論に陥ってはならないことである。というのは、医療・福祉・介護などの施策のなかには、経済効果が仮になくとも実行しなければならないものも存在するからである。真に問題にすべきは、いかなる質の経済を目指すか、生活を高める経済活動のかたちはいかなるものが望ましいかということである。経済効果の規模は、その内容を決する際の一つの条件として位置づけるという問題の提出の仕方が求められる。

　この点を踏まえた議論の際に決定的なカギとなるのは、マンパワーの評価と位置づけである。生活を支える社会制度は、多くの場合、対人サービスとして直接に人間によって担われている。したがって、そのにない手の量と質によって水準が左右されるという特性をもっている。制度の機能を高めようとすれば、人員を増やし専門性を高める、つまりマンパワーにかけるコストを高めなければならない。しかし、かけたコストは直接に賃金収入となるから、購買力を高めて経済活動を維持する効果をもつ。とはいえ、かかる制度の労働集約的な性格が逆にネックとなって制度の拡充が押しとどめられる、あるいは費用負担の軽減のために非正規雇用に置き換えられ質の確保が危うくされるなど、不安定な状態に置かれることになる。

　ここで重要なのは、利用する人の人権の保障とにない手の人権の保障とが直接結びついている点である。利用する人の人権を保障しようとすればにない手の人権を保障しなければならない。しかし、それはコスト増が避けられない。このジレンマを克服する唯一の方法は、マンパワーにかかるコストを個別の事業体レベルで位置づけないで、人権保障のために社会が担うべき社会的なコストとして評価し、個別事業体の経営的な判断に委ねないで公的な財政で担い社会的なコントロールのもとに置くことである。そうすることによって、公的な支出による人権保障と経済的効果を両立させることができる。

　今求められているのは、経済の論理で人権を担う制度やそのコストを評価する見方ではなく、逆に人権保障の側面から経済のあり方を見直す視点である（神野直彦『人間回復の経済学』岩波新書、2002年、参照）。

　（付記）本章は『医療・福祉研究』13号（2002年）に掲載されたものである。

第4部

医療・福祉の国際研究
―― 研究会活動の蓄積と成果② ――

第1章
スウェーデンにおける利用者主体の社会福祉法制度
その歴史的展開と理念

高田清恵

はじめに

　わが国では1990年代以降、社会福祉の分野で基礎構造改革が行なわれ、社会福祉は新たに「個人の尊厳の保持を旨とする」ことが基本理念とされ（社会福祉法3条）、利用者の意向を十分に尊重してサービスが提供されるべきこと（同5条）が原則とされた。利用者の自己決定や選択の自由を重視し、利用者本意の考え方に立った、利用者主体の社会福祉へと発展させることが求められている。

　しかし、基礎構造改革後の実態をみると、基盤整備の不十分さや利用者の自己負担額の過重などから、高い介護福祉施設等の待機率、必要なサービスの利用抑制、介護「殺人」や介護事故の増加といったさまざまな人権侵害の問題が生じている。利用者の自己決定権が十分に保障されていないばかりか、人間らしく生きる権利自体も侵害されているといわざるをえない状況が生み出されている。

　一方、1980年に制定されたスウェーデンの社会サービス法は、わが国に先駆けて、利用者の自己決定と選択の自由を基本原則として法に定め、その実現のためにさまざまな法的しくみを用意し発展してきている。スウェーデンの社会福祉改革では、わが国と同様に利用者を客体として位置づけてきた旧社会福祉立法への批判から新たな社会サービス法が制定されたという背景をもつが、その際、わが国のような契約制度を導入せず、措置制度と類似する行政決定にもとづく社会福祉サービスの提供方式を維持している点で、わが国とは対照的である。

今後、利用者の自己決定と選択の自由にもとづく利用者主体の社会福祉という理念を真に実現していくためには、どのような点に留意すべきか。検討の手がかりとして、スウェーデンの社会サービス法を取り上げ、若干の検討を行ないたい。

1．社会サービス法（SFS1980：620）制定の背景

スウェーデンで1980年に制定された社会サービス法（法律番号1980：620、2001年の全面改定により現行法は2001：453）は、児童福祉、高齢者福祉、障害のある人の福祉等の各社会福祉の分野やアルコール・薬物依存者に対するケアなどに加えて、生活保護を含む、スウェーデンにおける社会福祉と公的扶助に関する包括的な法律である。

福祉先進国として知られるスウェーデンであるが、1980年の社会サービス法が制定される以前の旧社会福祉の分野については、とりわけ利用者主体という観点から、利用者団体や福祉労働者から強く批判されてきたという経緯がある。

（1）旧社会福祉立法の特徴

社会サービス法が制定される前には、社会扶助法（1956：2）や児童・青少年の社会的ケアに関する法律（1960：97）、アルコール乱用者ケア法（1954：579）などが旧社会福祉法制の中心的な法律であった。社会サービス法の制定過程をみると、これらの旧立法のもつ「管理的」「抑圧的」「家長主義的」な性格が、当事者団体等から強く批判されていたことが指摘できる。また、これらの旧社会福祉立法は、個人の権利保障という観点からみても、不十分なものであった。旧法の特徴を簡単に述べると、以下のとおりである。

1）社会扶助法（SFS1956：2）

1956年に制定された社会扶助法は、最低限度の生活水準を保障する経済的給付と、介護などの現物・対人サービスの提供の両方を含む、社会福祉の基礎をなす法律であった。社会扶助はコミューンの義務であると規定されて

いたが、一方で、個人の扶助受給権は法に明記されていなかった。また当初は「怠慢な生計維持者」を対象とする更生施設（arbetshem）への強制的入所措置や労働の義務づけに関する規定も盛り込まれていた。

また、法の運用においても、①非常に厳格な細微にわたる必要性調査が実施されていたことや、②給付水準についても、一般の人々と同じ程度の「ノーマル」な生活を営むことが不可能な低い水準にとどめられていたこと——このことは、扶助受給者は、たとえば旅行、家に友人を招くこと、文化的な面での消費、タバコやアルコールのような嗜好品に関する必要性を有しないとみなされてきたことに由来する——を通じて、極めて家長主義的な性格の強い実施メソッドが用いられてきた点について、批判されてきた[1]。

2）児童・青少年の社会的ケアに関する法律（SFS1960：97）

1960年に制定された児童・青少年の社会的ケアに関する法律は、未成年者を対象とする措置として、①虐待の場合や、未成年者本人の非行行為、薬物乱用行為などの場合における児童福祉委員会がとるべき社会的ケアの措置や、②養護の欠如や困窮の状態にある未成年者にたいして、児童福祉委員会がとるべき社会的ケアの措置等を規定する、児童および青少年のための福祉的保護を定めた法律であるとともに、③住民一般を対象とする予防事業についても定められていた。

①②については、行政庁たる児童福祉委員会の措置義務が規定されていたが、個人の権利については明記されていなかった。とりわけ①の措置については、個人の側が行政庁の措置に対して不服を申し立てる権利が規定されていなかったため、学説上でも、未成年者個人に措置請求権が与えられたものではないと解されていた[2]。

3）アルコール乱用者ケア法（SFS1954：579）

1954年に制定されたアルコール乱用者ケア法は、1980年の社会サービス法の制定をもたらしたスウェーデンの「社会福祉改革」において、もっとも批判の的となった法律であった。

同法は、アルコールや麻薬など依存性のある薬物の乱用者に対するケアを

定めた法律で、①依存症者ケア委員会が、一定の援助措置を行なう権限を規定するとともに、②同委員会には、さらに一定の要件を満たす者にたいしては、強制的にケア施設へ入所の措置を行う権限も与えられていた。このほか同法には、③住民一般を対象とした予防事業についても定められていた。

同法においては、乱用者個人の自由意思にもとづく任意のケアおよび入所に関する規定も、一部存在していたが、これらは個人の権利として保障されたものではなく、あくまで同委員会の権限であるとみなされていた。また同法が強制的な入所等の措置を定めていたにもかかわらず、個人の側の手続的な権利や、訴える権利ともに不十分な規定しか盛り込まれていなかった[3]。

(2) 旧福祉立法への批判

1960年頃からは、とりわけこれらの法律の対象となる当事者団体や福祉労働者の団体から、旧社会福祉立法に対する批判が高まっていった。1960年代後半には、当事者団体と福祉労働者団体による共同の全国組織「社会福祉の目的問題に関する共同委員会（Samarbetskommitén för socialvårdensmålfrågor）」が設立され、1970年に「将来の社会福祉（socialvård i framtiden）」と題する提言が発表されている。スウェーデンでは、立法の制定・改正においては、政府が公式の諮問委員会として立法調査委員会を設置するのが通常であり、社会サービス法の制定過程においては「社会調査委員会（Socialutredningen）」が設置されたが、この共同委員会は、自らをこの政府の公式の委員会に対抗する「諮問グループ（referensgrupp）」と位置づけ、法の制定過程に大きな影響力を及ぼしたとされ、「影の諮問委員会」とも呼ばれていた[4]。

1) 古い社会福祉の価値に対する批判

旧社会福祉立法にたいしてどのような批判がされたかというと、一つは、その基本的な考え方・価値に対する批判であった。たとえば1967年9月に開催されたスウェーデン社会福祉部長協会の総会では、ベングト・ヘドレーン会長とパウル・リンドブロム氏は、当時の社会福祉に関する問題状況を要約し、「現行の社会福祉諸立法を歴史的にみると、……諸立法の立法制定過

程に注目すると、重要な部分の背後にある考え方は遠い過去の時代に帰するものであり、その大部分は古い諸価値にもとづくものであることが分かる」と述べ[5]、社会福祉制度が土台とする理念を根本的に見直す必要性があると主張した。

ここでいう古い諸価値とは、リンドブロムによると、以下のように①合理主義、②慈善主義、③家長主義の３点に要約されている。

①合理主義

「第一の伝統を、合理主義的イデオロギーと呼ぶこととする。……スウェーデンでは、ミュルダール夫妻が1930年代に人口問題の危機について著した今や古典と見なされる著書の中で、そのイデオロギーに関して意味深長な表現がされている。そのイデオロギーはまた、ケインズの時代以降の労働市場政策に関する現代的議論にも影響を及ぼしているといえる。このイデオロギーの典型的特徴は、もし社会が合理的に機能しているならば、社会が、危機的状況に置かれている人々を救う大きな可能性を有していると考える点である。また、失業や業務上の事故・疾病をかなりの広範囲で防ぐことも可能だといえる。その上、経済政策により所得の再分配を行うことで、購買力を拡大し経済成長を促すことも可能になるのである。……このイデオロギーは、とりわけスウェーデンの社会保障と労働市場政策の発展にとって重要性を有していた。」[6]

②人道的キリスト教主義／慈善主義

「もう一つの伝統的方向性であるが、……これは人道主義もしくはしばしばキリスト教のイデオロギーと呼ばれるもので、さまざまな理由から困難な状況に陥っている個人を助けることが我々の義務であると強調する考え方である。古い社会において大きな役割を担った、個人による慈善活動がそれである。私的な団体や組織によってイニシアチブがとられ、困難を有している特定のグループの人々を助ける活動が行われたのである。その考え方に特徴的なのは、社会の経済的責任をほとんど強調していないという点、および効果的な社会政策を実施する可能性に対する関心が極めて薄いという点である。」[7]

③家長主義

「そしてまた、第三の伝統的考え方が残っているが、……私はこれを、家長主義的伝統と呼ぶこととする。……これは古い社会における扶助の義務の典型的なあり方だといえるであろう。社会は、必要な場合に介入しさまざまな措置をとらなくてはならないが、社会がそういった措置をとる場合、個人にたいして非常に大きな権限をもつことにもなる。この現象は、1900年代始めに制定された古い社会福祉立法のいたるところで観察することができる。この伝統は、社会自体が急激な変化を遂げたため法と社会が適応していないことを意識することなく、児童ケア法や、アルコール依存者ケア法において引き続き残っている見方である。」[8]

このように、とりわけ2点目の慈善主義と3点目の家長主義的な考え方を古い社会福祉立法が残している点が、批判の対象となったといえる。

2）古い「人間観」に対する批判

当事者団体および福祉労働者団体は、また、古い社会福祉立法がその前提としてきた「人間観」についても批判の対象にした。これは「私たち－彼ら」観と呼ばれる人間観であった。

「私たち－彼ら」観とは、たとえば貧困やアルコール依存などの問題をもつ社会に適合できていない者（「彼ら」）と、その他の者（私たち）とを区別する考え方のことである。1970年にヨーテボリで開催された、社会福祉の当事者団体と福祉労働者団体からなる共同組織「社会福祉の目的問題に関する共同委員会」の大会では、前述のリンドブロムは、旧社会福祉立法における人間観を批判して、次のように述べている。すなわち、貧困や依存等は基本的に「彼ら」の「固有の『落ち度』である」とみなされ、「そのような者は、たとえば自分のアルコール消費を管理をする能力を欠いている」と考えられていた。このため、社会の側は、彼らを「教育する」必要があるとともに、彼らから「社会および第三者を保護する」必要があり、ここから彼らに対する強制的な措置およびそのための法規定が設けられ、また存続してきたと指摘している[9]。

(3) 新たな社会福祉のあり方の提言

このように古い社会福祉立法の時代には、当事者や福祉労働者を中心に、旧社会福祉立法に対する古い価値観や人間観が批判されるようになり、その結果として、新しい理念をもった新たな社会サービス法の制定を導いた。

また当事者や福祉労働者らは、古い価値を単に批判したにとどまらず、これに替わる新しい理念や原則について積極的に提言をしてきた点でも注目される。

先述の「社会福祉の目的問題に関する共同委員会」の報告書「将来の社会福祉」では、今後の社会福祉が基礎とすべき新たな理念についても提言されている[10]。そこでは、①民主主義（Demokrati）、②平等（Jämlikhet）、③社会連帯（solidaritet）、および④平等な条件のもとでの安全（Trygghet på lika villkor）が新たな社会福祉の理念とされるべきことが主張されている。

当事者団体らの動向を受けて、この前年の1969年には、スウェーデン最大のブルーカラー労働者による労働組合の全国組織であるＬＯと、スウェーデンの最大政党である社会民主党も、共同で「平等に関する報告書」と題する報告書を発表し、新たな時代の社会福祉における価値について言及している。そこでは①社会連帯および平等、②自由意思にもとづく社会福祉、③選別主義から普遍的制度へという３点が主張されている[11]。この提言の主な内容は、当事者団体らの主張とも共通するものであった。

このように、これらの提言においては、古い社会福祉立法のもっていた慈善主義的、家長主義的、管理的な性格を払拭し、利用者の自由意思による民主主義に根ざした社会福祉へと転換することを新たな社会福祉の理念として目指すべき内容としていたといえる。これらの提言は、政府の立法調査委員会の審議にも大きな影響を与え、つぎにみるように、新しい社会サービス法のなかにも取り入れられていった。

２．社会サービス法における利用者主体に関する法規定

以上のように、旧社会福祉立法の古い価値にかわる新たな社会福祉サービ

スの価値を基礎として、1980年に社会サービス法が制定された。同法では、法の冒頭である1条1項で、法の最上位の目的として新たに「民主主義」、「平等」、「社会連帯」、「安全」を掲げた。さらに同3項では、社会サービスが「個人の自己決定権と尊厳の尊重」を基礎として行なわれなければならないことを基本原則として定めている。

これらの条項の内容についてみていく前に、社会サービス法の概要について、簡単に概観しておきたい[12]。

前述のとおり、1980年に制定された社会サービス法は、旧社会福祉立法の各法を統合し、児童、障害のある人、高齢者、アルコール等の依存症者などを含むあらゆる固有の必要性を有する者にたいする社会的援助・支援を提供するための法律であり、日本でいう生活保護も含まれている。援助の方法には、金銭給付と、社会福祉サービスの提供などの現物給付・対人サービスの双方が含まれる。同法にもとづく援助は権利として保障されるものであり、「援助を受ける権利」条項（現4章1条）と、これに対応するコミューンの義務（現2章1条）が明記された。コミューンとは、住民にもっとも身近な基礎自治体のことである。

援助は、個人の自由意思による申請によって行なわれ、行政機関が職権によって強制することはできない。この点で同法は、行政機関による強制的措置を定めた「児童に対する特別の保護に関する法律（通称LVU）」と「依存症者に対する特別のケアに関する法律（LVM）」によって補完されている。同法はまた、1994年に制定された重度の障害をもつ者に対する特別の支援を定めたLSS法によって、上乗せされている。

援助は、コミューンの社会委員会により必要性が判定され、決定される。社会委員会の決定に不服があるときは、社会委員会にたいして不服を申し立て、さらには行政裁判所に訴えを提起することができる（16章3条）。

その他、社会サービス法には、「総合的視点の原則」や「リハビリテーションの原則」、「ノーマライゼーションの原則」等も定められているが、とりわけ「総合的視点の原則」においては、個人の必要性を生じさせるのは社会構造のあり方であるという視点にもとづき、社会福祉サービス施策には、個人に援助を提供することの他に、「社会構造に対して働きかける」ことも

含まれると考えられている点でも注目される。

（1）民主主義の理念

そこで次に、社会サービス法の新たな理念として掲げられた理念の内容について、利用者主体に関連する目的と原則に焦点をあててみていく。

1）民主主義

まず最初に挙げられているのは、「民主主義」の理念である。同法の制定過程では、社会のなかの社会福祉以外のさまざまな分野において、民主主義の価値が浸透するに至ったにもかかわらず、社会福祉の分野については、いまだ家長主義的な性格などの古い時代の価値が残されていることが指摘され、新たな社会サービス法の制定は、社会福祉の分野で民主主義を深化させることを目指すものであると述べられている[13]。

そこでは、社会福祉が、さまざまな意見をもつ市民の主体的な意見形成と政治・行政決定過程への積極的な参加を基礎とする民主主義の価値にもとづくものであるべきとされているが[14]、「市民」といっても現実には、「当事者（利用者）」、「福祉労働者」、「議員など政治的代表者」、「一般市民」といった立場の異なる多様な主体が含まれる。このうち社会サービスの分野では、とりわけ「当事者」による民主主義、すなわち「当事者（利用者）民主主義」の重要性が強調されている。

当事者（利用者）にとっての民主主義には、「情報を受け取ること」や、「福祉職員とともに本人に関係する施策を形成すべきこと」、「異なる選択肢の中から決定する機会を与えられること」、「決定者と直接コンタクトをとる権利を有すること」等が例示されており、ここから、社会サービス法における民主主義の要請は、利用者本人の施策形成過程への参加、意見表明、自己決定および選択の自由の保障も含むものと解されているということができる。このことは、たとえば「一般市民」については、自らの選んだ政治的代表者を通じて、間接的に、社会福祉のあり方に影響を及ぼすことが中心的な内容と考えられているのと比べ、対照的である。

2）平等・社会連帯

その他の目的についても簡単に概観しておく。

社会サービス法の理念たる「平等」概念は、制定過程の議論をみると、現実の生活条件における平等を目指すという意味で使われており、さらに、「機会の平等」を実際に実現するためには「現実の生活状況の平等」が前提となるものと考えられている[15]。ただし現実社会では、絶対的な平等ということはあり得ないため、生活条件における不平等を減少させることを通じて、平等を目指した不断の努力を意味する概念であるとされている。

また、このような平等という理念の基礎には、「社会連帯」の存在が不可欠であるとされている。先述の社会調査委員会の報告書では、この社会連帯概念の意味について、「すべての市民が能力に応じて共通の（社会の）施策のために貢献すること」とされており、「より多くの備えをもつ者、あるいはより幸運な条件におかれた者が、社会の施策に対する費用を、他の者に比べより多く担う責任がある」とされている[16]。前述のような意味での平等の理念との関連で、資源の再分配の基礎としてこのような意味での社会連帯の概念が位置づけられている。

3）安全

「安全」については、同じく社会調査委員会の報告書によると、三つの側面があるとされている。「経済的な側面での安全」、「身体的な意味での安全」、「社会的・心理的な意味での安全」である[17]。

経済的安全とは、傷病、障害、失業、高齢等にもとづく所得の喪失に対する、経済的な側面での安全（保障）を意味する。身体的安全とは、世界保健機関（WHO）の健康概念にもとづき、疾病や高齢の場合に医学的な治療・ケアを受けることや、さらに必要な援助・サポートが受けられること、労働や交通という場面でのリスクに対する安全、住宅環境や公共の環境における安全などが含まれると述べられている。社会的・心理的安全とは、必要な場合には必要とされるケアや援助を確実に受けられるという意味での安全や、望まない場合にはそれらを強制されないことなどが含まれるとともに、個人の私的な生活や人格が侵害されず尊敬を払われ、個人が尊厳を保ちうること、

孤立せずに社会や他者とのつながりを保ちつづけ社会的存在として存在しうることなども含まれている。

（2）自己決定尊重と選択の自由の原則

　社会サービス法では、さらに、社会サービスが個人の自己決定と尊厳への尊重を基礎として行なわれなければならないという、自己決定権尊重の原則が掲げられている。1章1条3項では、「社会サービスの事業は、個人の自己決定権と尊厳に対する尊重を基礎として行われなければならない」と規定し、当該条項は、個人の自己決定権尊重の原則の法的根拠規定として位置づけられている[18]。

　また3章5条は、「社会委員会によって提供される個人を対象とする施策は、本人と一緒に形成され、実施されなければならない」と規定し、1章1条3項に定める個人の自己決定権尊重の原則をさらに展開している[19]。当該条項は、社会サービスの分野における「個人の自由意志の原則」および「選択の自由の原則」を定めたものであるとされている[20]。当該条項は、後にみるように、社会サービスの形成および実施の双方について、可能な限り利用者本人が影響力を行使しうるべきという「利用者の影響力」の原則の根拠にもなっていると解されている[21]。

　これらの原則については、同法の制定過程の段階からたびたび言及されているが、以下のように整理することができる[22]。

　自己決定権尊重原則の内容については、広義には、個人が自分の生活および生き方を自ら決定すること、すなわち自分の状況に関する自己決定権を意味している[23]。また狭義には、特定の社会サービスを利用するか否かに関する自己決定権の意味を含んでいる[24]。

　選択の自由の原則の内容としては、①まず、複数の選択肢のなかから利用者が選択して決定することを意味する。すなわち複数の選択肢が存在する際に、選択を行なうのは利用者本人であることを意味する[25]。②また、具体的な社会サービス施策の形成および実施のいずれにおいても、利用者本人の希望が配慮され、利用者本人が可能なかぎり影響力を行使しうることが重視されるべきであることも意味すると解されている。これは「利用者の影響

力」ないし「利用者の視点（Klientperspektivet）」原則とも呼ばれている[26]。当該原則は、③具体的な援助の利用に際して、個人が希望を述べるために職員との協議の機会が与えられなければならないことも含んでいる。制定過程では、社会サービス法にもとづくサービス提供の際には、行政機関は利用者の"頭越しに"社会サービス施策を講じることは許されないと述べられている[27]。④同様に、当事者が自らの施策の計画策定に参加すべきという、利用者の参加の保障をも含むものと解されている[28]。

なお制定過程では、個人の自己決定や選択の自由の原則に関して、行政機関の積極的な責務が強調されている点でも注目される。当時の社会大臣は、行政機関に課される固有の責務について、「社会サービスに携わる行政機関側は、単に個人からの働きかけを待つだけでなく、個人と積極的に協議することを通じて、また情報提供や助言を行うことを通じて、個人の真の必要性やそれを取り除くための条件について個人とともに明らかにし、個人が自己決定を行うことを積極的に援助し、場合によっては個人の自己決定に対して積極的に影響を与えるという固有の責務を負うべきである」[29] と述べている。

3．利用者主体を保障する法制度の特徴

以上のような社会サービス法における利用者主体の理念・原則は、単に理念として掲げられているだけではない。社会サービス法やその他の法制度のなかで、さまざまなかたちで具体化されている。そこでつぎに、これらの理念が法的構造のなかでどのように保障されているのか、いくつか特徴的な点についてみていくことにする[30]。

（1）個人の法的地位の強化

利用者主体という観点から、最も重要だと思われるのは、社会サービス法が、旧法に比べて、個人の法的地位を格段に強めている点である。

まず社会福祉サービスを受ける権利が、社会サービス法の4章1条に定められた。旧法の時代には、社会福祉の措置はコミューンの義務ないし権限として法のなかで定められていたが、新たな社会サービス法では、個人の権利

として明記されている。これに対応する義務についても、住民に最も身近な地方公共団体である「コミューン」が最終的な義務を負うことが明記され（2章1条）、コミューンは、個人が自分自身で、あるいは他の方法で必要性を満たすことができない場合には、「適切とされる生活水準」を保障する義務を課せられている。

また社会サービスを利用する際の手続きについても、わが国の社会福祉法制や行政手続法の規定と比べると、個人に対する強い権利保障のための規定がおかれている。社会サービス法にもとづく援助は、個人の自由意思による申請にもとづき、コミューンの社会委員会が必要性を判定し、行政決定を行うことによって提供される（4章1条）が、その際の個人の手続的な諸権利については、後述のように同法11章で詳細に定められている。

コミューンの行った決定に不服があるときは、個人は、社会委員会に不服を申し立て、さらに行政裁判所に訴えを提起することができる（16章3条）ことも規定されている。

（2）「資源の欠如」に制限されない社会福祉を受ける権利

なかでもスウェーデンにおいては、個人の援助を受ける権利がとても厳格なものとして解され、遵守されている点で、わが国とは大きく異なる。すなわち同法4章1条にもとづく個人の社会福祉受給権、およびこれに対応するコミューンの義務の法的効力は、コミューンの財政的状況や社会資源の状況によって制限されるものではなく、「資源の欠如」は個人の援助申請を拒否する正当な理由とならない。このことは、行政解釈でも判例でも確認されている[31]。

たとえば、あるコミューン内に高齢者住居等の量が不足している場合、ある個人がこのタイプの住居への入居を希望し、かつ入居する必要性があるとコミューンにより判定された場合には、コミューンの側には、特別住居の整備義務を含む援助の提供義務が生じ、適当な期間内に援助が提供されない場合は、違法となると解されている。金銭給付の場合も同様で、財源不足は、援助の申請を拒否する理由にはなりえない。

この点、日本では、個人の側に契約自由の原則から選択の自由は形式上は

認められているものの、国および地方公共団体のサービス整備義務が十分に規定されていないため、個人の選択の自由が制限されたり、必要性自体も満たされない場合が生じているのと比べ、対照的である。

（3） サービス決定過程における利用者の意見表明権

つぎに個人の手続的権利についてである。援助の決定の手続段階では、個人にたいしてさまざまな手厚い手続的権利が保障されている。

社会サービス法の11章は、社会サービスの受給にかかわる法的手続について規定しており、申請から決定までの行政処分の過程には、行政法（1986：223）のいくつかの条文が直接に適用されるとともに、一部には社会サービス法上で、行政法よりもさらに手厚い手続的な権利が保障されている。行政機関の側には、調査段階で供給された案件にかかわる資料を、原則としてすべて個人に知らせる義務が課されている（行政法16条）。これらの情報については、さらに、本人に意見を述べる機会を与える義務も課されている（同17条）。個人の側には、これに対応する権利が保障され、「自分の案件に関する情報をすべて知る権利（同16条）」および「意見表明権（同17条）」が保障されている。個人の意見表明権については、口頭でも行なうことができる（同14条）。さらに、行政法では、個人にたいして口頭で意見を述べる機会を与えるべきか否かについて行政機関が決定することができるとされている（同14条2項）が、社会サービス法ではこの点について、個人の希望の方が優先される旨が規定されている（11章9条）。

このように、社会サービスの利用に関する行政決定の過程では、行政機関と個人との間で、情報提供および意見表明を内容とする「コミュニケーション」の手続がとくに重視されている[32]。このような手続は、個人が複数の選択肢のなかから自己決定し、自分の希望を最大限にサービス決定に反映させることを可能にするための、前提の一つとなっているということができる。

（4） 実施過程における利用者参加制度の発展

さらにスウェーデンでは、サービスの実施段階においても、利用者自身が自らの受ける援助施策の内容にたいしてなるべく大きな影響力を及ぼすこと

ができるように、さまざまな法的なしくみを用意している。

　従来から、地方自治法6章8条にもとづき、行政委員会には、提供するサービスの利用者と協議すべき努力義務が課されていた。これにより多くのコミューンで、公式または非公式に、たとえば年金生活者団体や障害のある人々の団体、患者団体などの各種の当事者団体との協議が行なわれており、政策決定過程にこれらの団体が関与してきている。

　1980年代後半からは、スウェーデンでは社会福祉の分野に限らずコミューンの実施する公的サービス全般について、その利用者の影響力を強化するためのさまざまな改革が行なわれてきた。これは主として、地方自治法（1991：900）の改正を通じて行なわれてきた。たとえば、1988年の地方自治法改正では、コミューン職員が行政決定を行なう際に、利用者（または利用者を代表する組織）にたいして発議権、意見表明権、拒否権等を与えることを、コミューンの行政委員会が決定することができるという規定が新設された（同6章38条）。1994年の地方自治法改正では、さらに、施設や建物の管理・運営について、コミューン議会は、利用者と職員の代表者からなる「自治組織（självförvaltningsorgan）」にたいして施設等の管理・運営の一部を委任することができるという規定が新設された（同7章18条以下）。2002年改正によって当該自治組織へ委任しうる範囲はさらに拡大された[33]。

　自治機関への委任については、現状では社会福祉の分野ではあまり活用されていないようであるが、福祉施設の管理・運営について、権限委譲を伴わないかたちでの利用者、家族、職員、場合によっては地域の利用者団体による協議の場を定期的にもつコミューンは増加している。

4．まとめにかえて—スウェーデンから学ぶこと

　以上みてきたように、スウェーデンでは、わが国と同じように、社会福祉の対象者を客体におくのではなく、利用者を主体としてとらえるという方向性で社会福祉改革が行われ、社会サービス法が制定され、発展してきている。しかし、その結果として出てきたものは、両者ではずいぶんと違いがある。そこにはどのような差違があるのか。特徴的な点として、以下のような点を

指摘することができる。

　第一に、スウェーデンの社会福祉改革では、社会福祉の分野で「民主主義」をより発展させることを目指し、「利用者民主主義」の重視という観点から、利用者の自己決定や選択の自由が位置づけられている点である。そこでは旧社会福祉立法がもっていた「慈善主義」「家長主義」的な古い考え方への批判が土台にあることが指摘できる。

　第二に、自己決定や選択の自由など、わが国とスウェーデンとで似た言葉を使っている場合でも、その内容に大きな違いがあることがわかる。たとえば自己決定や選択の自由についてみると、わが国の社会福祉基礎構造改革では、利用者が事業者を選択して契約によりサービスを利用するという契約方式への転換がはかられたが、そこでは、どの事業者を選ぶかという意味での選択の自由が強調されてきたといえる。これに対してスウェーデンでは、社会福祉サービスのあらゆる段階で利用者自身が最大限に影響力をおよぼすこと、さらには自らの生き方や生活について自らが決定しうることが目指されており、より広義の内容が含まれていることがわかる。このことは、平等や社会連帯、総合的などの概念についても同様である。

　第三に、スウェーデンでは、利用者主体の理念を実現するために、さまざまなしくみが法的に整備され、発展してきている点が挙げられる。先にみたような、自らの受ける施策の決定手続きにおける意見表明権や情報提供を受ける権利、サービスの実施過程におけるさまざまなかたちでの利用者参加の法制度などのしくみが整備され、発展してきている。

　第四に、利用者の実体的・手続き的な「権利」が法のなかで明記され、権利として保障されている点が重要である。たとえば旧法では法のなかで社会福祉を受けることが個人の権利として明記されておらず、行政機関の義務ないし権限とされていたが、社会サービス法では「援助を受ける権利」として明記された。旧法では不十分であった利用者の手続上の諸権利も手厚く保障がされるようになっている。スウェーデンでは、社会福祉サービスを利用者主体のものへと転換するため、利用者の権利を明確にし、その法的地位を強化していることが指摘できる。

　第五に、公的責任が重視されている点である。利用者の自己決定や選択の

自由に関しても、行政機関の固有の責務が強調されていた。またスウェーデンでは個人の援助を受ける権利が、資源の不足によっても制限されないと解されており、コミューンに基盤整備義務を含む最終的な提供義務が課せられている。これにより、援助の必要性がある個人については、必要な援助が提供されることが法的に保障されることになり、その範囲で個人の自己決定権も公的な基盤整備義務・援助の提供義務に裏付けられているということができる。

　最後に、現在でもスウェーデンでは、たとえば「福祉施設での職員の数が少ないと入居者の必要と希望に従った介護が行なわれることがむずかしく、利用者が影響力を行使しにくい」、「ホームヘルパーが時間に追われていると、利用者の希望が満たされにくい」といったより具体的な問題にも目をむけ、改善のための方策が模索され続けている。いったん法ができたら、あるいは改正されたらそれで終わりということでなく、「法改正→フォローアップ→問題の指摘→改善（法改正）」という、目指すべき理念・原則の実現に向けた改善のプロセスが絶えず行なわれている。また法の制定や改正のプロセスにおいて、利用者団体や福祉労働者団体が積極的かつ重要な役割を担ってきていることは、すでに述べたとおりである。

　わが国でも、基礎構造改革後の新たな自己決定や選択の自由といった理念が、現実に社会福祉の現場でどの程度実現されているのか、実現できていないのか、まず実態を把握することが不可欠である。この際、利用者や福祉労働者組織の積極的な役割とイニシアチブが期待されるとともに、それを可能にするような民主的な法制定／改正過程とフォローアップのための法整備も求められるといえよう。

1）Sten Holmberg, Rätten till bistånd enligt 6§ socialtjänstlagen, 1985, s 18-19 och s 73.
2）Ibid., s 20-22　och　73.
3）Ibid., s 22-23, s 73-74.
4）Leif Holgersson, Socialtjänst—Lagtexter med kommentarer i historisk belysning (uppl.8), 1998, s 198 och 290.
5）Ibid., s 193.
6）Ibid., s 194.

7) Ibid., s 194-195.
8) Ibid., s 195-196.
9) Ibid., s 208-209.
10) Ibid., s 203-209.
11) Ibid., s 200-202.
12) 社会サービス法の概説書として、Lars Grönwall och Leif Holgersson, Sociältjansten—Handboken om SoL, LVU och LVM, 2004, Carl Nordström och Anders Thunved, Nya sociallagarna (uppl.9)- med kommentarer, lagar och författningar som de lyder den 1 januari 2006. などがある。
13) SOU 1974：40, Socialvården-Mål och medel, s 13.
14) SOU1974：40, s 29-30.
15) Ibid., s 30-31.
16) Ibid., s 31.
17) Ibid., s 31-32.
18) Lars Grönwall och Lief Holgersson, Socialtjänsten-Handboken om SoL, LVU och LVM, s 85.m.m. なお詳しくは拙稿「スウェーデン社会サービス法における自己決定権尊重の原則」法政論叢44巻1号, 2007年, 105 − 120頁をご参照いただきたい。
19) Westerhäll, Socialrätt, i Claes Sandgren (red.), Norstedts Juridiska handbok, 2001, s 1108.
20) Ann-Charlotte Landelius, Självbestämmande, valfrihet och samtycke inom socialtjänsten, 1996, s 118.
21) Lars Grönwall och Lief Holgersson, Socialtjänsten-Handboken om SoL, LVU och LVM, s 105.
22) なお以下では、主としてProp.1979/80：1, s 208-212., およびLars Grönwall och Lief Holgersson, Socialtjänsten—Handboken om Sol, LVU och LVM, 2004, s 106-108. を参考にしている。
23) Prop.1979/80：1, s 210.Allmänna råd 1981：1, s 14も同旨。
24) Grönwall och Holgersson, ibid., s 107.
25) Prop.1979/80：1, s 209；Grönwall och Holgersson, ibid., s 107.
26) Lars Grönwall och Lief Holgersson, Socialtjänsten-Handboken om SoL, LVU och LVM, s 105.
27) Prop.1979/80：1, s 210 och 528.
28) Prop.1979/80：1, s 217.
29) Ibid., s 196.
30) 詳しくは拙稿「スウェーデン社会サービス法における利用者主体の法制度」真織4号、2006年、2−9頁をご参照いただきたい。
31)Prop.1979/80：1, s 185；Prop.1996/97：124, s 88-89 och s 174；RÅ1993 ref 11 II, RÅ1998 ref 40 など。学説ではWesterhäll, L, Socialrättsliga uppsatser, 1986, s 18, m. m.
32) コミュニケーションの手続きに関しては、Håkan Strömberg, Allmänförvaltningsrätt (uppl.22：1) ,2003, s 107-111.
33) これらの改革の経緯については、SOU1993：90, s 304-317, Prop. 1993：/94：188, Prop. 2001/02：80を参照。

(付記) 本章は『医療・福祉研究』17号 (2008年) に掲載されたものである。

第2章
ノルウェー・ベルゲン市におけるハンセン病医療研究

鈴木　靜

はじめに

　2007年8月末、金沢大学法学部井上英夫先生とともに、ノルウェー・ベルゲン市でハンセン病政策史について調べる機会を得た。短期間ながら、ノルウェーのハンセン病医療研究の現状に触れることができ、貴重な機会であった。

　周知のとおり、日本におけるハンセン病医療政策の本質は、「強制絶対隔離絶滅政策」（らい予防法国賠訴訟原告団[1]）にある。日本ではじめてのハンセン病に関する法律「癩予防ニ関スル件」（1907年）はノルウェー方式を採用したといわれており[2]、ハンセン病医療政策に大きな影響を与えた光田健輔が強行に隔離政策の断行を主張している[3]。また、当時の内務省は全国一斉のハンセン病患者実数調査（1900年）を行なっているが、これもノルウェーの疫学的調査を参考にしたと考えられる[4]。日本のハンセン病「問題」を考えるとき、「近代医療政策のもとで」、患者の人権がこれほどまでに踏みにじられたのかが問われなければならない。90年の長きにわたる隔離政策の結果、らい予防法が廃止されても、裁判に勝訴してもなお、社会の偏見・差別ゆえに国立療養所で住み続けざるをえない人が約3,000人いることを私たちは重く受止めなければならない。ハンセン病元患者の過去、そして現状から人権侵害の過酷な事実とともに、人権を回復することの現実的な困難性に、私は向き合っていきたい。そして、再び同じ過ちを繰り返さないためには何が必要か。ノルウェーのハンセン病医療政策を日本と比較しつつ考えていきたい。しかし、日本における先行研究では、ノルウェーのハンセン病医療の詳細についてほとんど明らかになっていない[5]。とくに法律学から

の医療政策の検討は皆無である[6]。1873 年に、ノルウェーのアルマウェル・ハンセン（1841-1912）（以下、A.ハンセンと略す）によりらい菌が発見され、ハンセン病が感染症であることが判明した。らい菌発見以降、ノルウェーのハンセン病医療政策はどのように変化したのか、1940 年以降の治療法が確立した後の医療政策はどのように変化したのかを明らかにしたい。今回は、短期間の調査ゆえ予備調査の域を出ないが、今後研究を重ね、ノルウェーのハンセン病医療政策と日本の隔離政策を比較検討し、日本特有の医療政策の非科学性、異質性を明らかにしていきたい。

本稿では、以下について検討を行なう。ノルウェーとくにベルゲン市におけるハンセン病医学医療の歴史をふまえたうえで、ハンセン病医療研究の現状について考察する。そしてらい菌発見者であるハンセンの医師としての側面とノルウェー社会における社会的評価を検討する。最後に、らい菌発見後のノルウェーのハンセン病に関する法律を紹介する。

1. ベルゲン市におけるハンセン病医学、医療の歴史

ベルゲン市はノルウェーでオスロに次ぐ第二の都市であり、人口は約 24 万 4000 人（2007 年 1 月）である。ベルゲン市は、西ノルウェー随一の天然の良港として発展してきた港湾都市、商工都市でもあり、観光都市でもある。歴史的には、古代にはバイキングの拠点が置かれ、13 世紀末には、ハンザ同盟の 4 大重要都市として機能していた。

ここでは、簡単に近代までのハンセン病医学、医療の歴史を概説する。中世まではハンセン病発症が非常に高かった。中世のある時期、ヨーロッパ各地で広範囲に患者が発生し沈静化した後も、ベルゲン市を含むノルウェー西海岸部にだけは患者が増え続け 19 世紀中期まで、この状態が続く。患者急増の理由については諸説あり、たとえば和泉真蔵によれば「ナポレオン戦争による海上封鎖でもたらされた荒廃と飢餓によって増加した患者が、経済回復とともに減少した[7]」ものと分析している。

"The Leprosy Museum, ST. Jorgens Hospital"[8],[9] によれば、中世ベルゲン市におけるハンセン病医療の中心は、セントヨーンズ病院（St.

Jogens Hospital）であった。同病院は、1400年代初頭に一般向けの病院として造られ、なかにハンセン病患者も含まれていた。同病院はカトリック系宗教団体が運営していたが乏しい財源しか確保できず、長い間にわたり入院患者の医療・生活状況も低劣なものであった。

1820年からは、同病院はハンセン病患者専用の病院として運営されるようになった。ハンセン病患者専用の病院へ転換された事情は、以下のとおりである。1816年、セントヨーンズ病院の司祭Ｊ．Ｅ．ウェルハーベン（1775－1828）が、病院内で暮らすハンセン病患者の生活状況を公表した。同病院の医療・生活水準の低劣な状態に、ノルウェー社会各方面から大きな批判が起きた。これにもとづき、県行政から医師が派遣されるとともに、病院運営に財政的支援が行なわれるようになったのである。

この後も、セントヨーンズ病院患者の疾患と公衆衛生や社会状況との関わりについての研究は続けられ、1832年にＪ．ヨート（1798－1873）、45年と47年にＣ．Ｗ．ボエック（1808－1875）、Ｄ．Ｃ．ダニエルセン（1815－1894）が調査報告を公表している。

各種の疫学的実績とコレラ蔓延の場合との比較から、19世紀中ごろには、ハンセン病医学の主導的立場にあったＤ．Ｃ．ダニエルセンによって、ハンセン病は遺伝であると考えられていた。なお、ダニエルセンの娘婿がＡ．ハンセンである。遺伝説は、後年Ａ．ハンセンの「らい菌」発見によって覆されるのであるが、ここで注目すべきは、ハンセン病についての疫学的検討である。ダニエルセンは、ハンセン病に関する当時の医学と公衆衛生状況の関係を丹念に調べ、積極的に社会に公表していた。このなかで、ハンセン病患者にたいするケアが工夫され、セントヨーンズ病院の医療水準の向上が図られてきたのである。19世紀半ばといえば、ノルウェーといえども患者の権利などが主張される以前である。この社会的に開かれた医療とダニエルセンの理論にもとづき、1845年には、ベルゲン市内に公立ハンセン病病院（Lungegard Hospital）が建てられた。ここでは、49年10月1日から患者を受け入れている。続いて57年に、第一ハンセン病療養所（Leprosarium No.1）が造られるに至る。この関連施設に立脚して、さらに疫学調査が進んだ。

近代医療政策として大きな変化がみられるのは、1850年代である。1854年に、政府に「ハンセン病主任医療官(Chief Medical Officer for Leprosy)」がおかれ、56年に「ノルウェー人ハンセン病登録 (Norwegian Leprosy Register)」が導入される。これら諸制度にもとづき、患者発生の傾向など統計上の分析が進んだ。実際にノルウェーでは、新規患者が57年には925人であったものの、91年には261人に減少する[10]。一般的な公衆衛生と生活改善が、最もハンセン病の発症抑制、患者の状況改善等の統制（control）に大きな影響があると認識されるにいたる。この方法は、他国の統計分析のモデルとして参考にされるようになった。

ここで留意しなければならないのは、ノルウェーの行政対応は、ハンセン病発生、疾患と公衆衛生や社会的状況との関係を明らかにするために行なったことである。日本のごとく、ハンセン病患者「囲い込み」の療養所拡大の政治目的のためではない。

そしてついに1873年、若き医師ハンセンが「らい菌」を発見する。75年、この業績をかわれハンセンは国のハンセン病医療政策のトップである「ハンセン病主任医療官」に任命され、彼の理論にもとづき77年には関連する法改正が行なわれた。法改正による実際の変化としては、貧困患者の入院を強制するようになった。

1900年代になると、ベルゲン市を含むノルウェーでは、新規患者はほとんどいなくなる。長年の疫学調査により一般公衆衛生が向上したことと貧困者にたいする治療が行なわれたためであった。しかし、長い間、入院患者は病院で暮らしていたことから、社会復帰が困難な状況にあった。そのため1957年以降は、公立ハンセン病病院は国立リハビリテーション施設に代わり、引き続き施設で暮らす者もいた。ハンセン病病院の最後の患者が亡くなった73年に、国立リハビリテーション施設のハンセン病担当部門も閉鎖された。

２．「ベルゲンハンセン病アーカイブス」の概要と資料

（１）概要と特徴

　現在、ベルゲン市には「ベルゲンハンセン病アーカイブス」（The Leprosy Archives of Bergen）が設置されている。この組織は、「ベルゲン市アーカイブス（City Archives of Bergen）」、「セントヨーンズ病院」、「ノルウェー医療出生登録部門（Medical Birth Registry of Norway）」、「在ベルゲン国立アーカイブス（Regional State Archives of Bergen）」から構成されており、これらはハンセン病関連資料を多く保存する施設である。この組織の目的は、ハンセン病関連史料の一元的保存とデータベース化を進めるとともに、現在も医学、疫学、病院の歴史的展開など多角的見地から精力的な研究が進めることにある。研究成果の一部が"Leprosy" The Leprosy Archives of Bergen（2006年）として公表されている。

（２）ＵＮＥＳＣＯ「世界の記憶」

　「ベルゲンハンセン病アーカイブス」は、2001年にはＵＮＥＳＣＯの「世界の記憶」（Memory of the World）に登録されている。「世界の記憶」は、世界の貴重な記録遺産（図書館、文書館資料）を保護、保存することを目的にしたＵＮＥＳＣＯの事業であり、「世界遺産」（World Heritage）と同列の位置づけにある[11]。各アーカイブスでは専任スタッフをおくのに加え、ベルゲン市では2006年より法制史専門員のポストを設けていることも注目される。ベルゲン市にとってハンセン病医療はすでに過去の事柄になっても、ハンセン病医療の歴史について熱心に研究し、現代に生かそうとする姿勢は興味深い。日本の医療関係の行政および医療機関保存の資料保存や開示のあり方とは雲泥の差がある。

（３）セントヨーンズ病院

　セントヨーンズ病院は、ハンセン病博物館（The Leprosy Museum）とし

て一般公開されている。旧セントヨーンズ病院の建物であり、2階建ての病室部分、厨房・ロッカー等部分、教会から構成されている。病室は1部屋約3～4畳ほどで狭いところに二つのベッドと間に小さな箪笥が置いてあり30室ほどある。現在は、病室が展示室になっており、当時の病室の様子、当時の医療機器の展示、当時の患者と疾患のイラスト、ノルウェーのハンセン病新規患者発生のグラフ等がある。

　セントヨーンズ病院は、カトリック系の宗教団体が運営していたことから、教会が併設されている。正面にはドイツから贈られた宗教画が飾られており、イエス・キリストがハンセン病患者らしき人を抱きかかえている場面が描かれている。博物館スタッフによれば、教会はベルゲン市民も訪れており、患者と隣り合わせて礼拝をしていた。患者に対する差別や偏見について聞いたところ、「長い間、ハンセン病は遺伝だと思われていたこと、また患者は地方の農民が多くベルゲン市民に少なかったこともあり、恐怖感も差別も少なかった」と説明を受けた。教会内には、一見してはわかりにくい場所に小部屋が設置されていた。直接外から出入りできる扉がつき、1畳ほどの部屋にいることは、教会内の礼拝する人々からは見えないつくりになっている。この部屋は、重度の症状や後遺症がある人らが利用していた場所である。小部屋での礼拝については、当時の法制度や教会による強制ではなく、あくまで患者等の本人による判断であったことが強調された。本人が見られたくない場合に利用されていたそうである。日本においては、近世に神社仏閣などに浮浪患者が集まっていた史料が各地に残っているが、日本では患者本人の自己決定や信心によるものではなく、居住地や故郷から追われたゆえであり対照的であろう。

（4）ベルゲン市アーカイブス

　ベルゲン市アーカイブスでは、主に近世のハンセン病法規とセントヨーンズ病院患者カルテや資料などを保存している。書庫には膨大な資料が整理されており、必要に応じて閲覧可能であった。今回はとくに、近世のハンセン病関連法規についての閲覧を願い出、複写した。入手したのは1877年と85年法である。77年「貧困ハンセン病患者の扶助に関する法律」は、ノル

ウェーで最初のハンセン病に関する法律である。これはらい菌発見後、75年ハンセンがハンセン病主任医療官に着任し草案を練った、ノルウェーで初めてのハンセン病医療に関する法律である。この法は85年に改正されている。

(5) 在ベルゲン国立アーカイブス

在ベルゲン国立アーカイブスは、四つの組織のなかでも最も多くハンセン病関連資料を保存している。

なかでも注目されるのは、1880年判決の書類が保存されていることである。これは、医師A．ハンセンが患者への人体実験を行ない、この事実にもとづき刑事告訴され1880年に判決が下された事例である。同アーカイブ所長Yngve Nedrebø氏から、ベルゲンのハンセン病医療政策、医療実態について詳細に話をうかがった。3にて聞取り内容をまとめている。

3．ハンセン病医療歴史研究について
　　―とくに医師A．ハンセンに着目して

(1) 最後の患者とハンセン病医療研究

2004年、ノルウェーで最後の女性患者が83歳で死亡した。1955年に社会復帰し、病院秘書をしていた。この人は生涯にわたり結婚しなかった。すでに当時は性的感染の可能性は低いと考えられていたものの、女性は両親の考え方の影響を受けて結婚しなかった。政府あるいは病院などの断種堕胎の強制や結婚制限などはなかった。

1950年頃を最後に、ノルウェー国内におけるハンセン病医療は終焉を迎えた。しかしオスロ大学などでハンセン病医学研究や、ハンセン病医療歴史研究は引き続き行なわれている。

(2) ハンセン病の流行とらい菌発見後の社会的反応

1830年ごろ、ハンセン病が流行し患者が急増した。これにともない、町

の人々のなかで病気にたいしての恐怖感が広がった。しかし40年には恐怖感は減少した。この背景には1807年から14年のイギリス支配下の際に、栄養状態が悪く患者が増えたためであるが、30年代には栄養状態等生活条件が回復した。

1873年に「らい菌」が発見され感染症だとわかった時に、社会で大きな反応はなかった。記録によれば、新聞で「隔離せよ」との趣旨の投書が1件載った程度である。

Yngve Nedrebø 氏は、ノルウェーにおけるハンセン病や患者に対する偏見・差別について、「差別はなかった」とはいわず、記録が残るいくつかの例を挙げた。例のなかみは、上記の新聞投書の件のように、住民のある者が「思い込んだ」ことを発言した事例があるにすぎない。日本の場合は、政府と医療機関が、医学的根拠にもとづかず差別を作り出していた構造——たとえば「無らい県運動」——と大きく異なることが注目されよう。ノルウェーで重大な差別問題にならなかった理由としては、第一に、ダニエルセンらが主導した疫学調査によって生活環境が病気に大きく影響することを公表していたこと、第二に、ハンセン病病院が旧市内に造られていたことなどが考えられる。

（3）医学者および医師Ａ．ハンセンについて

1860年代、ハンセンの義父であるダニエルセンは、コレラの問題から考えてハンセン病について遺伝説を主張していた。当時、性能のよい顕微鏡があったなら、事実に気づけたかもしれない。ダニエルセンは、ハンセン病主任医療官を務めており、国政に影響も与えていた。1873年、若きＡ．ハンセンが「らい菌」を発見し感染症であることを公表した。医学界に大きな影響を与え、社会的にも評価される出来事であった。しかし、医師としては問題があった。患者の同意なく「らい菌」を取り、患者に移植した。まさに人体実験である。患者が怖がり、病院内の牧師に苦情を申し立てたことから事件は発覚した。当初、ノルウェー医学界はＡ．ハンセンの行為をもみ消そうとしたが、国会議員でもありハンセン病主任医療官としてダニエルセンが刑事告訴した。80年には、Ａ．ハンセンに第一ハンセン病療養所の医師を退く

ことを命じられた。らい菌発見からわずか7年後のことであった。しかし、行政的役割であるハンセン病主任医療官には75年に任命され、死ぬまでその地位についた。

　A．ハンセンが人体実験を行なった背景に、「らい菌」発見にともなう証拠作りのための医学的な競争があった。"The Leprosy Museum, ST. Jorgens　Hospital"によると、1873年当時、A．ハンセンはらい菌を発見したものの、「らい菌」に着色することには成功していなかった。そのため、ノルウェー国内からも、A．ハンセンのらい菌発見について異議を唱える研究者もいた。この時期にドイツ人医師アルベルト・ナイザー（1855－1916）が、「らい菌」に着色することに成功し、国際的に自らの成果として公表をした。A．ハンセンはナイザーの論文が発表された直後に、人体実験を行なったのである[12]。A．ハンセンが、自らの医学者としての成功のため、医学的な競争にあおられるように人体実験を行なったことは、日本ではあまり知られていない。さらに注目されるのは、ノルウェー医学界の対応と司法判断である。

　義父ダニエルセンの英断もあり、A．ハンセンの人体実験が社会問題としてとりあげられたことは、ノルウェー社会の「誠実さ」の現れであろう。国立アーカイブスベルゲン支部所長 Yngve Nedrebø 氏から、「A．ハンセンは大きな発見をした医学者であるが、良き医師ではなかった。患者からみれば、義父ダニエルセンのほうが尊敬されていた」と聞いた。ノルウェーの良き医学者であることと医師であることを区分してとらえる発想は重要であろう。

　思い起こされるのは、日本における光田健輔である。光田健輔は、「救らいの父」と呼ばれ、1952年に第1回文化勲章を受章、ハンセン病医療政策に大きな影響を与えた人物である。東京養育院勤務時代から感染症説を唱え、生涯にわたり絶対隔離を主張した。現在では、井上英夫が指摘するように、光田健輔の感染症説と国立療養所運営や医療政策への専門家としての主張は、矛盾が多く、科学、医学だけでは説明がつかない[13]。たとえば、東京養育院時代（1898－1914）に行なったハンセン病患者の死体の無断解剖は多くの患者の知るところとなり、東京養育院長の渋沢栄一に解職されそうになるものの始末書で済まされてしまった。無断解剖の背景には、A．ハンセンと同様に医学的な発見を期待する非情な医学者としての顔が現れる。渋沢栄一と

ダニエルセンの対応の差異は、日本とノルウェーの医療に対する医師の役割と社会的責任の差異でもあり、その後の全生病院院長、長島愛生園園長としての光田健輔が権威主義、非民主主義的な性格と療養所建設と維持の利権を死守することにつながるのである。

なお、ノルウェーにおけるA．ハンセンが被告である人体実験に関する訴訟が、近代医療のもとで、患者の権利保護に関する初めての事例であった[14]。ノルウェーでも、まさにハンセン病医療から患者の権利が問われ、すでに19世紀後半段階において、ノルウェー司法は日本とは異なる「患者の権利保障」につながる道を選択していたことが注目される。

4．1877年法について

ベルゲン市アーカイブスで入手した1877年「貧困ハンセン病患者の扶助に関する法」は、全5条からなり貧困患者の入院規定と公的扶助を定めている。"The Leprosy Museum, ST. Jorgens Hospital"によれば、当初、ハンセン病主任医療官に着任したハンセンは、感染症であることを理由に、ハンセン病患者を教会区民になることを禁止しようとした[15]。当時のノルウェー社会にとって、教会区民になるのを禁止することは、患者の市民生活を大きく制限することであった。しかし実際には、この規程は盛り込まれなかった。以下が、1877年法の全文翻訳である[16]。

「貧困ハンセン病患者の扶助に関する法律」

第1条　高齢者は子息の農場に住まなければならないが（扶養義務）、ハンセン病患者はこれをしてはならない。

第2条　ハンセン病患者は公立病院に入院する。居住する近隣に病院がなければ、自治体（市）が病院を探し、一般の人々と分けて入院させる。入院すると、患者への扶助は緊急的に一定期間行なわれる。後日、自治体が扶助を行なうか否かを決定する。

第3条　自治体の貧困委員会が扶助を行なうことを決める。患者が夫婦の場合、同一の病院に入院できるよう配慮する。同一の病院に入院できない場合、上位自治体（県）にたいして不服申立てをすることはできない。

第4条　死亡した患者が用いたシーツは、他の者が使用してはならない。

第 5 条　1877 年 1 月 1 日より施行

　特徴は、法の対象を貧困者に限定していることである。すでにノルウェーでは新規患者が減少傾向にあり（1861－65 年まで 1,040 人であったのにたいし、1866 年—70 年に 987 人、1871 年—75 年に 720 人、1876 年—80 年には 506 人にまで減少していた[17]）、A．ハンセン自身も 1897 年論文にて、ハンセン病は一般清潔法の普及によって予防できること、および貧困で自宅隔離が不完全なときに施設収容が必要であることを主張している[18]。

　貧困者を対象として隔離を義務づけたこの法についても、日本の「癩予防ニ関スル件」等の隔離政策と同一視することはできない。1877 年法では患者への制限規定をとっているが、第 3 条の前提にはハンセン病に罹患し入院生活を送るようになっても夫婦生活を維持しうるように配慮する考え方がおかれていたことは注目に値する。不服申立てといった手続き的な患者の権利だけではなく、入院生活の形態など入院生活上における患者の権利を考慮している点は、現代日本の医療保障法にもいまだない発想である。

おわりに

　今回の調査では、ノルウェーにおけるハンセン病医療政策の一端に触れることができた。本稿では、ハンセン病医療の歴史をふまえ、ハンセン病患者の社会的地位と、医学者、医師、行政官としてのA．ハンセンとノルウェー社会の態度について考察した。しかし短期間の調査であったことから、今後詳細な研究分析は欠かせない。とくに、ハンセン病医療政策の変遷と患者の権利の関係、医師A．ハンセンの分析など取り組むべきことは数多くある。分析作業を通じて、日本のハンセン病医療政策の本質がノルウェーとは根本的に異なることを検証していきたい。政策を支えた医学者であり医師の役割と負の側面を光田とA．ハンセンを比較しつつ検討し、日本の国立療養所とノルウェーの医療機関の相違についても考察対象にしていきたい。今回の調査に同行予定だった国立療養所長島愛生園の宇佐美治さんは、調査数日前の怪我のためにかなわなかった。宇佐美さんは「強制絶対隔離絶滅政策」の本質に大きな影響を与えた光田健輔の責任を問う作業に、約 60 年にわたり不

屈の精神で取り組んでいる[19]。次のノルウェー調査には必ず同行したい[20]。

今回の調査は、ベルゲン市役所職員 Age Vallestad 氏のすばらしい通訳および**翻訳**による。心から感謝している。

1) らい予防法違憲国賠訴訟・熊本地判 2001.5.11 判時 1748 号 33 頁。
2) 井上謙『らい予防方策の国際的変遷』4 頁（出版社および発行年不明）。
3) 「第十五　国際会議の流れから乖離した日本のハンセン病政策」ハンセン病問題に関する検証会議『ハンセン病問題に関する検証会議最終報告書』所収 2005 年 3 月 610 〜 612 頁。なおインターネット上で報告書は公開されている。http：／／www. jlf. or. jp／work／hansen＿report. Shtml
4) 井上謙「らい予防方策の変遷」長島愛生園『らい予防法発布 50 周年記念論集』83 頁。
5) 国際的な動向と日本のハンセン病隔離政策の乖離については「第十五国際会議の流れから乖離した日本のハンセン病政策」財団法人日弁連法務研究財団ハンセン病問題に関する検証会議『ハンセン病問題に関する検証会議最終報告書』2005 年 609 〜 630 頁参照。
6) 最終報告書前掲 645 頁。
7) 和泉真蔵『証人調書 2「らい予防法国賠訴訟」和泉真蔵証言—公正な審判を下す最後の機会に—』晧星社、2001 年、23 頁。
8) "The Leprosy Museum, ST.Jorgens Hospital"（The Leprosy Museum 発 行、英語版、2003 年）。
9) 本稿では "Leprosy" を「ハンセン病」と訳している。今もノルウェーでは学術的にも "Hansen's Disease" ではなく "Leprosy" を多用していることから、"Leprosy" は現代日本語の「ハンセン病」に近いと考える。
10) "Leprosy" The Leprosy Archives of Bergen, pp80-83.
11) 「ベルゲンハンセン病アーカイブス」HP参照。http：／／digitalarkivet. uib. no／cgi－win／web－meny. exe?slag＝visside ＆ kat＝lepra－eng ＆ nl＝1 ＆ dok＝intro. htm
12) The Leprosy Museum, pp45.
13) 井上英夫「人間の尊厳と人権、戦争責任 08 年版第 1 回—ノルウェー：ハンセンのふるさとを訪ねて—」月刊国民医療 244 号（2008 年）31 〜 34 頁。
14) The Leprosy Museum,pp46.
15) The Leprosy Museum,pp44.
16) ベルゲン市職員 Age Vallestad 氏による（2007 年 8 月 29 日）。
17) The Leprosy Archives of Bergen,pp83.
18) 和泉前掲 28 頁。
19) 宇佐美治『野道の草』みずほ出版、2007 年。
20) 宇佐美治さんは、2008 年、ノルウェーに私たちと一緒に行った。現地研究者や患者遺族への熱心な質問を重ね、日本のハンセン病に関する現状と歴史を伝えた。2018 年 4 月 10 日、国立療養所長島愛生園にて 91 年の生涯に終止府を打った。

（付記）本章は『医療・福祉研究』17 号（2008 年）に掲載されたものである。

第3章
高齢化社会と医療の社会化の将来
高齢化時代における日中両国の医療保障体制の比較を中心に

査　建華

はじめに

本論文では、高齢化時代における日中両国の医療体制の将来について、医療の社会化の視点から検討する。具体的には、現代日中両国の高齢化社会と日中両国の医療システムの形成、展開そして変化の外的要因、内的要因を比較したうえで、日中両国が当面している高齢者医療について、医療の社会化と公共性の側面から将来の展望を探る。

1．日中両国の医療システムの比較について

国によって事情が異なるため、医療システムの比較は決して容易ではない。しかしそれでも、医療現場の実態と国民の健康状態からそれぞれの医療システムが検証されるべきである。それが、医療の比較に関する科学的方法であると思われる。

（1）社会経済構造と医療システムの比較

医療システムは各国の社会経済事情の違いによって著しい相違が存在している。重要な違いは、政治事情と経済事情の違いである。

1）政治事情
日本の政治システムは、政策決定のメカニズムにおいて中国と決定的に異なる。日本では、何よりも医師の政治的利益団体としての医師会という圧力

集団が医療政策に強い影響力をもっている。また、日本の政・官・業の三者が医療資源をめぐって主導権争いを行なっており、その対立と妥協によって政策が大きく左右される。

日本の政治システムのなかで、もう一つ注目すべきは、国民医療運動を進める革新勢力である。地域住民の福祉・保健・医療の社会化要求を、社会運動を通じて政治に反映させることは、現代民主主義国家における一般的な手段である。とはいえ社会運動内部にはいろいろな勢力があるため、それぞれの勢力の増長が、現代日本医療システムの変化・変動をもたらす。

他方、現代中国の政治システムは、当然ながら日本と大きく異なり、政策決定のメカニズムも異なる。ここで強調すべきは、中国においても国家と社会の分離によって、市民社会の公共空間が拡大しつつあり、国民医療要求を反映する形式も変わりつつあるということである。中国の政治改革にともなって、地方自治・地方分権が強まり、医療・福祉などの面でも変化が生じつつある。その代表が高齢化社会への要請である。

2）経済事情

欧米の諸国と比べると、日本の医療水準は劣っていないが、グローバルな世界経済情勢のもとで、「内外価格差」の是正という名目で社会的費用を削減し、競争力を増大させようとする動きが強まっており、その影響によって医療水準も低下しつつある。このことは日本国民にとっても発展途上国の国民にとっても、好ましい傾向ではない。

これら政治、経済の要因以外にも、人口要因、文化要因などのさまざまな要因が医療システムに重要な影響を与える。

（2）医療の社会化に関する比較

医療の社会化については、直接的な比較は困難だが、以下の内容を比較することによって間接的に比較することができる。すなわち、

① 医療保障、医療費、医療制度、医療教育などの医療システムの社会化の内容

② 健康状態、疾病構造、生活の質など医療の社会性に関する内容

③ 医療サービスの特質、包括性、平等性、普遍性などの医療の公共性に関する内容

④ 医療経済の組織と産業構造そして医療の市場化、商品化における医療と国家、医療と市場に関する内容

⑤ 医療サービスの経済特性・準公共財などの医療の消費、生産、分配、交換に関する社会化の内容

これらの比較をふまえて、両国における国民の医療ニーズ、とりわけ高齢化のもとでの医療ニーズの変化とそれへの対応を分析し、高齢社会のもとでの医療課題と健康権としての人権のあり方について展望する。

2．高齢化社会と日中両国の医療社会化の課題

（1）高齢社会と社会経済構造の変化

現在、中国では、高齢化が急速に進行している。高齢人口はすでに1億に達した。総人口の増加率は毎年1％であるが、高齢者の人口増加率は毎年3.2％にのぼっている。人口構造からみると、中国は高齢化社会に移行しつつある[1]。

中国における高齢化の現状と生活保障の特徴は、以下の内容にまとめることができる。

第一は、高齢化のスピードの速さと経済力の弱さのギャップが鮮明になりつつあることである。中国は近年高い成長率を維持し続けているものの、1人当たりのGNPあるいは国民所得は先進諸国と比べると、かなり低い。このため、世界一の高齢者人口の生活保障費用がまかなえるかどうかの試練に直面している。

第二は、一人っ子政策によって家族保障機能が果たせなくなっていることである。1978年に都市部から始まった「一人っ子政策」は、家族規模を縮小させ、結果的に家族の保障機能を困難にしている。

第三は、社会保障制度の立ち遅れによって高齢者の生活保障の不備が明らかになってきたことである。とくに農村の場合、社会保障制度はごくわずか

な人々しか対象としていないため、高齢者の生活は基本的には自力あるいは家族保障にしか頼れない状態にある。

中国では経済社会の高度成長と市場経済への転換が同時に進められているため、高度成長が終焉した日本とは事情が異なる。日本との違いとして、以下の二つの点をあげることができる。

一つは、公的生活保障の対象者は高齢者全体のなかでなお低い水準に止まっていることである。

もう一つは、都市部と農村部との間で社会保障制度の格差が大きいことである。中国の人口の7割が農村で生活している。都市と農村の所得格差、沿海地域と内陸地の貧富の差が拡大しているため、農村の社会保障制度の整備が中国における高齢者の生活保障のカギを握っているといえる。

（2）医療システムの対応と保健・福祉との提携

中国の高齢者の医療状況からみると、疾病構造が明らかに変化している。中国の3大死亡率はすでに呼吸器疾病・伝染病・心臓病から、心臓病・脳血管疾病、癌に変わっている。とくに都市部の3大死亡率は、癌・脳血管疾病と呼吸器疾病（心臓病第4位）、農村部では、依然として呼吸器疾病・脳血管疾病と癌（心臓病第5位）である。すなわち中国社会は、すでに発展途上国の伝染病型から高齢社会の慢性病型の疾病構造に転換している。そして医療ニーズも変化している。医療現場からの報告によると、高齢者の医療費用も増加しつつある[2]。

計画経済のもとで、都市では、ほぼ完全雇用の状態にあり、高齢者になった人々も大半が一定の社会医療保険の対象であった。都市部の高齢者には社会医療保険制度のほかに、二つの面で高齢者医療活動が行われた。一つは国家の医療保健機構からの医療保健サービスである。具体的には、高齢者ための老人病院または一般病院の老人治療科などにおけるサービスである。もう一つは、社区というコミュニティでの地域住民を中心とした自主的な健康活動によるサービスである。高齢者の健康教育、健康検査などを含め、医療、保健、リハビリなどである。

農村では、高齢者医療の状況は依然厳しい。特別に貧困な高齢者は民生局

から医療救済を受けるが、普通に農村で生活している高齢者たちには、頼りにできる医療保険制度がないに等しい。「合作医療」の回復率は低い。ただし一部の沿海地域と都市近郊の農村住民には加入できる医療社会保険制度がある。しかし多くの農民は基本的には自費で医療サービスをうけなければならない状況である。

　高齢化社会では、高齢者の健康・生活に、医療システムだけでは対応できなくなっているが、社会保障の財政投入が極端に少ないために、高齢者の医療費が不足し社会問題になっている。社会医療保険制度も医療給付基金の不足のため、高齢者の医療に支障が起こっている。

　高齢化へ対応するためには、まず、社会保障制度のための公共財政を確立すること。つぎに、農村の社会医療保険制度を整備すること。そして最後に、医療と保健・福祉の連携による、地域のネットワークを確立することが求められる。

　日本においても医療と福祉・保健の提携は依然として重要な課題である。また、医療の社会的効率からみれば、医療保障制度のほかに公的保障として介護サービスを提供する介護保険制度の整備が、中国にとっても必要かつ急務である。

3．中国の医療社会化の展望と日本医療の社会化の示唆

　1980年代から90年代までの医療改革の状況と結果からみると、改革はかならずしも成功しなかったといえる。逆に医療費の高騰で、国民の医療保障がいっそう深刻化しているのが実情である。

(1) 中国の医療社会化の現状と特徴

　1999年そして2000年、中国の衛生省など中央省庁は、医療にかんする新しい政策を連続的に打ち出した。この内容は医療供給制度から医療保険制度までさまざまな面を含んでいる。

1) 医療制度の「改革」とその特徴

中国の医療制度は、「改革・開放」以来大きく変化してきたが、以下ではこの1～2年の動向を追加して説明したい。一つは病院の企業化・集団化という改革である。それは病院など医療機関内部の改革といわれる。具体的には病院の関連サービス部署を独立採算の企業とする改革である。これは中国式の事業所所有から市場による供給への転換である。中国では、それも「社会化」と名づけられている。都市部では、地域医療の再編成のため、病院機能を集約しグループ化していくという改革が進められている。

もう一つは医療サービス供給を営利と非営利に区分したうえで組み合わせるという改革である。この政策は主に都市部で進められている。具体的には、地域医療での初級医療は三級医療体制における一級（基本医療）病院が「社区医療」として再編成し、依然非営利の供給体制を維持していくが、2級、3級病院つまり中・大規模の医療機関は再編成して、一部の病院には営利的経営を許可する。もしくは病院の一部門に営利企業を導入するという方針である。

最後に医薬分業が進められていることである。医療経営の財政難を解決するために、医療機関の大部分は医薬品の価格差益に依存している。この状態は結局、住民、患者の医療を損なわせることになる。現在、このことが中国医療供給体制の一つの病理現象として国民から厳しく批判されている。この問題を解決するために、病院の医薬品部門（薬局）を病院から分離させるという方針が決められている。しかし実行にはまだ時間がかかりそうである[3]。

こうしたなかで、注目すべきは、「社区医療」即ちコミュニティ医療である。これは、街道病院と住民委員会の衛生施設を基本とする医療体制であり、住民の医療ニーズに沿った、医療・保健・福祉などの連携を目指している。「社区医療」は、現在、地域医療の重点政策として取り組まれている。

2) 上海の「社区医療」の事情

上海の「医療改革」報告書によると、上海の都市部では「社区医療衛生サービス」のネットワークが基本的には整えられた。都市部の95ヶ所の「街道病院」は「社区医療衛生センター」に変わった。原則として、一つの

街道に一つの「社区医療衛生センター」が設立される。一つの「社区医療衛生センター」の医療サービス対象人口は5万人から10万人ぐらいまでで、社区住民の予防、保健、医療、リハビリ、健康教育、家族出産計画技術などの業務を担当する。同時に、社区医療衛生センターの下に社区医療衛生ステーションが設立される。社区医療衛生ステーションのサービス対象は、3～5の住民委員会あるいは1～2万人ぐらいである。現在、上海市都市部では、400ヶ所の社区医療衛生ステーションが設置されている。

また、上海の「医療改革」報告書によると、社区医療衛生センターのサービスは、通常の病気の治療から高齢者の医療や介護へと拡大されつつある。現在、全市には4ヶ所の高齢者介護院あり、高齢者の介護ベッドは3900床ある。社区医療衛生センターの80％の病床は高齢者のために使われていることになる。

社区医療衛生センターのサービスの特色は、区域内の住民の「健康状態書類」を作成していることである。65歳の高齢者の92％にはすでに「健康状態書類」が作られた。そして今後は60歳の高齢者まで拡大する。また、慢性病を中心に予防や治療、リハビリなどのサービス、在宅医療保健、さらには障害者ためのサービスにまで拡大しつつある。

社区医療の目標は、地域住民の身近で、利用しやすい予防、保健、医療、リハビリ、健康教育、家族出産計画技術などのサービスを包括的に提供することである。ちなみに、上海市衛生局の報告書によると、最近、各社区医療衛生センターは都市部の47％の患者の治療を引き受けている[4]。

しかし、社区医療は、中国医療の新たな試みであるため、まだいろいろな問題に直面している[5]。

3）医療保障制度の変化

中国では、都市部を中心として医療保障制度の改革が進められている。「改革・開放」以来、中国行政当局は、すでに医療費問題をめぐって、いろいろな対策を打ち出しているが、有効な結果が出ていなかったといえる。国民の医療に対する不満が高まっていくなかで、新しい医療保険の方策が検討されている。

上海では、最近、全市民を医療保険の対象とした以下のような医療保険体制を設立しようという市政府の行政通達が出された。すなわち、「基本医療社会保険制度」を主体とし、その他に、共済医療保険、商業的医療保険を補充的制度として組み入れ、市民に医療保障を提供するという体制である。もう少し具体的にみると以下のとおりである。

まず、勤労者の基本医療保険に、行政だけでなく事業所単位としての共済医療保険、市労働者総組合の医療共済保険も参入できる。前者は、従業員の福祉費用によって運営される制度であり、後者は、市総労働組合の拠出による共済医療保険である。これらの医療共済保険に加入する労働者は、重病と入院の時に、一定の医療補助を受けることができる。

商業医療保険は保険会社から商品として提供されているもので、従業員は個人単位で選択できる。基本医療保険と補充医療保険のいずれにも加入する能力がない人々は、市の民生局から医療救済を受けることができる。上海の医療社会救済の対象には、①労働能力がない、扶養者がない、など基本的生活費を確保できない者、②最低生活保障をうける家庭のなかで、労働能力を失った者、または本人が重病で医療保険などをうけても医療費負担ができない者、③市政府の規定によるその他の特別貧困層などが含まれる。医療社会救済をうける者は、街道（町）あるいは郷鎮行政の社会救済管理所に申請を出し、区・県の民生局の許可を得る必要がある[6]。

4）医療関連産業の現状

1995年の『中国衛生年鑑』によると、中国の医薬品会社は半分以上が赤字に陥っていた。その原因はさまざまであるが、その重要な原因の一つは、外資医薬品の影響である。独立採算性をとっている中国の病院は、「健全経営」のため、患者にたいする法定外のサービス費および医薬品による薬価格差に依存している[7]。

ここでの注目点は、中国のWTOの加入と民族医薬品工業の危機である。中国の経済調査によると、外資の進出は、国営医療関連メーカーの破綻の危機を高めている。医療機器より医薬品工業は競争力が乏しいため、中国の医薬品市場は外資主導に変わりつつある。もう一つは、中国のWTOの加入と

生命保険市場の開放である。外資の生命保険資本は中国の民族資本より競争力をもっているため、生命保険市場が外国資本の主導へ転換する危惧がもたれている。

外資の製薬会社・生命保険資本の進出は、中国国民に二つの問題を引き起こしている。一つは、医療費の高騰。もう一つは、国際金融資本による生活の支配である。いずれにせよ、国際金融資本の中国進出は中国の医療社会保障にとって大きな阻害要因になっている。

（2）日本医療の社会化の示唆するもの

医療の社会化の視角からみると中国と日本は異なる点が多いが、市場体制のもとでの医療制度の社会化という点で共通している。以下では、主として公的制度の面から、中国が日本医療システムから学ぶべき内容を取り上げる。

1）皆保険と介護保険そして公的責任

日本の医療制度は皆保険体系である。社会化された医療保険制度は、医療の社会化の基盤である。国民の健康権を実現するためには、公的責任が果たされなければならない。この公的責任の象徴が国民皆保険制度である。

中国医療の現状からみた重要な示唆の一つは、国民皆保険制度という公的医療保障制度である。この医療制度は、全国民をカバーできる社会制度として注目される。とくに中国の人口の70％を占める農民の医療問題を解決するためには、平等で公平な医療保険制度を作ることが急務である。

もう一つは介護保険である。高齢化にともなって、介護サービスを社会化する必要性が高まっている。日本の介護経験からみると、介護保険は国民皆保険の延長という面をもっている。国民皆保険制度がないと、公的介護保険制度はできない。これはアメリカの経験が証明していることである。

2）地方分権・自治と参加型の医療・保健・福祉

日本よりはるかに広い中国は、行政制度上は地方分権という言葉は使わないが、現段階で都市部の「社区医療」などの実践は、実質的には地方分権による医療制度である。医療の普及に関しては、地方分権にもとづいた「国民

皆保険制度」は、中国にとっても学ぶべき点がある。

　一つは、国民健康保険制度が市町村などの地方公共団体によって運営され、地方住民の細かいニーズに答えることができるシステムとなっていることである。実際にはさまざま事情があって、いろいろな問題が生じているが、国民健康保険制度は地方の公共団体によって運営されるという点で中国医療制度にとっても、参考にすべき重要な意義をもっている。

　もう一つは、国民健康保険制度の財政安定に関する日本の経験と教訓である。日本の経験は、医療・保健・福祉などの分野は、中央集権による官僚的管理という方式よりも地方自治による分権と住民参加の方式をとることによって公共性が保たれていることを示している。その際に、財政基盤を安定させる公的責任の制度化が必要であることを、日本の国民健康保険制度の実践は証明している。

　最後に、高齢社会における福祉・医療・保健の連携に関しては、日本の介護保険制度のさまざまな事情を踏まえて、中国における高齢福祉と医療制度との連携という角度から一層分析するとともに、日本の高齢福祉・医療・保健三者の連携に関する実践からの経験と教訓を吸収する必要がある。

3）官民分担と社会規制そして社会的経済

　日本の医療サービスがもつ特徴の一つは、官民分担の供給体制という点にある。このようなサービス体制のもとで、いかに医療の公共性を守って非営利性な医療経営を実現していくかは、中国の医療にとっても至難な課題である。日本の経験からいうと、二つの点が注目される。一つは医療に関する明確な社会規制である。もう一つは医療供給における社会的経済の発展である。

　前者は、国民の医療要求を公的制度で社会化し、とくに医療保険、医療供給の営利性に対する規制を行ない、国民の医療を法律化・制度化によって保障するという方式である。したがって官民分担という日本型医療体制を、社会的規制と関係させて分析することは、当面、中国医療システムの転換にとっても、重要な意義があるといえる。

　後者は、国民の医療要求を経済的に組織し、社会運動の一つとして運営する組織の存在と発展である。これは民間医療機関に自主的な社会化の機能を

果たさせる方式である。このような組織の存在によって、より多様な社会化の道が開ける。

4．高齢者医療はいかに社会化すべきか—医療の市場化を超える

　医療は社会的サービスとして形成され、医療の社会化にともない公共性をもつにいたる。医療の社会化と公共性について、注目したい点は以下の三つである。

　まず、医療システムにとって、医療の社会化は手段であり、公共性を実現することが目的であるということである。しかし社会化された医療体制が必ずしも公共性をもたらすと保証されているわけではない。医療の公共性は、医療システムに対する目的、手段そしてその社会化の構造と機能によって決められる。

　つぎに、社会システムの変化によって、医療社会化の道は多様になったということである。医療機関を国有化することより、むしろ医療機関の社会的機能が重視される。現代社会では、医療の公共性が医療サービス供給体制の多様化によって、多様に実現されうる状況が生まれている。

　最後に、医療がどれだけ公共性を強めることができるかは、社会的経済からみると医療サービスが住民参加をとっているかどうか、営利か非営利か、制度が民主的に運営されているかなどの要素によって決まる。

　医療社会化の研究は医療の社会的なあり方についての研究でもある。したがって医療の社会化とその公共性の研究は、医療そのものが社会化の過程で付与された公共の福祉についての研究とも一体不可分である。

　医療の社会化とは、医療を社会保障などの公的制度にとり込み、この制度の支柱とすることである。すなわち現代社会においては、医療の社会化は、国民の健康権を実現するための医療保障の形成を指すものとして定義すべきである。

　医療の社会化は、医療の市場化を超える内容をもたなければならない。とくに、高齢化社会における医療の財政難をどう克服するかが医療の社会化と医療保障にとっての当面の課題である。以下、医療の社会化を促進し、医療

の市場化を克服するための長期的観点からの課題を検討する。

(1) 健康権を中核とした医療社会化運動

人権としての社会保障の前進によって、医療の社会化の運動と理論は体系化されつつある。健康権を中核とした医療保障制度を求める国民医療運動は、国民の医療社会化の要求が新しい段階に進展してきたことを示している。

医療の「社会化」の歴史と実践が証明しているのは、社会化の理論と内容は固定的なものではなく、社会経済構造の変化と社会運動の進展によって、絶えず深化していくということである。高齢社会のもとでの国民からの医療に関する新しい内容と要求は、医療の社会化の新しい内容であり、医療の公共性を豊富にさせる役割をもつ。

先進国と発展途上国とでは、医療の社会化の内容、形式などは異なるが、国民の健康権を実現させるという人権保障の点では同じである。現代社会では、制度が民主的な形態をとっても、実質的な民主化が必要であることは周知の事実である。医療の社会化とその公共性の方向は社会生活の民主化から生まれる。現代日本の医療国民運動は、社会生活の民主化運動ともいえる。この点でも発展途上国の社会生活の民主化と医療社会化に重要な経験を提供している。

(2) 医療の新しい社会経済組織の創出

日本の場合、医療の社会化の議論は医療機関の所有制を重視する方向から、医療機関の機能つまり医療機関自身の公共性を重視する方向へと移行しつつある。そして実際にも医療の公共性にふさわしい医療経済組織を創出してきた。

現代では、公共領域においても、組織の所有的性格だけで公共性を判断できなくなっており、経済組織の所有性とその機能を総合的に判断する必要性が生まれている。高齢社会時代では、とりわけ、こうした社会に相応しい制度の創出が求められている。

現代日本の医療生協などの社会的経済組織は、中国の農村での合作医療と都市部での社区医療の発展にとって、重要な経験を示している。地域医療に

おける、住民参加型でのＮＰＯあるいはＮＧＯの新しい方式は、日中両国の医療交流の必要性を示唆している。

（３）「公的規制」と医療の経済秩序の成立

　現代社会では、「公的規制」は国民からの公共性の要求に対応した行政による法律化・制度化のことを指しており、現代国家の「官僚統制」とは区別されなければならない。この規制は、経済的規制と社会的規制という二つの内容をもっている。公共領域での医療分野は、利潤第一という営利目的の市場主義による氾濫と浸透を防止するためにも、社会的規制の強化だけではなく、経済規制の強化によって医療関連産業の市場化の暴走を制限するべきである。医療費高騰などの問題は、市場化への規制なしには、医療システム自体による解決だけでは不可能であるといえる。

　したがって、現代社会では、「公的規制」による医療の経済秩序は、適切な医療経済基盤の強化による医療の公共性の確保によってはじめて守ることができる。これは、医療の社会化にとって重要な一面である。国民の医療の要求をいかに「公的規制」と組み合わせるかが決定的に重要である。現代日本では、患者運動、住民医療運動あるいは医療勤労者運動など医療の社会化運動は、行政レベルの制度、政策への参加という新しい課題に直面している。国民の新しい参加方式によって、医療・福祉・保健などの公共領域の「公的規制」を確立することは、医療の公共性を求める新たな方法である。

（４）「社会福祉経済社会」への構造転換

　高齢化社会にともなう、社会経済構造の変化は以下のような三つの面から見ることができる。

　第一は、社会保障が高齢化社会の経済成長を支えるセクターとしての役割を担うことである。高齢社会時代は、いわゆる「社会福祉経済社会」の到来として位置づけることができる。

　第二は、生活様式の変化、大衆消費社会への変化ということである。これは、高齢者にふさわしい消費市場の創出が新しい経済発展の原動力になるとともに、新しい社会的経済組織の発展の必要性を提起している。

第三は、科学技術の発達による社会生産性のアップということである。これは、一つは福祉・保健・医療の充実と生命科学の発展によって高齢者の活力が高まっていることをさす。社会生産性の向上によって社会経済的負担能力の増大に対応していくという課題の提起でもある。

　高齢化社会の医療費にかかわる負担問題は、日本の経済の角度からみると、本質的には所得再分配を軽視するシステムがもたらした問題でもある。社会生産性の上昇による社会成果をあらゆる社会階層による共同消費を発展させることによって共同に受益することこそ、医療の社会化の本道である。

(5) 医療・保健・福祉などの国際公共財の形成

　世界経済のグローバリゼーションによって、国際資本による市場化の波が途上諸国の国民経済を襲い、貧富の格差がいっそう拡大してきている。福祉・保健・医療においても国際資本の進出にともない、企業化・営利化などの市場化が推し進められている。こうした動きは医療の公共性を破壊し、医療・福祉・環境などにおいて築かれつつある社会的経済体系を阻害するものに他ならない。

　国際資本による医療・福祉など公共領域への進出と市場主義化の傾向とこの市場主義による貧富格差の拡大は、一国の「公的規制」だけでは制限できない内容をもっている。したがって、公共領域での国際資本に対する国際的な社会規制と経済規制が不可欠である。ここから、医療の社会化運動の国際化が求められている。国際的な社会保障の連帯は、世界経済のグローバリゼーションによる貧富拡大を克服するための社会的要請といえる。こうした方向は、福祉国家を超えて、福祉の世界化を求め、福祉・保健・医療そして環境などの国際公共財の形成を実現していく方向であり、医療の社会化に求められる新しい課題である。

1) 「中国統計年鑑」編集委員会『中国統計年鑑・1999年』、北京、2000年参照。
2) 「中国統計年鑑」編集委員会『中国統計年鑑・1993年』、北京、1994年参照。
3) 労働と社会保障部・衛生部「都市の医薬品と医療衛生制度の改革試案」2000年2月16日。
4 『解放日報』2001年4月14日の記事による（中国・上海）。

5）筆者の 2000 年 9 月の上海・杭洲の聞き取り調査の結果によると、以下のような現状にある。①社区病院の利用者は、その大半がその地域の住民である、②社区病院が高齢の患者を中心にサービスを提供している、③ 70％以上の患者は自費である、④社区病院は、経営上の困難に直面している、など。
6）『解放日報』2000 年 12 月 29 日の「上海市医療衛生改革試案」（上海市人民政府・市衛生局）の全文。
7）『中国衛生年鑑』編集委員会『中国衛生年鑑・1995 年』人民衛生出版社、1996 年参照。

【参考文献】
小林甫『社会学方法論―現代における生産・労働・生活分析』お茶の水書房、1983 年。
桂昭政『福祉の国民経済計算―方法とシステム』法律文化社、1993 年。
田中宏編『現代世界と福祉国家―国際比較研究』お茶の水書房、1997 年。
通産省生活産業局編『高齢社会対応型産業の研究』通産資料調査会、1996 年。
彭瑞聡『中国改革全書・医療衛生体制改革巻（1978 年～1991 年）』大連出版社、1992 年。
『中国衛生年鑑』編集委員会『中国衛生年鑑』（1990、1991 年度）、人民衛生出版社。
国家統計局社会統計司、労働部総合計画司『1990 年中国労働工資統計年鑑』、中国統計出版社、1990 年。
陸学芸『中国社会発展報告』、遼寧省出版社、1990 年。

（付記）本章は『医療・福祉研究』13 号（2002 年）に掲載されたものである。

総括と展望
医療・福祉問題の研究課題と方法

井上英夫

1．はじめに

　ここでは、医療・福祉問題研究の課題と方法について考える。研究といえば歴史研究、文献研究、外国研究、実態調査、事例・裁判研究等があるが、それぞれの分野で独自の研究方法がとられている。ここではこうした研究一般論を取りあげるのでなく、地方の純粋民間の独立組織として、医療・福祉問題研究会が30年にわたって追求してきた研究課題と方法について紹介する。さらに、この研究活動のなかから筆者が得た研究方法論について法学を中心に論じてみたい。
　それが、いろいろな分野の学問・研究、実践、運動にとっても普遍性をもつと考えるからである。

2．医療・福祉問題研究会の課題と方法

　医療・福祉問題研究会は1986年に結成されたが、その趣旨は以下のとおりである。
　「1980年代に入ってから中曽根内閣の『臨調・行革』路線のもとで国民生活全般にわたる『行革』が行われ、その中で医療、福祉の分野はとくに大きな転換期にさしかかっています。この転換期の中でいくつかの問題が出ていることは皆さんにも実感のことと存じます。私たちは、生活の貧困、異常な超勤労働、福祉施設の不足などの問題が山積みになっていることを強く感じます。そして、これらの問題の所在と解決策を明らかにするためにはどう

しても『社会の中の医療・福祉』という名目でもう一度医療・福祉を見直し、もっと学際的な討論が必要であると思われます。そこで、私たちは石川県に住む医療・福祉従事者、研究者の共同の討論や課題別の研究を呼びかけるものです」。そして、「健康・医療・福祉を地域社会の中で学際的にとらえ、研究活動を行うこと」を目的としたわけである。研究会名の「医療・福祉」については多くの議論があったが、所得保障、社会福祉サービス、健康・医療保障、生活保護、居住保障等を含む広義社会保障、さらには人権、平和問題をも対象に活動してきた。

この間、中曽根、民主党政権を経て安倍政権にいたるが、社会保障「再編」から社会保障「構造改革」、「再構築」そして社会保障「制度改革」と政策の看板が変わっても、社会保障を人権として保障している新憲法のもとで、まがりなりにも国民の「不断の努力」によって築き上げてきた医療・福祉、社会保障は改悪され続け、営利化路線は強まり、社会保障は「公助」へと変質させられている。

現在、朝鮮戦争・再軍備そして社会保障予算大削減の時代に匹敵する危機的状況にあり、医療・福祉問題研究会のこの呼びかけがますます大きな意義を有している（本書第2部第1章参照）。

以下、医療・福祉問題研究会の活動について詳しくは、井上英夫「社会保障『再編』と社会保障法研究の課題—基本的人権の視点から」『医療・福祉研究』創刊号（1988年）、同「人権保障と医療・福祉問題研究会—人権のにない手を育て、人権保障の砦を築く—」『医療・福祉研究』20号（2011年）をご覧いただきたい。

3．医療・福祉問題研究会の目的
　　—人権のにない手を育て、人権の砦を築く

（1）人権の砦を築く—福祉・看護は「こころ」でよいか

医療・福祉問題研究会は基本的人権（人権）保障を目的として掲げ研究活動の柱にしてきた。病院や福祉施設を人権保障の砦にする。会員、市民の皆

さんと協力して築き上げるということで、誇るべき活動だと思う。医療・福祉、社会保障という領域で人権を正面から掲げている研究会は全国的にみても珍しい。今日、医療・福祉の領域でも人権保障の大事さは否定できず、「標語」としてはあふれている。しかし、「本音」の部分では、まだまだ厄介なものとして嫌われ、少なくとも敬遠されているのではないか。

　人権という言葉は頻繁に使われるが、正面から議論し、考えることは少なく、むしろ「福祉は心だ」「看護は心、優しさが大事」ということで終わってしまう。しかし、心は大切であるが、心だけで済むならば、医療・福祉制度はいらない。「福祉は心だ」という精神論だけでは、貧困、差別・不平等、そして介護殺人や焼死で命の奪われるような事態は解決できないであろう。

　第二次大戦まで、人権は、自由民権など思想あるいは人々の願望に止まっていた。しかし、1946年制定の日本国憲法は、平和、国民主権と並び人権保障を国の柱とした。医療・福祉、社会保障も憲法25条により違憲立法審査権を行使できる最高位の権利としての人権として位置づけられ、問題解決のための国家制度となった。「思想」か「制度」か、そこが決定的に違うわけである。

（2）人権、倫理・道徳と医療・福祉の関係

　また、医療の世界では、患者の権利法という患者の人権保障、患者の権利を謳う法律が日本にはない。「何も法律で定めなくても、健康権・人権といわなくても、医の倫理、生命倫理でよい」といわれる。そこには大きな溝があって、権利しかも最高位の人権保障に一歩を踏み出せないというのが日本の現状だろうと思う。

　社会で生活するうえでのルール・規範としては、道徳、倫理、慣習、などがある。道徳、倫理を守ることは大事なことであるが、それらと憲法・法律によって保障される人権とは決定的に違う。法や人権は、人間生活のすべてを規律するものではなく、人々の守るべき倫理や道徳の「最少限」を国（立法府、行政府、司法府）の権力行使による刑事罰、民事罰、行政罰等の法的制裁により強制するものである。

　むしろ倫理、道徳の世界には、国家権力はむやみに踏み込んではならない。

しかも、国家権力の行使は法にもとづかなければならない。その強大な権力は堕落しかねない。その横暴を抑えるための法治主義である。また、最少限であるがゆえに、多くの権利のうちでも「基本的」人権の保障なのである。

そして人権保障の責任主体は、国（自治体）である。確かに国民相互においても人権侵害、差別は許されない。しかし、個人と個人の関係では人権は「尊重」しなければならないというレベルにとどまる。

ただ、現代社会において、個人と同一視できない人権保障の責任をもつ存在が企業や団体である。企業は、労働権や労働基本権そして社会保障権を侵害してはならず、人間らしい労働条件、医療・福祉等による生活条件を保障しなければならない。国は、これら企業に、憲法や法律を守らせ働く人々の人権侵害・差別を禁止し、保障させるという責任がある。

つぎに、憲法による人権保障は、抽象的性格を免れない。理念や原理、原則を提示するものである。下位の規範すなわち法律、規則、命令等によってさらに具体化されるのであるが、ある意味で人権の内容は「枠組み」設定ということになる。医療・福祉の具体的内容、量、水準とりわけ質を構築するのが医療や福祉の学問・研究であり、実践だといえるであろう。人権・法律がすべての「生活部面」にわたって内容を決めるのではないということである。

（3）人権のにない手を育てる

つぎに、「人権のにない手を育てる」ということである。医療・福祉のサービスやケアそのものが人権の保障であり、病院、医療機関、福祉の施設等はそのための砦でなければならない。「砦」という戦争用語は使いたくないが、専門技術を武器として砦を築くことが大事だと思う。そして公務員はもちろん、民間人でも医療・福祉の現場で働く人たちはすべて人権保障の「にない手」であるし、なければならない。つまり、日本の人権保障の体系のもとで働いている人たちは、生命権、生存権、生活権、健康権、文化権等を社会福祉サービス、介護や医療のケアというかたちで具体的に自らの手・労働によって保障している、そういう仕事をしているという意味で、「人権のにない手」だということである。その「にない手」を育てることが、私た

ち研究会の目的である。

とくに、相模原津久井やまゆり園事件、川崎市有料老人ホーム殺人事件、横浜市大口病院の看護師による「殺人事件」に象徴されるように、人権の砦たるべき福祉施設や病院で人権のにない手たる介護職員や看護職員によって生命権が奪われている日本にとって重要かつ喫緊の課題である。

4．医療・福祉問題研究会の特色

つぎに研究会の特色について指摘したい。

（1）研究と実践・運動

研究会という組織にした。ずいぶん議論があったが、医療・福祉をよくする、あるいは人権保障を追求する運動以上に、研究していくことに意味があるということで研究会とした。もちろん、運動や実践、たとえば介護保険については、具体的な研究をふまえ、研究会として提言等をしてきた。そういう意味では研究と実践運動は簡単に切り離せるものではないが、相対的には区別できるし、しなければならないと考えてきた。たとえば、石川県社会保障推進協議会という運動団体があるが、そこに参加されている人や、その他のいろいろな運動に参加されている人も、この研究会では研究に重点を置いて取り組むということである。

（2）会員対象者と研究対象

二番目の特色は、会員の対象者を広くしたことである。大学の教員、専門家、実践家、運動家や市民のみなさんと一緒に民主的かつ共同による運営をしてきた。この研究会の一番大きな意味だと思う。

研究会ではあるが、大学の研究者や研究機関に所属する研究者だけが集まるのではない。私たちは現場の実践的研究者、あるいは現場研究者とよんでいるが、そういう人たちを育てたい。つまり人権のにない手を育てたいと思ってやってきた。

大学、研究機関だけでなく、日々の活動、あるいは実践の場にこそ研究す

べき材料、研究の対象として解決すべき問題が豊富に存在し、その問題構造を把握することから出発する。その「問いの構造」に目を向けてこそ問題解決に資することができ、研究がより価値の高いものになるだろう。

もちろん、今あげたような取り組み・研究をしている人はたくさんいるが、他方で、研究室にいくのが研究だという人たちもいる。現場や私たちの生活から離れたところで、あるいは現場を見ない（現場から距離を置く）方が研究として客観的だという人たちもいるわけである。象牙の塔といわれるが、そういうところに閉じこもって、外国の横文字を縦にすることが研究だという研究者もたくさんいる。

しかし、私たちは、日々の生活のなかから問題を発見し、その解決策の道筋、理論も形成できると考えている。研究対象は、保健を含む広い意味での医療である。福祉も広い意味でとらえて、私たちの生活全体をとらえている。広義の社会保障を対象とする、ここに大きな特徴があると考えている。

研究者、専門家ではない市民のみなさんも自ら研究者となっていただく。また、会員対象者については、金沢を中心にしているが、石川県や日本全体を対象にし、近所で例会に通える人は正会員、日常的に会に参加できない人は賛助会員になっていただく。全国に賛助会員がいて、私たちの活動を支えていただいている。地域という領域で考えるとそこだけに限定して考えがちであるが、地域の研究会として全国の賛助会員が参加しているのは珍しいと思う。

5．医療・福祉問題研究会の課題

これからの研究課題については、第2部で取り上げているので、三つの点だけ指摘し、組織的課題についても考えてみたい。

（1）住み続ける権利の確立

私たち研究会の出発点は、第1部で紹介されているように能登半島の珠洲市である。珠洲で住めなくなっている。たとえば医療の保障がないということが原因である。そこで、この地域で住み続けるためにはどうするか、とい

うことを考えてきた。それは日本全国で過疎化が進み、高齢化が進み、震災、原発爆発、貧困等いろいろな理由で住めなくなっているが、それにたいして住み続けるための「住み続ける権利」をどう構築するかということである。

東日本大震災、インドネシア津波、中国の四川地震等の現場に立つと、能登の門前に住み続けられるということは世界中の共通課題であると痛切に感じられる。このような視点から国連の高齢者人権条約制定運動にも取り組んできた。

（２）財源論の確立

人権保障とりわけ医療・福祉の確立には財源が不可欠である。人権保障にふさわしい財源論の研究が急務である。ニューヨークでの核兵器拡散防止条約の平和運動のスローガンは、Fund Human Needs であった。すなわち人間の必須の必要（Needs）を保障するのが Human Rights に他ならない。財源 Fund は人権保障に使わなくてはいけない、財政とはそのための制度である。こうした基本的な理念、原理、原則を追求することこそ、現実主義だと思う。これが医療・福祉、そして日本発展の一番の近道だと思う。

（３）国際共同研究・交流―石川から世界への発信

研究会組織としての課題である。今まで取り組んできた活動を、国際交流にまで進めていくということである。東日本大震災、中国の四川地震、インドネシアのバンダアチェの津波の現場等も訪問してきたが、世界中で住み続けられない地域が増えてきている。国際的な共同研究や交流が必要である。金沢・石川から世界への発信が求められている。

（４）他組織との連帯・協力

つぎに他組織との関係である。県内および全国の研究組織、民主団体、労働組合等の運動団体、専門職団体との連帯と協力のいっそうの発展が必要である。

金沢・石川県では、医療・福祉問題研究会結成後、国際高齢者年・石川ＮＧＯ、社会保障推進協議会、自治体問題研究所が結成され、裁判支援を中心

とした「人権を考える石川の会（Human Rights Network)」、も活動している。行政との協力関係や大学との協力関係もできている。研究会参加の研究者、現場研究者、市民のみなさんが個々に活躍され、その成果が研究会の成果となり、研究会の議論がさまざまな活動に還元されていると思う。それをさらに発展させていくということである。「人権のにない手を育て、人権の砦を築く」という目標実現のために研究会を充実・発展させ、他組織との連帯・協力も強めていくべきである。

6．人権論、創造的法学、現地・現場主義

（1）人権と住み続ける権利

　人々の現実の生活のなかから、法律、権利はつくられ、あるいは発見されなければならない。人権、権利は、人々の生活実態のなかから見いだされ、主張され、権利のための闘争によってやがてそれが社会全体に認識され人々の規範意識となり、権利として最高位の人権にまで高められ、その保障が国家の義務とされるということである。

　私は、現代の基本的人権の一つとして「住み続ける権利」を提唱している。医療・福祉問題研究会の最初の活動、珠洲市の地域医療調査を原点にしながら、その後の研究活動のなかで構築したものである。住み続ける権利といっても日本国憲法上明文をもって規定されているわけではないし、まさに形成途上の新しい人権である。しかし、21世紀の人類、とりわけ大震災後の日本にとって、その確立は最重要課題というべきだと思う（詳しくは、井上『住み続ける権利―貧困、震災をこえて』新日本出版社、2012年をご覧いただきたい）。

　人権は、日本国憲法がいうように、人類の多年にわたる自由獲得の努力の成果（97条－英文では「努力」は struggle 闘争である）であり、国民、人々の「不断の努力」（12条―the constant endeavor）によってかちとられてきたものに他ならない。人権は、時代における人々の願望そしてニーズに適ったものとして形成され、時代とともに発展させられるべきものであるし、歴史的にそうであった。

住み続けられる地域をつくる、この願望を実現するためには、国・自治体が、居住移転の自由を発展させた住み続ける権利を保障し、一人でも、寝たきりでも、惚けても、歳をとっても、尊厳をもって暮らせる地域にする。その核となるのが医療・福祉サービス・ケア等を保障する社会保障である。

人権論も生活実態、人々がどんな生活をして何を望んで生活していきたいと考えているのか、そういう意味の「下から目線」というか、地べたを這うようにしながら実態を把握し、あるべき法律あるいは法学、人権を考えていくべきであろう。

(2) 二つの実態

この場合の実態には二つある。一つは、日本の人々、世界の人々がどんな暮らしをしているのか、どんな望みをもっているのかという意味の実態、これをもっと踏み込むと集中的に表れるのは貧困問題である。もう一つは、人々の生活実態にたいして制度や政策、たとえば医療・福祉制度、あるいは法でいえば憲法や法律がどのように問題を解決しているのか、機能しているのか、機能してないのか、何が欠けているか、これからどのようにつくり上げたらいいのかという意味での実態である。

これら二つの実態を突き合わせながら、あるべき人権論、あるべき憲法、あるべき法律をつくっていく、というのが私の研究視点である。憲法から法律、あるいは行政通達等を解釈することも大事なことであるが、逆に実態にもとづいて、解釈を変え、法律を変え、場合によっては憲法を変えて新しい人権も創造していくといういわば創造的法学の立場で研究・活動もしてきた。

(3) 創造的法学と権利のための闘争

1980年代の第二次臨調行革、日本の転換点の時代には、社会的人権の確立、とくに国連の人権条約やヨーロッパ諸国とりわけヨーロッパ社会憲章との比較で日本の人権状況を批判し、権利闘争の課題を提示し、その展望を示す作業が法学界でも精力的に行なわれた。代表的なものは、中山和久・片岡昇・沼田稲次郎・渡辺洋三・小川政亮による「座談会：権利闘争の総括と展望——社会的人権をめぐる課題」（労働法律旬報1000号〈1980年〉）である。

その中心的役割を果たした中山和久早稲田大学教授が、21世紀を迎えて、さらなる激動期に入った2001年、日本労働法学会の創立50周年記念号に「創造的法学として」を寄せている。労働法学は、「法規の文言の整合的解釈を任務とする概念法学ではなく、現実に密着した、いわば『創造的法学』であり続けた。しかし、激動する政治・経済に追随する法理論の構築に専念する法律学とは異なり、これらの激動に呑み込まれることなく、憲法と国際基準を手掛かりにしながら、客観的で批判的姿勢をとり続けてきた労働法学は、概念的な論理整合性よりも人間たる労働者の生存をより重いものとしてきたその伝統を、どこまで引き継ぐことができるか」、より端的に、「法の理論が、権力と経済の侍にとどまることが許されないとすれば、労働法学は今、なにを為すべきであるのか」（25頁）という問いを発しているのである。

人権の確立を目指す創造的法学は、当然にそれ自体権利のための闘争に他ならない。

憲法97条は次のように基本的人権（人権）の本質を謳っている。

「この憲法が日本国民に保障する基本的人権は、人類の多年にわたる自由獲得の努力の成果であつて、これらの権利は、過去幾多の試錬に堪へ、現在及び将来の国民に対し、侵すことのできない永久の権利として信託されたものである。」

この憲法97条は、自民党憲法草案では全文削除である。いま、何より守り、発展させなければならないのは、この歴史観・闘争史観、人類的視点、そして未来志向の世界観だと思う。自由獲得の「努力」とは英文ではstruggle、すなわち人権のための闘争に他ならない。

安倍政権の憲法改悪、トランプ大統領の登場はじめ戦前を思わせる事態と非正規労働の増大と社会保障改革推進法のもとでの社会保障の相次ぐ引き下げ、改悪による貧困の拡大・深化のなかで平和的生存権・住み続ける権利が侵害され、剥奪されている。今こそ、創造的法学が労働法・社会保障法はもちろん法学会全体の方法論として真価を発揮すべき時だと思う。

（4）現場主義・現地主義―ハンセン病問題を例に

ハンセン病問題について、改めて現地・現場主義の力を感じた。

1）検証会議への参加—検討会委員長として

日本のハンセン病「強制絶対終生隔離収容絶滅政策」は、2001年5月11日の熊本地裁判決で憲法違反として断罪された。ハンセン病政策立法は、1907（明治40）年制定の「癩（らい）予防ニ関スル件」、1931（昭和6）年の「癩予防法」、1953年（昭和28）年の「らい予防法」と90年近く続いてきたが、1996（平成8年）年にようやく同法が廃止された。この法律を立法し、廃止せず、ハンセン病差別政策をとってきたことについて立法府と行政府の責任を全面的に認めたわけである。立法府の長、国会の議長それから行政府の長、総理大臣・厚生大臣が謝罪をした。

熊本地裁判決の出た翌年にこの問題をさらに検証するために厚労省にハンセン病問題検証会議がつくられる。私も検証会議の検討委員会の委員長として参加した。ハンセン病の患者さん、元患者さん（最近は回復者という）、療養所で暮らしている人たちが、どんな歴史を負ってどんな生活をしてきたか、今の思いは何か、そのことをしっかりと把握する。ハンセン病隔離政策の検証の土台となる作業をした。全国13園ある国立療養所と二つの私立療養所の全在園者約3,500名の人たちに聞き取りをした。そのなかで、現地に行き、現場を知ることの大切さを痛感した。そこで知った実態を一つだけ紹介しよう。

2）「収容政策」のむごさ—生きる力を奪う

ハンセン病という病気になったことによって療養所に収容された人たちがどんな思いで生きてきたか。瀬戸内海の療養所で暮らしている方、女性で、比較的若い方である。その方の話を伺った。

ハンセン病の歴史のなかで、自殺した人、逃亡した人たちがたくさんいるわけである。強制的に連れてこられて絶対出られないところに入れられ、そして終生そこに閉じ込められる。終生だけではなくて、骨になっても帰れない、ふるさとに。そういう「強制絶対終生隔離収容絶滅政策」が行なわれたわけである。

これは非常に惨い質問である。聞いてはいけないことであろう。しかし、私はどうしても聞きたかった。「あなたは何故逃げなかったか、あなたは何

故自殺しなかったのか」。

　その答えが非常に衝撃的であった。全ての人権を奪われたということは知っていた。でもその方の話は予測できなかった。「私は生まれたときからこの園で育った。外の世界を知らない。だから自殺するとか、逃げるとかいうことはそもそも思いつかなかった。さらには、外の社会で生きるのは怖い」というのである。

　殺されるより惨いことかもしれない。悪い言葉でいえば飼い殺し政策なのである。アウシュビッツを始めナチスドイツの収容所では毒ガス室で殺された。確かにハンセン病の療養所に毒ガス室はなかった。絞首台もなかった。銃殺もなかった。しかし、自分の意思に関係なく、外の世界を知らないで生かされてきたということ、外の社会で生きる力――ある場合は死を選ぶ力、自己決定する力といってもよいが――を奪ってきた。これほど酷いことはないと私は思う。

　この経験が今に生きる私たちにとって、人権保障を徹底していくということ、これが何より必要だ、そのための研究であり、学問だ、改めてそう思う大きな動機になったのである。

3）現場主義の力―「特別法廷」と最高裁判所の謝罪

　らい予防法廃止から20年、熊本地裁判決から15年の2016年4月25日、最高裁判所が、いわゆるハンセン病「特別法廷」の指定について裁判所法違反であり、ハンセン病患者の人格と尊厳を傷つけるものであったとして謝罪した。これで、ハンセン病「強制絶対終生隔離収容絶滅政策」については、立法、行政、司法、の三権の府が人権侵害の事実を認め謝罪したことになる。

　私は、最高裁の有識者委員会の座長として「特別法廷」問題に取り組んだ。最高裁が画期的な判断に踏み込み、合理性のない差別であったと実質的に憲法14条違反を認め、謝罪にまでいたったのは、調査委員会、そして有識者委員会のメンバーが何より療養所等の現場を訪れ差別の歴史を知り、実態に触れたからだと思っている。

　調査委員会と有識者委員会で全国13園のハンセン病療養所のうち群馬県の栗生楽泉園と熊本県の菊池恵楓園を訪問した。訪れた皆さんが見て現実に

触れて、ショックを受けたと異口同音に言ったのは、全国から集められた「悪質で反抗的」とされた、93名を収容し、23人が死亡したとされる栗生楽泉園の重監房であった（この点については『月刊保団連』2016年8月号、『民医連医療』2017年2月号、『法と民主主義』2017年1月号の私の論稿をご覧いただきたい）。

　私は学生と毎年、この栗生楽泉園に行っている。やはり現場に触れると、学生たちも目つきが変わってくるところがある。

（5）体験主義の限界と想像する力

　現地主義や現場主義を標榜しているが、いつも考えるのは、体験主義の限界ということである。あなたも障害をもつかもしれない。だから、「障害者」になったつもりで、自分のこととして理解し、やさしくするべきだと、目隠しをしたり、車椅子に乗ってみたりする体験学習が強調されるわけである。しかし、多くの人は本当に大変な障害をもつということは一生ない、障害をもっている人、とくに非常に重い人と同じ体験はできない。現地・現場といってもすべての場に行けるわけではない。つまり体験主義には限界がある。しかしそれを補うものがある、これが想像力だと思うのである。一生障害をもたない、認知症にならない、災害にあわない、貧困に陥らないかもしれない、でもその人たちの困難、差別政策による苦悩を慮る。それは読書、映像や色々手段を使えばできる。その想像力をつける。現地、現場にたてば、想像力もいっそう高まる。フィールドワークというのはそういう意味でも大事だと思う。

おわりに─医療・福祉施設を人権の砦に、職員を人権のにない手に

　自然科学、人文、社会科学を問わず、何のため、誰のための学問・研究なのかが問われている。人権が全ての人に保障される、それが目的であると思う。

　医療・福祉問題研究会は、今後とも、社会からの付託に応え、人権のにない手を育て、人権の砦を築くための「不断の努力」を続けるため、いっそうの発展を期するものである。

あとがき

　「はしがき」にもあるように、医療・福祉問題研究会は1986年9月に、医療・福祉問題に関心を寄せる、石川県内の医師や保健師、大学教員、ソーシャルワーカーなど十数名で準備会として発足した。第1回総会は87年7月に開催した。その後、会員の輪は医療・福祉・保健分野の専門職従事者や行政関係者、学生・院生に広がり、会員数は2018年11月現在で130名を超えている。県外で研究会を支援して下さる方には賛助会員になっていただいている。

　本研究会の特徴は、若い世代から中高年世代まで、年齢差を超えて共通のテーマで調査研究し、議論を重ねてきたことである。研究会発足当時、学生や大学院生だった会員が今では医療や社会保障分野の実践的研究者として活躍している。医療・福祉の職場の第一線を担っている会員は日々の仕事で得た経験や知見を研究例会で報告し、議論し、会誌に執筆してきた。研究会は地域の人々との交わりをとおして、学び成長する舞台となっていると自負している。

　本書は、以上のような研究会の特徴を凝縮したエッセンスである。今後の研究活動を充実する糧となるよう、読者のみなさんの忌憚のないご批判をいただければ幸いである。

　私たちはこの研究会が30年以上も継続し、会誌『医療・福祉研究』を毎年刊行できるとは考えてもみなかった。会員および遠隔地で賛助会員になって下さった方々、研究例会で報告し、会誌に執筆下さった方々、調査研究活動への協力をはじめ研究会を支えて下さった石川県内外の多くの方々に心より感謝申し上げたい。

　研究会を維持するには事務局の役割は不可欠である。発足時より、労苦をいとわず縁の下の力持ちの役割を担われた横山壽一さん（事務局長）、河野すみ子さん（『医療・福祉研究』編集責任者）がいなければ研究会は継続できなかったであろう。また本書の原稿とりまとめは若手会員の大田健志さん

（石川県保険医協会事務局員）の奮闘によるところが大きい。身内のことではあるが記して謝したい。

　旬報社の木内洋育社長には出版事情の誠に厳しいなか、本書の出版をお引き受け下さったうえに、原稿の完成を辛抱強く待って下さった。厚く御礼申し上げる次第である。

　なお、本書刊行にあわせて、会誌『医療・福祉研究』創刊号から26号までに掲載した全論文や現場レポート、各種資料などを収録したＤＶＤ版も制作している。こちらもぜひご覧いただきたい。

（伍賀一道）

編著者

医療・福祉問題研究会

莇　昭三（あざみ　しょうぞう／城北病院医師）

井上英夫（いのうえ　ひでお／金沢大学名誉教授・佛教大学客員教授）

河野すみ子（こうの　すみこ／北陸学院大学非常勤講師）

伍賀一道（ごか　かずみち／金沢大学名誉教授）

信耕久美子（しんこう　くみこ／寺井病院医療ソーシャルワーカー）

横山壽一（よこやま　としかず／佛教大学社会福祉学部教授）

著者

伍賀道子（ごか　みちこ／城北病院医療ソーシャルワーカー）

井口克郎（いのくち　かつろう／神戸大学大学院人間発達環境学研究科准教授）

河合克義（かわい　かつよし／明治学院大学学長特別補佐・名誉教授）

工藤浩司（くどう　こうじ／石川県保険医協会事務局長）

鈴木　靜（すずき　しずか／愛媛大学法文学部人文社会学科教授）

垣内国光（かきうち　くにみつ／明星大学名誉教授）

田中明彦（たなか　あきひこ／龍谷大学社会学部現代福祉学科教授）

村田隆史（むらた　たかふみ／青森県立保健大学健康科学部講師）

江口英一（えぐち　えいいち／執筆当時：中央大学教授、2008年逝去）

若月俊一（わかつき　としかず／執筆当時：佐久総合病院総長、2006年逝去）

谺　雄二（こだま　ゆうじ／執筆当時：ハンセン病違憲国賠訴訟全国原告団協議会会長、2014年逝去）

髙田清恵（たかた　きよえ／琉球大学人文社会学部教授）

査　建華（サ　ケンカ／上海金融学院副教授）

医療・福祉と人権
──地域からの発信

2018年12月25日 初版第1刷発行

編著者	医療・福祉問題研究会
	莇　昭三・井上英夫・河野すみ子・伍賀一道・信耕久美子・横山壽一
発行者	木内洋育
発行所	株式会社 旬報社
	〒162-0041 東京都新宿区早稲田鶴巻町544
	TEL 03-5579-8973　FAX 03-5579-8975
	ホームページ http://www.junposha.com/
印刷製本	モリモト印刷株式会社

Ⓒ医療・福祉問題研究会 2018, Printed in Japan
ISBN978-4-8451-1563-1